越境する身体の社会史

華僑ネットワークにおける慈善と医療

帆刈浩之

風響社

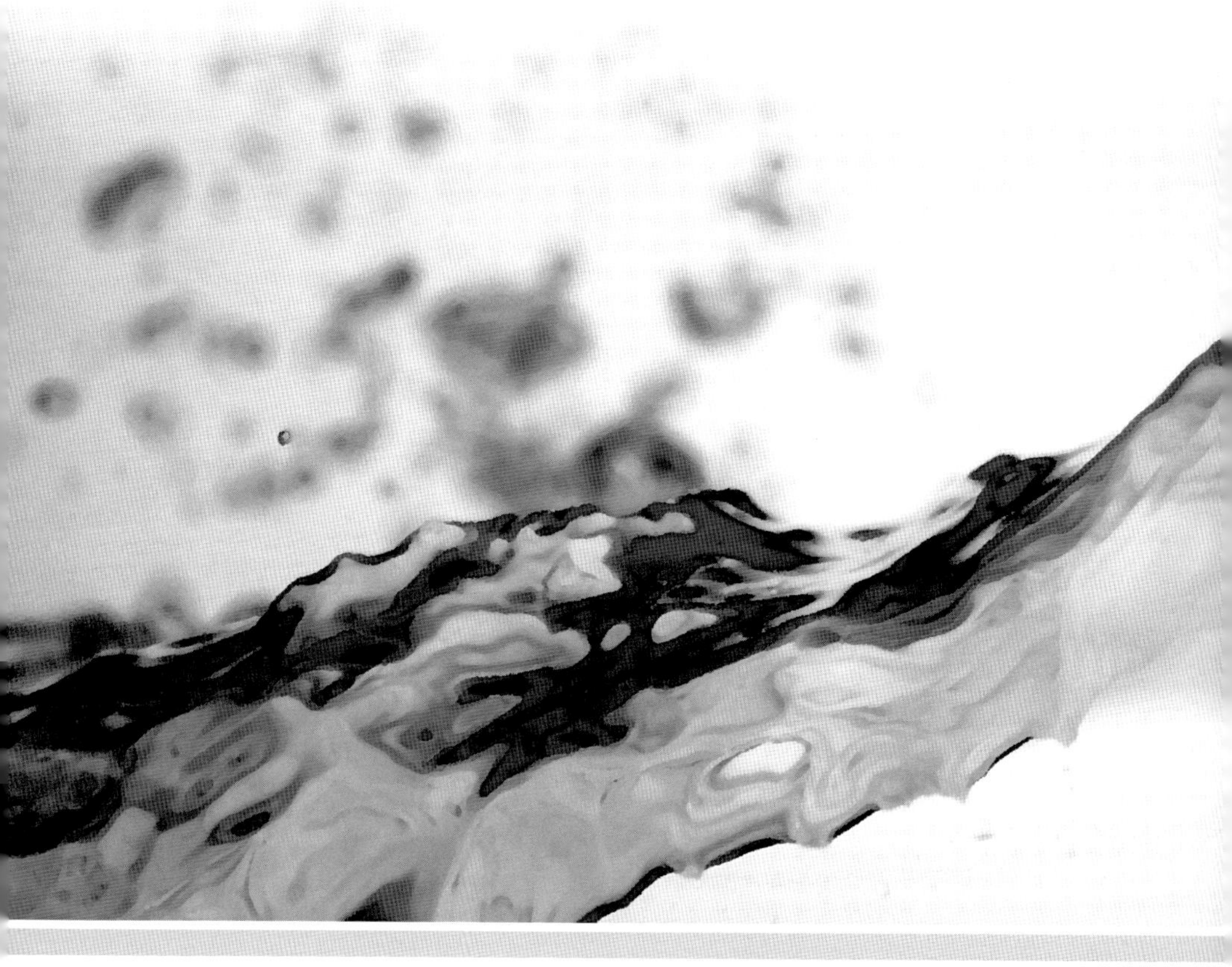

はじめに——旅する遺体

一九三〇年、カナダのビクトリア港から出航したアジア・エンプレス号は香港に向かった。その船にはニューヨーク華僑である梅某の遺体を納めた棺柩が搭載されていた。そして、その棺柩は、香港を経由して、梅の故郷である広東省台山県瑞芬板桂里へと送還される手はずになっていた。

その後、梅の遺体が無事に故郷の地に帰ることができたかどうかは不明である。故郷への遺体送還（＝「運棺」）はニューヨークの中華公所から香港の東華医院に宛てられた書簡で依頼されたものであった。[1] 同様に世界中のチャイナタウン（広東人社会）から香港へ、そして広東へと断続的に大量の遺体が運ばれていたであろう。もともと出稼ぎ目的で異国へと渡航した華僑たちの旅はこれでようやく終わりを告げることができたのである。しかし、死者たちの帰途の旅は決して平穏なものではなかった。

一九世紀後半、金や錫の鉱山開発、鉄道敷設、プランテーション開発など植民地開発に伴う労働力需要の高まりにより、中国人移民が急増した。初期の移民には外国商社が移民ビジネスとして関与することはあったが、その後、中国人のビジネスが拡大し、中国人コミュニティーが成長するにしたがい、親族呼び寄せや一時帰国など移民の生活循環は地縁・血縁の人間関係の網の目の中で展開されたと言っても過言ではない。劣悪な渡航条件や過酷な労働は多くの中国人移民の健康を害したであろう。このような中、香港、そして海外華僑社会において、難民や遺体を故郷に送還するという華僑救済のための慈善活動が展開された。広東人社会による自主的な相互扶助の一つの拠点が、本書で主として扱う香港東華医院である。清朝政府や植民地政府の援助が期待出来ないところでは、民間社会による相互扶助がなされるというのは明清期中国の善堂や同郷会館などの伝統を引き継いだものである。

華僑・華人の経済的成功の背景としてしばしば論及される文化的要因は歴史的評価を下しにくい問題である。強固な地縁・血縁関係や相互扶助の発達など、移民のプロセスや移民社会のあり方には明らかに故郷の社会文化の影響を見て取ることが出来る。そして、そのような社会文化は戦後、中国共産党の改革によって消滅させられたはずであり、戦後日本の中国研究者の多くが「封建遺制」として否定的評価を下していた。[2]ところが、国民国家史観の相対化が言われる現在では、逆に華僑華人の関係ネットワークとして関心が高まっている。本書の課題の一つは、今日に至るまで、海外移民を生み出し続ける中国人社会の秩序の在り方を歴史の中に求めることにある。

中国社会の構成に関しては、日本では戦前から多くの研究者が関心を寄せてきた。中国との商業競争に備えるべく、現地で社会調査が行われたが、そこで多くの研究者の目を惹いたのは、宗族・ギルド・村落共同体など無数の中間団体、そして、その内部の結集力の強さであった。また、内藤湖南や梁啓超、孫文など当時の論客も、このような自生的団体の連合、あるいは積み重ねが中国の国家的結合の基礎となりうるという議論を展開した。狭い範囲での結合から国家的団結へと引き上げることは、二〇世紀初頭の帝国主義的支配に晒されていた当時の中国人にとっては民族主義的課題として意識されていたのである。また、内藤はギルド組織の相互扶助など民主的な要素に近代的変革の可能性を見ていたと思われる。中間団体への注目は一九八〇年代の欧米の中国研究において再浮上する。彼らは清末中国の商業都市において商人たちが様々な団体を組織し、公共事業を担い、実質的な自治が成立していたと論じた。この議論は一九八九年の六・四天安門事件などの衝撃を受けつつ、中国における「公共圏」や「市民社会」の成立の問題へと発展していった(3)。

自生的な中間団体が近代国家の基礎になるという見通しにしても、公共的活動を通して、国家に対抗しうる「市民社会」の形成を展望する議論にしても、いずれも国家との関係を一義的に重視している。このように中国の中間団体を論じることは、国家形成および市民社会の成立如何という問題設定と不可分であったと言えよう。

ところで、本書で取り上げた近代香港の東華医院という慈善団体の活動を詳細に検討してみると、そうした問題関心に応え得る実態はほとんど見えてこない。むしろ中国や香港政庁と一定の距離を保ちつつ存続を図るという非政治的な側面が強く感じられる。国家形成あるいは市民社会を展望するという問題設定は史料群からは直接的には導き得ないのである（但し、後述するように「医療」の領域においては国家による強制的介入が見られた。また、第二部で論じた「中国医学の近代化の諸相」においても、中国医学の制度化は国家権力による法的認定が不可欠であった）。

英国植民地という香港の歴史的特殊性は考慮すべきではあるが、組織形態は変わりつつも、今日に至るまで一四〇余年も存続してきた東華医院の活動は、中国の民間社会における団体や秩序のあり方を探究する際、大いに参考になると思われる。その具体的な活動からイメージされる社会のかたちは団体の積み重ねというよりは、個人や団体、国家などが相互に必要に応じて結びつくというものである。広東同郷という結合原理を機縁としながら、そのネットワークは一九世紀末期すでにグローバルに展開していた。

ネットワークという概念は現在やや使い古された感もあるが、中国社会を説明する上で依然有効であろう。それは様々な組織（中間団体や国家）、あるいは社会階層の境界を超越し、水平方向での関係性の構築が可能である。地縁・血縁の紐帯というと固定的な旧社会の封建遺制と捉えられがちだが実態は異なる。中国社会において、それはあくまで人為的・意図的な結合原理として活用され、血縁でさえ規範化する場合に族譜や祠堂などの「装置」を用い、文化的に構築されるものである[4]。

多くの中間団体が遍在した中国社会ではあるが、団体に対する公的・制度的な保障が脆弱なため永続性に欠き、実態は輻輳する人間関係のネットワークの結節点に過ぎないとも言えるのである。また団体ではなく、関係性が織りなすネットワークという分析概念が有効だと思われるのは、中国社会の動態性を説明することができるからでもある。少なくとも明清期以降の中国は、出稼ぎなど人の移動が常態となっており、移民先やネットワークの結節点において、絶えず秩序が生成され続け、それが「かたち」となったものが宗族・同姓団体や同郷会館なのである[5]。

それでは、団体が公的・制度的な保障を持たず、地縁・血縁という関係性が有意だが固定的ではないような社会において、社会的安定はどのようにして達成されるのだろうか。組織に公的性格が付与されない代わりに、人と人の関係性の中に「公」が設定される。ここでの「公」は、均等・公平などの倫理的な意味であり中国的な特徴である。中国人社会における「公」的活動とは本質的には活動主体や内容によって規定されるのではない。

中国の社会構成原理に関し、説得力ある議論として参照すべきは、費孝通の「差序格局」である。中国人は状況に応じて、自己「中心」的に振舞いながら、そこに各種の関係が臨機応変に取り結ばれ、それは、あたかも水中に投じられた小石が作り出す水紋の如く、社会関係が同心円状に拡がっていくイメージである。そして、自己を中心とし、そこから広がる輪の程度にしたがって伸縮自在に「公」が形成される。そして、「公」と「私」とは相対的な関係にあり、国家の利益に対して小団体の利益を「公」と見なすことも可能なのである[6]。

東華医院のネットワークにもこのような「公」が形成されていたと考えられ、それを実現させる具体的な活動が「慈善」であった。慈善は地域や時代によって、その歴史的意義は多様である。ヨーロッパ史では封建的共同体が解体し、近代的な個を基礎として想定される近代的共同体の中で生まれる弱者救済の行為として、近代社会と結びつけられて評価されることが多い。

中国史においても一九九〇年代以降、慈善に関する歴史研究が増加し、その多くが慈善の近代的変容を高く評価する傾向にあるが、清末から民国にかけての慈善団体の興隆が中国社会の根本的な変化を導いたとは思えず、歴史評価には慎重であるべきだろう。中国社会においては歴史的に多様な慈善（善挙）が存在し、さらに海外華人社会への展開など地域的な広がりもある。そして、その間、儒教や道教など伝統思想に加えてキリスト教など西洋文化の影響もあり、複雑なあり方を見せてきたのである。

また、人々の生活や福祉を支えてきたものは慈善団体だけでなく、様々な中間団体、家族、地域社会、企業、国家、国際組織が、相互扶助、慈善、社会保険、公的扶助、国際支援などのかたちで最低限の生活を支える活動を行ってきた。こうした多元的な担い手と原理によって構成される「福祉の複合体」史という捉え方も可能であり、中国社会を長期的に俯瞰する上で有効な視点だと言えよう[7]。国家を含め、様々な担い手がそれぞれの「公」の実現を目指し、対抗・協力関係を持ちつつ、中国社会の秩序は維持されてきたと思われる。二〇世紀以降、国家福祉が拡大する中、すべてを「国益」に収斂させようとする動きを相対化する上で重要な視点であろう。

ところで、ヒトの移動は、単なる労働力の移動ではなく、病原菌の伝播を伴い、処女地での疫病流行を招き、たびたび歴史を左右する要因となってきた。今日では、生態系の改変と人間社会への影響という広い問題領域に関わる視点からの歴史理解が必要とされてきている。病原菌の伝播は、移民以外にも貿易や戦争、巡礼などによっても促進された。その結果、世界の交易都市では、コレラ・ペスト・天然痘といった伝染病が断続的に流行をみたのである。

そして、一九世紀末から二〇世紀初頭にかけて、東アジアの貿易都市が直面した社会問題の最たるものは、農村より流入し、さらには海外へ渡る移住民の波、そして断続的に流行する疫病であった。こうした問題は、国境を越えたヒト・モノ・カネの移動の大規模展開による世界の一体化の結果であり、すぐれて「近代」的現象といえる。かかる事態に対して、アジア諸国家の政府、地域社会、帝国主義勢力などは、それぞれの思惑から対策を講じた。歴史的に、移民の管理や疫病への対応は地域によって多様であり、それぞれの伝統社会で培われた知識や技術での対応がなされた。しかし、近代における社会変動の衝撃はそれ以前のものとは比べられないほど大きいものであった。

同時に、これはアジアに進出した西洋諸国の諸活動にとっても予期せぬ障害となった。移民の管理は法的規制が可能であったが、伝染病の脅威は等しく西洋人にも降りかかった。[8] そこで西洋諸国は近代学問を帝国主義統治に動員することで対処していった。たとえば、「帝国医療」(Imperial medicine)と呼ばれる帝国主義支配のための医学体系はその典型的な学知であった。それは武器による破壊行為ではなく、医療という一見、人道的な行為を装い、人種主義を内包しつつ、支配を正当化するイデオロギーとして機能したのである。「衛生」の制度化は、単なる都市の清浄化ではなく、西洋にとって「不潔な」生活習慣や「社会悪」の排除をも含んだ民族差別的な国家統制色のきわめて強いものであった。

香港において東華医院が設立されたのは、まさにこのような時代であった。香港政庁が中国人による病院建設に財政支出を惜しまなかったのも為政者の善意を示しつつ、同時に香港の衛生環境を維持するためであった。

中国人人口が急増し、その居住区の衛生環境が悪化する中、西洋では病因論が大きく転換していた。すなわち、汚れた空気を伝染病の病因とみなす従来の学説に代わり、特定の病原菌を原因とみなす細菌学説が登場することで、植民地において独自の生活風習が容認されていた中国人社会が医療行政の対象とされ、防疫・衛生が重要な政策課題となったのである。

例えば、移民とくに感染源と目された中国人移民に対する入国審査は、「正当な」医学的根拠にもとづく差別的対応の中で行われた。また、その過程では、中国の伝統医学、生活習慣なども問題視する人種主義をともなった。そのような中、中国医学による治療を行い、しかも施設内に中国人の遺体を保管していた東華医院は西洋人社会から批判を浴び、存亡の危機に陥った。しかし、結果的に海外植民地経営や香港経済にとって中国人移民は必要不可欠であり、それを支える東華医院の存在は無視できないと判断されたのであった。華僑への慈善活動を行っていた東華医院と植民地統治者の思惑が、移民の「価値低下」を防ぐという目的において一致したと言えよう。

これまで、近代アジアにおける移民や疫病をめぐる社会史研究は、主として近代的統治手段の導入に関心が置かれてきた。しかし、本書の主要な関心は、「衛生」など近代的諸価値の導入それ自体にはない。むしろ、移民増加、疫病流行、そして、近代西洋医学や帝国医療の到来という、社会変動や近代の価値観に直面した中国人社会がどのように対応したかに関心が置かれている。

そもそも医療は各地の固有の歴史文化を背景に形成・発展してきたものである。近代史の歴史叙述において、往々、「中国医学」対「西洋医学」という図式で把握されることがある。それは文明の衝突における象徴の一つとして医学が注目されたのであり、医学理論が異なるのは当然であり、むしろ対立を引き起こす要因は政治や社会に存在したのである。そして、近代中国における社会の実態としては、両者は競合しつつも共存してきたのである。すなわち、検討すべき課題は、医学の社会化の局面である。儒教倫理の影響を受け、中国の基層社会を支えた家族・廟・善堂で実践された伝統医学は「善挙」(賞賛されるべき善なる行為)であった。他方、早くから医学の社会化・専門化が進行した西洋では近代病院制度の形成を経て、一九世紀後期にアジアに進出した際には、帝国医療による「支配」という契機を内包し、組織化された学問として到来したのである。

近代アジアの医療史というと、帝国医療の進展や公衆衛生の制度化という西洋中心の視点によるテーマが研究者の関心を集めているが、アジア社会における医療の展開をアジア史の文脈において総合的に捉えるという視点はこれまで希薄であったように思う。

西洋列強の植民地拡張とともに発展した帝国医療がグローバル・スタンダードとして世界を席巻した時代、中国人の民間社会による医薬を含めた慈善活動がもう一つの世界的ネットワークを形成していたという事実を見落としてはなるまい。むろん、本書ではこの両者を対抗的に位置づけることは意図していない。前者を引き継いだ近代医療システムが現代のスタンダードとなっているという事実は重い。ただし、二〇世紀初頭にはすでに中国伝統医学は近代医学の方法論を吸収すべく不断に革新を行っており、二一世紀の現在、国際的に中国医学が再評価され、伝統医学のネットワークすら形成されている。伝統医学の系譜は確実に現在も引き継がれている。

以下、まず本書の概要を記しておく。

第一章では、華僑ネットワークの拠点、香港における植民地医療の展開を概観する。単に衛生の制度化を跡付けるのではなく、植民地政府と中国人社会との関係を中心に検討する。香港の経済発展はたぶんに中国人社会の発展に依拠しており、衛生環境の改善は中国人社会との妥協なくして実現不可能であった。ＳＡＲＳ流行時の例を出すまでもなく、断続的に流行した疫病に対する対抗策としての医療衛生は香港史において一貫して主要な課題であり、歴史的には中国人エリートの出世ルートの主たる舞台であった。

第二章・第三章は、一八七〇年に創立された東華医院の歴史および活動について詳細に紹介している。東華医院のリーダーたち（董事層）の中核は、貿易によって富を得た中国商人と外国商社で働く買弁商人であり、慈善活動に従事することは徳を示す有効な方法であると同時に富裕な商人が果たすべき義務であった。東華医院は中国人に対して中医薬治療を行う「病院」であったが、その活動は、海外難民の救済、異郷で死去した同郷者の棺の保管および故郷への送還、災害救助のための義捐金募集など、海外華僑の救済全般に及び、慈善団体としての姿が顕著であった。その広がりは広く国内外で活動する広東人の同郷ネットワークと表裏の関係にあり、網の目のように張りめぐらされたネットワーク上を移民・商品・カネ・情報・棺といった「財」が流通していたのである。第三章ではこうしたネットワークの実相について、遺骨の故郷への送還、難民救済、医療知識や技術の協力、ビジネスと慈善というテーマから考察した。このような社会の在り方は、明清期以来の商品経済の発達と「ギルド」商人の成長という中国史の流れの延長にある。したがって、本書は移民を不断に生み続けている中国社会の秩序がいかにして維持されていたのかという中国社会論でもある。

第四章は、近代中国における疫病流行と中国人社会の変容について、移民を切り口に検討を加えた。これまで疫病やその流行を契機に衛生の制度化が進み、中国人への人種差別が正当化されたというように、西洋中心の視点から研究がなされることが多かった。そして移民は病気を媒介する「元凶」でしかなかった。南京条約で開港した上海では、同郷会館が所有する共同墓地や棺の存在が衛生の観点から問題視された。中国の風水思想を背景にした助葬習慣が租界当局から批判される事態が生じた。また、香港では一八九四年のペスト流行をきっかけに東華医院の衛生環境はもとより、その存在自体に疑問が出された。しかし、種痘の実施や中医薬による中国人社会の健康維持・衛生改善などに東華医院が尽力したことが認められ、存続が許された。そこでは西洋教育を受けた華人エリートが果たした役割が大きかった。本章では、中国史の文脈から中国の社会や文化が疫病流行によってどのように変容したのかを中心に検討する。

第二部は、近現代における中国医学の「近代」化について検討した。従来は、西洋近代医学との比較・対抗で捉えられる傾向が強かったが、ここでは、中国医学の側の主体的な変革の動きに焦点を当てている。一九世紀末以来、非科学のレッテルを貼られ、国家の医療制度から排除された中国医学が生き残るためには、民族主義の力によるか、「科学」的革新の道を採用するしかなかった。また、近代の中国人移民の増加とともに中医薬は海外に広まるが、まだ中国文化の範疇内であった。その後、代替医療ブーム、中国の改革開放を経て、「科学化」された中国医学は、華人が多い国や地域で医学としての「制度化」が進められている。しかし、同時に中国では根強い中医廃止論があり、中国医学が有する文化性・政治性を見て取ることができる。

中国史において「近代」という時代は外国に侵略され、国内も混乱を極めた不幸な時代であったと見なされる。そして、本書で主として扱った同郷会館や中国医学などは近代主義の視点からすれば、旧社会の存在であり、消滅する運命とされてきた。しかし、現在、中国人社会（海外中国人社会も含む）では同族・同郷のネットワークが活性化し、さらに世界中の華人企業家が集う華商大会がメディアでも注目されるようになっている。また、かつて非科学的とされた中国医学も多くの西側諸国において制度化が進行しつつある。こうした中国文化の興起は、実は「近代」の洗礼なくしては有り得なかったと考えると、近代国家の形成が遅れたことを否定的に捉えるのではなく、中国人移民がその血と汗によって創りあげてきたネットワークの視点から、歴史を再構築することも可能ではないだろうか。

近代文明の衝撃を受けながらも底流で根強く存在しつづける中国文化の強靭さに気づく。その形は、岩のような固体のイメージではなく、不断に流れ、変化してやまない流体のイメージである。本書で対象とした華僑の慈善ネットワークにみる生命の循環、そして中国医学の基本概念としての「気」の思想など、そうした流体の価値は、近代を構築してきた西洋的物差しでは十分に理解することができない。近代文明によって失われ、或いは忘れられた中国の文化を掘り起こすことも本書の隠れた目的と言えるのかも知れない。

注

（1）東華三院文物館所蔵『外埠運回先友各処来信部（簿）（一九二九―三一）』（以下、『外埠運回』と省略）紐約中華公所発、東華医院宛書簡（中華民国一九年三月二三日）。
（2）戦前期の中国経済を実地で研究した根岸佶や東南アジアの華僑経済を研究した内田直作などは、中国人社会における地縁・血縁結合の重要性を指摘していた。しかし、社会の構造ではなく、社会の変化を重視する歴史学の方法論で地縁・血縁関係を評価することは困難な作業であった。そのような中、戦前の華北で現地調査を行い、戦後は香港や東南アジアで社会調査を行った今堀誠二は、民間社会の様々な契機にもとづく民間社会の結合に注目した稀有な存在だった。
（3）岸本美緒「『市民社会』論と中国」『地域社会論再考』研文出版、二〇一二年。
（4）吉原和男「〈血縁〉の再構築――同姓団体の生成とその社会的機能」吉原和男他編『〈血縁〉の再構築――東アジアにおける父系出自と同姓結合』風響社、二〇〇六年。
（5）山田賢『移住民の秩序』名古屋大学出版会、一九九五年。
（6）費孝通『郷土中国』香港：三聯書店、一九八五年。
（7）高田実「フィランスロピー研究の成果と課題」『大原社会問題研究所雑誌』六二八、二〇一一年。
（8）Shah, N., *Contagious Divides: Epidemics and Race in San Francisco's Chinatown*, Berkeley: University of California Press, 2001.

●目次●越境する身体の社会史——華僑ネットワークにおける慈善と医療

●第三部　中国医学をめぐる「近代化」の諸相

装丁＝オーバードライブ・佐藤一典

●第一部　東華医院と華人ネットワーク

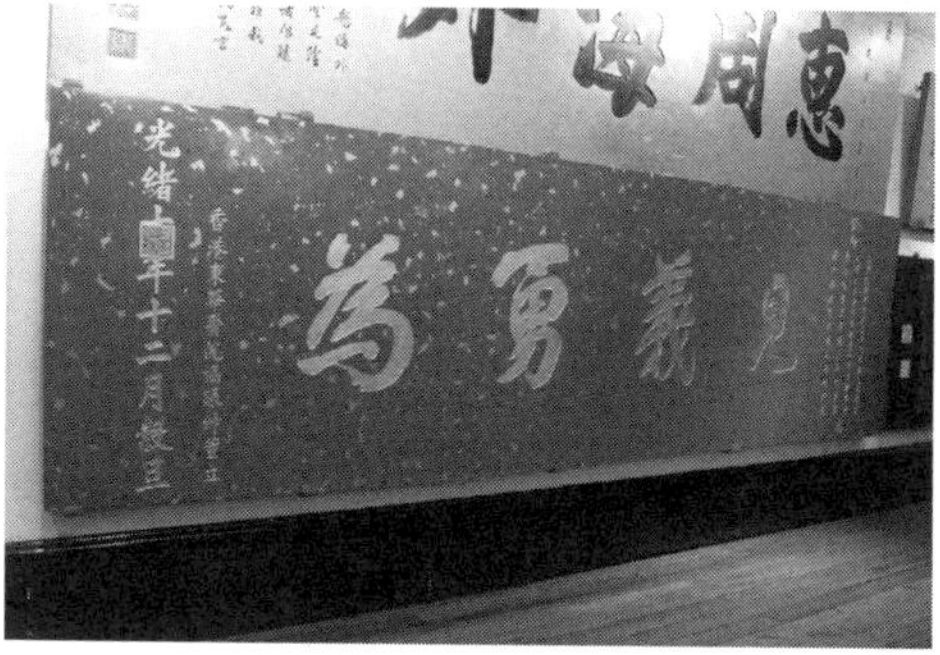

東華医院に贈られた扁額　「見義勇為」「樂善好施」「惠周海外」といった扁額からは、東華医院の慈善活動が華人社会において高い道義性を持ち、社会の尊敬を受けていたことが窺える。（東華三院文物館蔵）

第一章　香港における近代医療の展開

はじめに

一八四二年の南京条約によって英国は香港を獲得し、直轄植民地としたが、ただちに疫病の蔓延という問題に直面する。そして本国で植民地放棄論が出されながらも、その後は南中国の貿易拠点として経済的な繁栄を達成した。その理由はこれまで、優れた植民地統治、とりわけ衛生行政の成功に求められてきた。香港史の叙述において、衛生環境の改善の歴史は特記すべき事項であった。そのため、香港の医学史は、植民地統治以来の近代西洋医学の制度化の歩みそのものであった。その一方で、華人社会で広く普及している中国医学は中国文化を温存させる自由放任政策のもとで存在こそ認められたが、それは商業活動として見なされ、正統な医学としては扱われてこなかった。

植民地政府の疫病との闘いは、当時発展著しかった細菌学など医学水準の進歩を促進したと同時に、中国人社会と本格的に「遭遇」する契機となり、劣悪な居住環境に暮らす下層中国人社会は疫病の温床として度々衛生改善の攻撃対象とされた。しかし、中国人は排除の対象となると同時に、安価な移民労働力として植民地の繁栄には不可欠の存在でもあった。そのため、現実の衛生行政の展開は、中国人社会との摩擦、敵対、妥協といった複雑な関係において繰り広げられた。本章では、植民地初期の香港における医療行政の展開を、中国人社会との関わりを中心に検討していく。

第一節　公共衛生と中国人社会

1　衛生の制度化

一八四一年香港島に上陸した英国軍は直ちに「香港熱」(Hong Kong Fever　マラリアと思われる)に襲われる。一八四三年三月から一〇月までに駐屯軍の二四%、欧州人住民の一〇%が「香港熱」で死亡した。一八五〇年には一連隊五六八人の兵士の内、一三六人が同じく「香港熱」にやられた。また、マラリア・赤痢・コレラといった病気が猛威を振るい、多くの死亡者を出した。

植民地庫政司(Colonial Treasurer)のモンゴメリー・マーチンは一八四四年に家族に宛てた手紙で、「島の構成はもろい花崗岩からなり、建築工事の過程で発掘される物質は肥沃な堆肥のように不快な悪臭を放ち、夜間になると致命的な毒を醸成するに違いない」と述べ、また、ある医者は、こうした有毒の気体は精神・身体を弱める働きがあり、強固な体質をも蝕むものであると書いていた[1]。香港初期の植民者は致命的病気に苦しみ、その原因を亜熱帯気候、鬱蒼と茂る樹木など香港の風土に求めていた。

著名な香港の植物学者であったハンス(Dr. Hance)は一八八〇年頃に次のように語った。

植民地が成立した頃、ビクトリア市街地の後背にある山峡はもともと樹木に覆われていた。街路建設のために土地が開かれるにつれ、熱病が流行した。医師のある者は、熱病治療の困難さをこの樹木のせいにしたため、次第に樹木は伐採された。しかし、樹木の除去によって熱病は増加した。後に、樹木は熱病を招致する性質を持つという医学上の見解は転換し、衛生面での植林の優位性が確立された。

当時の医学理論においては、熱病流行の原因を亜熱帯気候など自然風土に求める考えが根強く存在していたが、一九世紀末に近づくにつれ、後述するような文化的要因が重視されるようになる。

軍隊での医療提供から少し遅れ、民間の西洋人に対する医療サービスを提供するものとして、一八四三年、ポッティンジャー総督は植民地医官（Colonial Surgeon）を任命した。しかし、その職務内容は、下級植民地官僚、警察官、監獄（当時は精神病院としても使用）の囚人などの診察、国家医院の統括であり、植民地全体の衛生や居住者の健康に責任を負うものではなかった。ましてや中国人の健康状態に関心は及ばなかった。

一八五〇年代、隣の広東では太平天国の乱などによる社会騒乱のため、香港に多くの中国人が流入し、下層中国人の人口増加が衛生問題を拡大させる要因となっていた。

一八五四年、植民地医官に任命されたデンプスター（Carroll Dempster）はその年の報告書で植民地の衛生環境の劣悪さを指摘し、下水設備、汚物処理、歩道などで改善の必要性を訴えた。しかし、彼は翌年の衛生報告書において、ほとんど改善が見られないことを批判して、一八五六年の報告では植民地にとって衛生が最も重要であるにもかかわらず、彼の提言に対して何ら応えられなかったことに不満を述べた。そして、一八五七年、下水処理や衛生を軽視したつけとして、コレラが流行する。

バウリング（John Bowring）総督の時期（一八五四・四―一八五九・三）、些かの衛生環境改善の措置が取られ、排水溝の敷設や生ごみ箱の設置がなされた。一八五六年、彼は悪臭の問題に取り組み、「建築物・生活妨害条例」を導入した。しかし、中国人や建物の所有者の反対に遭い、失敗した。また、一八五九年に迷惑行為検査官（Inspector of Nuisances）が任命されたが、これは事実上、衛生局（Sanitary Department）の前身であるといえる。(2)

一八六〇年の報告書で植民地医官マレー（I. Murray）は植民地の医療体制を批判し、翌年の報告書で、香港の排水設備は全く重視されず、生活妨害視察官は一人しかおらず、警察も職務を放棄していると非難した。病院設備も不十分で、伝染病患者の病棟もなく、中国人相手のサービス提供もなく、入浴や清潔を保つ方法も不十分であると述べていた。絶え間ないスタッフの交代が指令の徹底の妨げとなっていた。それでも一八六四年頃までには、病院の拡張、中国人患者の入院許可など、若干の改善がなされた。とくに飲料水供給計画は大きな成果であった。ちょうど一八五九年の香港は水不足に見舞われ、ロビンソン総督は一〇〇〇スペインドルを提供し、優秀なプランを募った。工事は順調に進まなかったが、それは予算不足の他に急増する人口に追いつけなかったのである。(3)

人口増加は衛生環境の悪化を招いたが、同時に植民地財政の増収をもたらした。土地貸与、土地の競売、財産税（警察・照明・水道）などの収入で、財政収入は一八五九年の六万五二二五ポンドから一八六五年には一七万五七一七ポンドに増えた。

マクドネル総督（在任一八六六・三―一八七二・四）は、中国人が集住していた「太平山」地区の環境改善に尽力し、排水溝の整備を行い、一八六六年には許可なしに豚などの家畜を家屋で飼うことを禁止する条例を導入した（Order and Cleanliness Ordinance）。

一八五七年、英国軍隊の兵士の間で性病が蔓延したため、「伝染病条例」（Contagious Disease Ordinance）が可決された。それは不法売春宿を取り締まり、軍隊内で性病の蔓延を抑止する点に目的があり、八〇年代以降の都市全体の衛生に関わるものとは性格が違っていた。「伝染病条例」は一八八七年九月に廃止、女性のみを対象とする強制的医学検査は終了する。

香港の衛生改善の措置が取られた時期、長期にわたって植民地医官を務めた人物が、一八七三年一一月に赴任したアイルス（Philip Bernard Chenery Ayres）である。彼は多くの貧窮中国人の家屋を視察し、その過密ぶりに衝撃を受けた。また、汚染された井戸が家屋内にあること、各戸の下水が排水システムにつながっていないことを発見した[4]。

中国人社会への分離統治を基調にしていた香港の植民地統治も、この頃から変化を見せる。とくにヘネシー（John Pope Hennessy）総督の時代（一八七七・四―一八八二・三）、親中国人的政策がとられ、徐々に制度上の差別的待遇が緩和され、香港の行政において中国人の発言権が容認されるに至る。また、多くの中国人がイギリス国籍取得を希望するようになり、当時は個々に議会で決定していたが、一八八〇年から条例の手続きで植民地のみで付与されることが可能となった。一八八〇年から一九〇〇年の間に五三件の国籍取得に関わる議案が通過、そのうち五〇件が中国人の名前であった[5]。

さらに重要な社会背景は、中国商人の台頭である。政庁の財政収入の約九割を中国人の商業活動に依拠している実態を踏まえ、その存在をもはや無視できなくなったということである。例えば、一八八一年の高額納税会社一八社のうち、一七社が中国人によるもので、残りの一社がジャーディン・マセソン商会であった[6]。しかし、このような植民地行政への中国人の参画容認は、同時に中国人社会への干渉・管理強化を伴うことでもあった。とくに衛生環境の改善は、中国人コミュニティーの居住環境の改善なしには実現困難であることは明らかであった。こうして、一八八〇年代以降、香港の植民地統治における重要な政策課題として衛生問題が登場してきたのである。イギリス本国において、公衆衛生が制度化されるのもちょうどこの頃であった。

しかし、ヘネシー自身は中国人への共感もあってか、悠久の文明を有する中国人は如何なる居住環境が適しているかを彼ら自身知っているのだと考え、「西洋の衛生基準」を強制するべきではないとして排水システムの導入に反対した[7]。例えば、ヘネシーは汚物処理方法について、中国人の馬桶を用いたやり方（horse-bucket system）は、数百年にわたり実践されきた乾燥土砂方式（dry earth system）と併用することで、植民地医官や量地官（Serveyor General）が強制しようとしている「西洋の衛生科学」としての水洗便所や簡易便所より優れたものだと述べていた。その傍証として、北京に長年滞在していた医師ダジョン（Dr. Dudgeon）の研究報告「中国における病気のヨーロッパとの比較」から、中国の汚物処理システムのおかげで北京の西洋人社会は健康でいられるという指摘を引いている。また、西洋人は中国人を不潔であるとして非難することが多いが、実際には沐浴の習慣を持つ清潔な民族であるとして、サンフランシスコのチャイナタウン近くに長年居住する衛生局の医師が三年前に議会で行った供述を引用した。香港から来た当地の中国人は清潔で病気への免疫力があり、死亡率も西洋人より低い。また、西洋人のようにウイスキーに溺れることがないとも指摘した[8]。

また、彼は東華医院が年間二千件に及ぶ種痘を施していることを高く評価する一方、種痘に熱心ではない植民地医官アイルスを批判していた。しかし、アイルスは東華医院の医療水準や中国医学に対して批判的であった[9]。

香港の衛生環境改善の画期となったのは、香港の衛生全般の調査を委託され、イギリスから派遣されてきたチャドウィック（Osbert Chadwick、イギリスの公衆衛生に貢献したEdwin Chadwickの息子）が提出した報告書による。上水道、家屋環境、排水システム、汚物処理、などの不備が指摘され、早急な条例化が必要とされた。同時に衛生システムの導入による中国人社会の反発をいかに回避するかが懸念もされていた。そして、ヘネシー総督に対して、香港の家屋は中国に見られるものとは違っており、中国人の衛生に対する考え方を香港に適用することはできないと反論したのであった[10]。

歴代植民地医官による衛生改善の要求が無視されつづけた状況はこの頃から変化を見せる。それは香港の事情としては、流入を続ける中国人移民の密集による衛生環境の悪化が契機となり、中国人社会への介入、統治対象化が必要になったことである。さらにイギリスの植民地支配のあり方、医学理論の変容という外的要因も影響を及ぼした。

植民地統治における変化であるが、イギリス本国の植民地省の権限強化、そして香港総督の独断が後退した背景には、電信の普及があった。また、植民地官僚が試験によって任命されるようになったことで、官僚の職務がより専門化していったことがある[11]。

一八八三年、イギリスからドベルク（Dr. Doberck）が香港に赴任、それまで植民地医官の仕事の一つとされていた気象観察を専門的に行うようになった[12]。植民地行政の専門化の動きの一環であるが、医学理論において病気と気候の因果関係が重視されなくなったことと密接な関係があると思われる。

一八八六年度の国家医院の報告によると、「いわゆる気候病は少なからず土壌の攪乱（disturbance of the soil）によって起こると一般には信じられているが、下水道・水質汚染・悪臭を放つ渚からの不潔な臭気に侵された環境、これが香港における病気のほとんどの原因であるに違いない」とあり、気候要因ではなく、人口集中による都市の環境悪化が病気の原因であるとの認識が強まっていたことがわかる[13]。

西洋では一九世紀末にかけて、汚染された空気（ミアズマ、瘴気）に、ヒトが触れることで病気になるという「ミアズマ」説から、生物学的に特定の病原菌に求める「細菌学説」へと病原論が移行していく。微生物学や寄生虫学の発展により、西洋医学は個々の治療から社会実践としての性質を強めていった。予防接種・化学療法が採用され、検疫や病院への隔離・浄水・スラム撤去などの強制力を持った公共衛生という手法を実行するようになった。

しかし、環境要因への関心は依然として議論がなされ、*British Medical Journal* や *The Lancet* などの医学雑誌では一八六〇年から一九〇〇年まで帝国の拡大と環境をめぐる論文が多数掲載されていた。西洋人は熱帯の環境下では十分な活動ができないという説は広く受け入れられていたのである[14]。

チャドウィック報告書の結果として、一八八三年、衛生について政庁に助言する諮問機関として「潔浄局」(Sanitary Board)が設置された。そして、不潔家屋の調査、強制的防疫、患者の隔離などを規定した条例が提出されたが、それは却下された。一八八六年、著名な熱帯医学の研究者であるパトリック・マンソン、華人への医学教育に貢献した何啓など四人が納税者代表の非官僚メンバーとして追加され、潔浄局の権限が強化された。

その年の一二月、条例案が再度提出されたが、衛生改善措置に伴う経済的損失を恐れた中国人居住区に土地を所有する地主の強硬な反対に遭う。何啓も西洋人の基準を中国人に当てはめることは誤りで、条例は居住空間の削減・家賃の上昇を招くものと批判した。そこで、代理総督であったキャメロンは、最低三〇〇平方フィートの空間、裏庭の設置、換気など、不動産に関わる条項を削除した上で、一八八七年九月ようやく「公共衛生条例」は可決され、潔浄局に条例制定権が付与され、衛生環境の改善措置が実体化していく。潔浄局は、四人の官僚(Surveyor-General, Regsistrar-General, Captain-Superintendent of Police, Colonial-Surgeon)および、六人以内の非官僚メンバー(中国人二人を含む四人は総督が任命、残りの二人は納税者から選挙で選出)から構成された。一〇月、それでも四万七〇〇〇人もの中国人が条例反対の署名を提出するという事態を招いた。彼らはその中で、伝染病の流行がないのに現状の変化は不要であるとしたが、実際のところ家賃の上昇や家屋への視察を恐れていたのである[15]。

こうした衛生行政による中国人社会への介入が本格化し、中国人との対立が鮮明となった事件が一八九四年のペスト流行である。ペストの蔓延を恐れた植民地政府は、下層中国人の家屋が密集し、不衛生な地域として批判されていた太平山地区において、家屋の破壊、清浄などを強制的に行った。そして、土地の強制接収後、次のよ

表1　接収前後の土地利用　（単位：平方フィート）

接収前			
・貸与地、譲渡地		27万2021	（75%）
・市場、警察署		1万1492	（3%）
・道路		7万9177	（22%）
計		36万2691	
接収後			
・競売による区画分配		4万6631	（13%）
・東華医院、団防局、寺廟		3万9613	（11%）
・微生物研究所、潔浄局宿舎		2万8169	（8%）
・パブリック・ガーデン		4万7700	（13%）
・道路・階段・路地など		14万9652	（41%）
・売却予定地		5万926	（14%）
計		36万2691	

うな形で衛生的な都市区画に改造された。接収前の中国人密集居住状況が公共目的、かつ空間的余裕のある環境に改造されたことがわかる[16]（表1）。このようにこの時期の衛生改善は、警察力による中国人居住区の破壊、患者の隔離、都市区画整理というように、単なる近代医療技術の導入ではなく、強制力をともなった、社会管理、公共事業として展開された。

一九〇八年、衛生官僚と建築商との間の汚職が発覚し、政府が任命した調査委員会の主導で潔浄局は改組される。これによって、潔浄局主席のポストは必ずしも医務の専門家である必要はなくなると同時に、中国語の知識を有するという条件が付された。華人議員との折衝がより重要視されるに至ったことがわかる。衛生専門家が公衆衛生政策を強行し、華人の日常生活に過度に介入することで摩擦が生じ、また再び衛生官僚と建築商との癒着が起きないようにする措置でもあった。

香港に流入する中国人人口の増加につれて、華人の居住環境が衛生の観点から問題視される機会も増えた。衛生行政と華人の日常生活とが、密接な関係を持つに至ったのである。そのため、潔浄局は行政局や立法局など他の政府部門と比べて、非官僚構成員、とりわけ、華人委員の占める割合が多かった。歴代の華人社会のエリートである、何啓、黄勝、曹善允、羅文錦、李樹芬などは、みな潔浄局を経験してから立身し、立法局へと転身していった。戦前の香港において、衛生行政は西洋人による華人への差別を助長する領域であったと同時に、華人エリートが華人社会の利益のため、華人社会の権利を獲得すべく奮闘してきた舞台でもあった。

２　香港における病院

次に近代西洋医学と中国人社会とのもう一つの接点であった香港初期の病院について概観する。

香港には初期から多くの病院が存在したが、運営母体の違いから、①キリスト教関係団体系、②政庁系、③華人系、という大きく三つの系統に分類できる。しかし、華人病院が政庁の補助金を受け、あるいはミッション系病院に華人の商業ギルドが多額の寄付を行うということが慣例化していた。実態として、香港の医療は慈善団体によって担われ、運営主体の違いを越えたかたちで支えられていた。

以下、二〇世紀初頭までに設立された西洋医学にもとづく医療機関を概観する。[17]

（1）香港ミッショナリー病院（Hong Kong Missionary Hospital）（一八四三—一八五三）

一九世紀初頭にマカオに赴いたプロテスタント系ミッションは「病気を癒す」をスローガンに医療伝道活動を展開した。ロバート・モリソン、ピーター・パーカーといった医師が華南を中心に中国人社会で治療・教育に従事してきた。

ロンドン伝道会が香港へ派遣したウィリアム・ロックハートは英米商人の寄付により、病院建設を進めたが完成前に上海での医療伝道に赴くこととなった。その後、ベンジャミン・ホブソンはマカオから医療設備を移転し、一八四三年六月、湾仔の高台に開院した。最初の二年間で七二二一人の患者を診察するなど、西洋人宣教師による治療であるにもかかわらず、多くの中国人が受診した。その後、規模が拡大され、一八四八年にホブソンの後任にヒュルスベルク（Dr. H.J.Hirschberg）が就任すると、中国人居住区であった九龍に診療所が設置された。しかし、一八五三年彼がアモイに移ったことで、病院は閉鎖された。

（2）海員病院（Seaman's Hospital　一八四三―一八七三）

一八四三年八月、湾仔のモリソン・ヒルに開設。当初、パールシー商人のヒージーボイ・ラストムジー（Heerjeebhoy Rustomjee）の寄付で建設が予定されていたが、彼自身が破産したため、ジャーディン・マセソン商会を中心に寄付が集められて設立された。初代監督は英国軍艦ネメシス（Nemesis）の軍医であったピーター・ヤングで、彼は一八四六年に三人目の植民地医官となった。海員の診察の経費は彼等を雇用している船舶会社によって賄われた。政府による病院がなかったため、イギリス国籍の者・政庁の文官は政府の負担で診察を受けることが出来た。しかし、財政難によって一八七三年に閉鎖される。その後、海軍がジャーディン・マセソン商会から買収して、一九四一年まで海軍病院（Royal Naval Hospital）として運営された。一九四九年からは律敦治療養院（Ruttonjee Sanatorium）として結核治療の拠点病院として活動した(18)。

（3）国家病院（Government Civil Hospital　一八五〇―一九三七）

政庁は当初、財政的見地から民間人への医療サービスの提供には消極的であった。一八四三年、植民地医官が任命された同じ年、香港診療所（Hong Kong Dispensary）が設置される。

政庁の病院はようやく一八五〇年に設立された。当初、患者の階層はほとんどが裕福な西洋人であった。その後、台風や火災で病院は被害を受け、一八七九年、性病患者を収容していたロック病院の新施設を譲り受けた（西営盤病院）。

一八七九年の入院患者数と死亡者数は、それぞれ西洋人三五二人、一一人、有色人種二七四人、二三人、中国人四四五人、二一人であった[19]。中国人の利用者が意外と多かったことがわかる。

次に、一八八二年の患者の内訳をその身分別に見てみると、①警察：五四九人、②自己負担患者：二六八人、③貧窮者：二三〇人、④警察事件関係者：二〇七人、⑤貿易関係者：一一六人、⑥官僚：八八人、となっている。その前の数年では③の貧窮者と④の警察事件関係者の数が増加傾向にあった。背景として、一八八一年に西洋人浮浪者や中国人乞食が大量に流入してきたことが挙げられ、報告書では次のように指摘されている。

西洋人浮浪者は極めて迷惑な存在である。海岸に放置された西洋人浮浪者は所持金や衣服もなく、街頭を彷徨い、丘の斜面に寝起きしている。多くの善良な人が飲み物を与えるが、食物を得ることができずに、貧窮者、或いは警察事件関係者として病院へ行くか、ならず者として監獄に入るかしか道はなかった。そこから出ても仕事は容易には見つからなかった。なぜなら、彼らの悪評は広まっているし、船上での仕事は希望者が多いのだ。もし、彼が船乗り稼業についての知識がないのなら、仕事を見つけるチャンスはほとんどない。そして、彼はもっぱらコミュニティーの慈善活動に依存するしかない。今、香港には街頭・病院・監獄を交互に渡り歩く一群の浮浪者がいて、何とか暮らしていることは全く驚くべきことである。中国人の乞食の生活もこれと同じであるが、違いといえば、中国人は国家医院に行く代わりに東華医院に行くことである[20]。

中国人居住区の劣悪な居住環境や不衛生さが指弾されることが多い中、これと同様の西洋人浮浪者の存在が社会問題となっていたことがわかる。しかも、東華医院が中国人貧窮者を救済していたのと同様に、国家医院がこうした西洋人のならず者を収容していた事実からは、同時期の国家医院も類似した性格を持っていたことが知られる。

この他、政庁の運営による病院には、ケネディタウンの伝染病病院、ロック病院（Lock Hospital ：一八五八―九四、主として性病を扱う）、精神病医院、ビクトリア病院（女性・子供対象）、産院（Maternity Hospital　一八九七）、病院船（Hospital Ship Hygeia　一八九一：伝染病患者を収容）などがあった。

病院船は、一八八八年の天然痘流行の後、患者隔離などの必要性があり、一八八九年に設置が決定された[21]。一八九一年五月に完成、九月三〇日、六人の天然痘患者を載せたベラーフォン号（S.S.Bellerophon）の入港後、その患者が収容され、治療を受けた[22]。ただ、その修繕費や運営費は相当な金額にのぼった。また、市街地の安全を考え、三マイル沖合いに繋留された[23]。

（4）アリス記念病院（一八八七―現在）

一八八一年、西洋医学の医師たちにより中国人を対象とした慈善的性格の病院の建築がロンドン伝道会に対して提案された。西洋人ビジネスマン、中国人キリスト教徒などが計画を支援した。そして一八八二年、医師と弁護士の資格を取得した何啓がイギリスより帰国。二年後に最愛の妻アリスを亡くしたが、彼女を追悼する意味で病院設立に尽力し、一八八七年、アリス記念病院が創設された。病院の運営には、当時香港に滞在していた著名な医師、パトリック・マンソン、ジェームス・カントリーなどが参加していた。そこでは国籍を問わず、無料診察が行われた。

その後、アリス病院が混雑を極めたため、ロンドン伝道会は一八九三年にボンハム・ロードにネザーソール病院（Nethersole Hospital）を設立、主に女性や子供を診察した。さらに一九〇四年、何啓や周少岐といった華人有力者の献金によってアリス記念病院の敷地内に、アリス記念産院が設置された。

（5）中国人公立診療所（Chinese Public Dispensaries）

植民地医官アイルスは一八九二年中国医学の医師が診療所で働けるように提言した[24]。

ビクトリア地区の診療所（東部、セントラル、西部）は、それまで東華医院の管轄下にあったが、一九〇八年公立診療所委員会（Public Dispensaries Committee）が管理するようになる。委員会は華人政務司を議長に、立法会および潔浄局の華人メンバー、東華医院総理三人、その他の華人エリートから構成された。その会計口座は華人政務司署に置かれた。

九龍地区（油麻地、紅磡、九龍城）の診療所は自主的に運営された。独自に寄付金を募り、自己の口座も有していた。また、独自の委員会があり、立法会の華人メンバーも参加していた。

診療所が果たした役割には二つあり、医療活動の他に、教育面として、診療所委員会が各地域の「街坊」メンバーの協力の下、様々な啓蒙活動を行った。死体遺棄の防止、また潔浄局から委託された鼠取り罠の配布によって、納税者の負担なしに一週間で千匹の鼠が捕獲された。衛生の普及において、彼らが「無理のないスポークスマン」となったことは大いなる進歩であるとされた。

イギリス人は香港の植民地建設において、当初インドでの経験から「環境主義的パラダイム」にもとづき、熱帯気候と病気の性格を意識化させた。一八五〇年代以降、植民地医官などが再三、衛生環境の改善を訴えたが、中国人を中心とする人口増加による環境悪化に財政が追い付かなかった。そして、公共衛生が制度化するのは、華人商人の台頭を背景にした華人エリート層の政治参加が始まる一八八〇年代になってからである。

第二節　英国人医師の見た中国――医学の眼差しの変容

植民地における医療の歴史は帝国主義的な植民地統治と密接に関わることはもちろんだが、本国における医者の社会的地位の変化（例えば、資格制度、プロフェッショナリズムの確立）、学問としての医学理論の転換（細菌学説の確立など）といった複雑な歴史的な変化についても注意を払う必要がある。これまで、近代東アジアにおける医療史は、「近代西洋医学」対「伝統医学」という図式が無前提に固定化され、その対立や転換などが議論されてきた。しかし、西洋医学自体の変化に対しても十分な配慮が必要である。近代アジアに到来した西洋医学の歴史的変容を把握することは、アジアの医療史を再構築する上で重要な作業である。植民地香港の場合、一八七〇年代前後を境に植民地医学が実践されるようになる。このことは単に医学上の変化ではなく、統治者側の中国や中国文化に対する「眼差し」の変化として顕現化される。

本節では、植民地初期の香港で活動した二人の英国人医師を取上げ、その考えや中国観などを比較して、香港における医学の変容と中国イメージの変化の関係を浮き彫りにしてみたい。

1　ハーランド

ハーランド（Dr. William Aurelius Harland　一八一八もしくは一八一九―一八五八）[25]は、地元で医業に従事した父と同様にエディンバラ大学で医学の訓練を受けた。しかし、メイドとの「相応しくない」結婚が原因で、一八四四年、イギリスが新たに獲得した植民地であった香港へと出立、人生の建て直しをはかる。イギリス人にとって、本国から遥か離れた香港とはそのような場であった。そして、ハーランドは海員病院の軍医（一時的に植民地軍医に任命）

として残りの半生を香港で過ごすことになった。

彼が香港で生きた時代は、欧米の医学界において社会政策として衛生の制度化が図られる以前であり、中国の文化や学術に対する蔑視や中国人への偏見が学問的裏づけをもって語られることはなかった。そもそも、英国で医師法が制定され、統一的資格制度が確立するのは、一八五八年のことである。[26] 後述するように、ハーランドの自然誌（Natural history）における学問的関心の広さや他業種への転身を含む出世へのこだわりからは、民族の違いを超えた非常に人間味あふれる人物像がイメージされる。

一八七〇年代頃より、国境を越えて疫病が大流行し、一九世紀末に細菌学説が確立することで、医学知識と中国人移民に対する人種差別が結びつき、疫病が政治的言説として流布する時代が到来する。ロンドンのウェルカム図書館が所蔵するハーランドの手紙から、帝国医療の言説が形成される以前の英国人の中国観を見てみたい。

香港到着後まもなく、ハーランドは父に宛てた手紙の中で、中国語の指導を受けたモリソン学校の校長ブラウン（Revd. L. Brown）が中国人学生五人を連れ、アメリカ・イギリスへの旅に出ることを記している。この中国人学生の中には近代中国史上に有名な三名が含まれていた。洋務運動で尽力した容閎（Yung Wing）、香港東華医院の創設メンバーの一人である黄勝（Wong Shing）、そして、最初に海外留学で西洋医学を学んだ黄寛（一八二八―一八七八、字綽卿、Wong Fun）である。

黄寛は、アメリカで四年間学んだ後、香港の西洋商人の経済支援を受けて、一八四八年から一八五三年にかけて、英国のエジンバラ大学で医学を学んだ。その後、専門課程で病理学・解剖学の研究に従事し、医学博士の学位を獲得した。学生時代にエジンバラ医学伝道会の影響を強く受け、ロンドン伝道会の中国ミッションの任務を志願した。一八五七年に香港に戻り、ロンドン伝道会の病院に勤務した。彼は、一時期、李鴻章のもとで医官を半年ほど勤めたが、広東の博済医院など西洋医学の病院での診療、中国人医師への教育に従事した。さらに海関医務官（一七人中唯一の中国人）として広州で勤務するなど、近代中国で西洋医学の普及に尽力した人物である。[27] 中国人が近代西洋医学を学び始めた、まさにそうした時代にハーランドは香港で診療活動に従事していたのである。ハーランドの父親も医師であったため、香港の医療事情に関する記述は少なくないが、それは淡々と書かれているに過ぎず、むしろ様々な分野の学問研究に対する情熱が勝っていたようである。

まず、植民初期の香港に駐在していた軍隊の健康状況は悲惨であったことが指摘されていた。

ここ三箇月、ヨーロッパ人の軍隊における死亡率はおそろしく高かった。六月以来、第九五連隊では百人以上が亡くなった。すべての連隊は病院に来たことがあり、二度来院した者も多く、今彼らは船上にいるが、本国には使い物にならないと報告したように、行進時に立っていられる者は百人に満たない。致命的な病気は、弛緩性の発熱で、時として、二、三時間で深刻な状態となる。または二、三週間にわたることもある。[28]

彼自身の診療活動であるが、総じて多忙を極め、私的な時間を割けないことへの不満を度々記している。「……船乗りの間では、非常に病気が多く、私の病院は満員であり、そのため夜の十時以降でないと、一時間の休憩すら取れない日が続いている」とある。[29]

ある月には赤痢と弛緩性発熱による患者が大量に発生し、病院は満員となり、来院患者を拒否せざるを得ない事態となったが、そうした中でも、「私には多くの仕事がある。今はレポートの作成、来週の年会に向け、理事へ提出する概要の執筆に忙しい。また、来週火曜日に発表する中国医学に関する私の報告書の後編を書き直さねばならない」などと、診療よりは、自己の研究により熱心に取り組んでいたことが窺える。[30]

一方で、「この病院に来てから、徐々に私の知名度も上がり、患者数、特にビクトリア区の有産階級の個人患者数が急増し、死亡率も半減した。これは私にとって、知り合いになるべき素晴らしい友人と接触するチャンスとなるに違いない。まだ給料は増えていないが、貯蓄は増えてきている……」と述べるなど、出世欲を隠さない[31]。管財人が病院を政府に提供するという話を知らされた時、病院が香港唯一の公共病院となり、自分も政府の官僚として容易に他の部門に移ることができるだろうと喜んだ[32]。しかし、「助言や薬を求めにやってくる個人患者だけをできるだけ沢山診察すれば、今の収入は倍増できるだろうが、実際には、私が見ている外来患者は代金を請求できないような人々である[33]」とあるように、低所得者層を主に診ていたようである。

ハーランドは日常の診療活動のほかに、様々な分野の学問に興味を持ち、熱心に研究している。とくに中国文明に対する関心は非常に強かった。宣教師カール・ギュツラフなど著名な中国学者から中国語の手ほどきを受け、中国の学術（中国医学、地理、法医学）に対する学問的興味を示した。英字新聞（*China Mail*）から中国語資料の翻訳を依頼されたり、皇帝の聖諭のコレクションを有し、秘密結社の風刺画を入手し、そのコピーを父親に送ったりした[34]。

彼は知人の招きでしばしば広東を訪問し、好奇に満ちた目で中国社会を見聞していた。ある時、中国人による蒸気船（縦約二一メートル、横約五メートル）の建造現場を見物した（手紙では彼を除き二人の西洋人しかこの事実を知らないと強調している）。この建造計画の責任者は海外で一六年もの間過ごしてきた非常に優秀な中国人であるという。商船の給仕としてニューオーリンズに渡り、火夫など肉体労働をこなしながら技術を学び、機関士としての地位を獲得した。その後、彼はニューヨーク、ボストン、ケベック、リバプール、ブローニュ、マルセイユなどを訪問した。当時、中国人で彼の言うことに耳を貸すものはいなかったが、唯一「潘啓官」（Pon Tingqua）という有名な富裕商人が彼の計画を理解してくれ、彼個人の敷地で蒸気船の建造が許可された。ハーランドは潘啓官宅に招待されたようで、故郷英国を離れてから最も楽しい午後のひと時をその庭園で過ごし、彼個人の自然への嗜好性と合致したらしく、望郷の念を強くしたと記していた[35]。一部の優秀な中国人に注目するだけでなく、そこに自らの感情を移入し、中国社会の進歩を喜ぶハーランドの姿が見て取れる。

彼は一〇世紀頃のものと思われる興味深い医学書を幾つか入手したとして、未熟とはいえ、すでに中国で解剖が実施されていたことは間違いないと記している[36]。そして、中国の解剖図を翻訳し、ギュツラフの勧めで化学に関する著作を西洋人としては初めて中国語に翻訳していた。ハーランドは、広東で領事付き通訳の任にあたり、当時最も優れた中国研究者と目されていたメドウス（Meadows）から中国の法医学に関する書物五冊を贈られた。世界初の法医学書『洗冤集録』の類いと思われる、その本の目次と最初の章に目を通したハーランドは扱われている項目が極めて多岐にわたっていることに驚き、イギリス人のための翻訳も考えたほどであった[37]。ハーランドは中国古代文明や中国医学の進歩性を賞賛した。

医学以外では、植物学への関心が高く、ロンドン郊外の王立植物園に中国の貴重な植物の標本を送ったりしていた。また、彼は中国コインの膨大なコレクションを持っていると自慢し、現在の中国でしばしば千年前のものが流通しているという事実にはきっと驚くに違いないと父親に書いている。特に開元年間のコインは頻繁に見かけるといい、その当時のヨーロッパは相対的に野蛮な状態であったと記し、ここでも中国古代文明の先進性を指摘している[38]。

また、香港在住の西洋人医師が組織した「中国医学・外科協会」（China Medico-Chirugical Society）に加入し、積極的に活動し、会報に論文を発表していた[39]。そして、同会が英国本国の学術団体である「王立アジア協会」（Royal Asiatic Society）の支部として認可されるよう努力した。

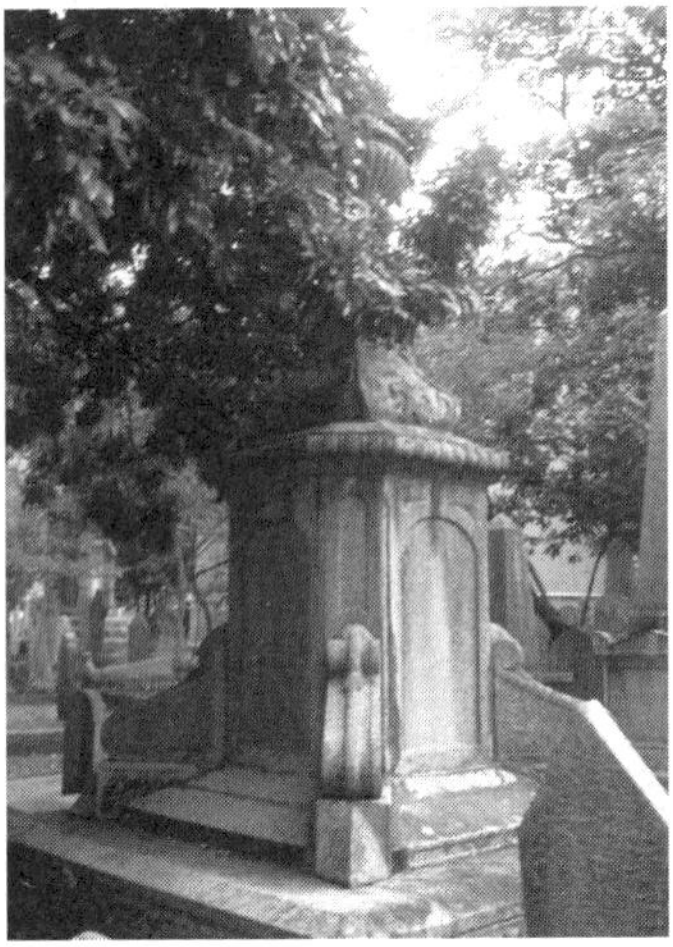

香港にあるハーランドの墓　中国の文明や人々に親しんだハーランドは1858年9月12日、39歳で亡くなった。墓は香港島ハッピーバレーの香港プロテスタント墓地内にある。（著者撮影）

自然誌への強い興味・関心を持ってはいたが、ハーランドの場合、それは専門研究としてあったのではなかった。上海領事館で第二補佐の欠員が発生した際、彼は真っ先に申請し、何時の日にか領事になれると期待していた。そして、北京語で現地人と会話ができることは有利であると語っていた[40]。

そうした中、カリフォルニアのゴールドラッシュのニュースが伝わった。香港からも多くの人が一攫千金を狙い、渡米した。短期間で儲けて帰って来る姿を見て、ハーランドの気持ちが揺れた。黄金熱の誘惑に負けた三人の西洋人医師が渡米したという知らせも入ってきた。新しく移民が増えた場所は病気も増えるとして、ハーランド自身渡米すべきか否かを悩み、病院理事のジャーディンも支援を考えていた[41]。折りしも、化学に関する研究の中国語訳を再開していた時であり、他の研究者からようやく注目されるに至った時期であった。広東から著名な医師ホブソンが来訪し、その翻訳を出版したい旨を伝え、ハーランドがカリフォルニアに行くであろうことを聞くと、その仕事は失うにはあまりにもったいないものと考えていた[42]。

「これまで金儲けを人生の目的としてきたことはない。しかし、実行する手段を伴わない科学の仕事は時として祝福よりは不幸となる。でも、なぜ私には金儲けの才能がないのかはわからない[43]」と自らの科学への情熱が経済的に報われないことを嘆く姿が見られた。

しかし、学問への情熱のためか、結局カリフォルニア行きは断念し、しばらくして、ハーランドは海員病院を辞職し、個人で開業するようになった。それは医師であり、アマチュアの博物学者としてのハーランドの苦渋の選択の結果であった。

一八五二年四月、債権者との契約が終了し、すべての収入を自らのものとできるようになったと喜ぶ様子が父への手紙に書かれた。借金の返済が彼の生活を相当束縛していたことがわかる。しかし、今後は個人診療の増加によって生活がだいぶ楽になるだろうと楽観した。同じ手紙の中では、香港や広東からカリフォルニア、シドニーへ中国人移民が大量に向かったと記している。[44] 自らも極東に流れて来た身であり、香港から渡米する中国人移民の波を共感を持って眺めていたようである。

その後、友人でもあった総軍医モリソンが死去し、ハーランドはその後任に着こうと様々な努力を行った。故郷の父親にも知人への言付けを依頼し、行政官として中国語が理解できるということは有利であるとも伝えていた。その後、努力は報われ、ハーランドは総軍医の地位に短期間であるが就任することができた。

一八五七年の夏にイギリスに一時帰国し、クリスマスを故郷スカーボロ（Scarborough）で過ごしたが、父親の健康がすぐれずに悲しいクリスマスだったと記している。[45] 翌年、マルタ、エジプト、インド、シンガポールを経由して、一八五八年六月に再び香港に戻った。

以上、故郷を遠く離れた香港で、借金返済に追われ、不運な境遇を嘆きつつも出世を夢見た一人の英国人医師ハーランドの香港での足跡を描いた。日々の診察に追われながらも、科学の仕事への情熱は衰えず、とくに中国語を駆使して、中国の伝統文化の理解に努力し、その水準の高さを率直に評価していた。

彼が診た患者は貧窮者が多く、彼らからは代金を取らなかった。この親切心が結果的に彼の死期を早めた。中国人貧困者を診察した後に発熱があり、それがもとで死去したという。遺言によって、ほとんどの遺産は中国人メイドに贈られた。[46] 彼の墓は香港のプロテスタント墓地に現在も立っている。

２　カントリー

中国近代史研究において、ジェームズ・カントリー（Dr. James Cantlie：一八五一―一九二六）といえば、近代中国革命の父と呼ばれる孫文の香港時代の恩師であり、英国で孫文が清国公使館に幽閉されていたところを救出した人物として名高い。そうした人道的行為とは別に彼の経歴や医学的関心についてはあまり知られていない。ここでは、彼の香港滞在中に芽生えたと思われる医学的関心について紹介していく。

カントリーはアバディーン大学で医学を勉強し、ロンドンのチェアリング・クロス病院で臨床の訓練を受ける。一八八六年にはチェアリング・クロス病院の外科医となる。その後、香港にいた熱帯医学の専門家であるパトリック・マンソンの誘いに応えて香港へと向かう。

香港では何啓やマンソンらとともに西医書院（Hong Kong College of Medicine for Chinese）を一八八七年に創設する。カントリーは外科・解剖学を教えたが、一八八九年にマンソンの辞職後には教務長を引き継いでいる。第一期の卒業生であった孫文はカントリーの教えを受け、卒業後しばらくカントリーの助手を務めた。

しかし、著名な熱帯医学者であったパトリック・マンソンやロナルド・ロスほどではないにしても、カントリーもまた植民地統治の一手段であった「帝国医学」の推進役の一人であったことはあまり知られていない。カントリーは北里柴三郎とともにペスト菌の発見者であるイェルツィンと協力してペスト菌の研究に従事していた。彼はまた一八九九年ロンドンの熱帯医学校（London School of Tropical Medicine）の創立メンバーであった。

中国人に関して、カントリーは医学調査によって結果的に人種差別を科学的に根拠づけることに貢献するということを行った。彼は華南でハンセン病患者の調査を行った。一八九〇年代、ハンセン病は感染症であり、広東や福建からの中国人移民がハンセン病の大規模流行の元凶であるという考えが英国の医学界で広まっていた。そうした中、カントリーが書いたハンセン病に関する論文が懸賞を獲得し、こうした考えが人種主義と結びつきながら、広く流布することになったのである[47]。

さらにカントリーはアジアの「ユーラシアン」（Eurasians　混血児）に医学的関心を持ち、調査を行っている[48]。一八八八年、彼はアジア各都市に住む医療関係者、ミッションなどに宛てて、ユーラシアンのライフヒストリーに関する調査表を送付して、回答を依頼している。対象となった都市は北京・福州・淡水・横浜・神戸・ウェリントン・オークランドなど、今で言う太平洋アジア地区の貿易都市である。そうした貿易都市においてアジア人と西欧人とが貿易活動を展開する中、異民族間の婚姻関係が多く見られた点に注目したものと思われる。

カントリーは調査票の中で、ユーラシアンの寿命・病歴・死因・身体的特質・二世三世の状況などについて調査項目を立てている。調査表の回収率はさほど芳しいものではなく、調査結果に満足しなかったようで、後に調査結果をまとめた形で発表した様子はない。しかし、彼は自らが居住した香港、とりわけ彼の生活圏において、数多くのユーラシアンに遭遇したはずである[49]。カントリーは、ハンセン病の原因として当時の香港で多く見られた西洋人男性と中国人女性との「雑婚」を指摘していた。マカオでハンセン病患者を調査したカントリーは、そこで「モンゴル人化」したポルトガル人の姿を目にして驚愕する。そして、香港のイギリス人が同様の運命をたどらないよう願ったのである。カントリーにとって、雑婚は悪い病気に罹るばかりか、人種の退化につながる行為として認識されていたのだった。

例えば、第四章第三節で紹介する中国人エリートの一人、何甘棠は白人の父親と中国人の母親の間に生まれたユーラシアンであった。彼は香港の中国人の立場から疫病流行の抑制に尽力し、さらにロンドン熱帯医学校への寄付にも尽力した。しかし、彼は同時に植民地で実践される帝国医学のまなざしで研究の対象とされる存在であった。

植民地設置当初の一八四〇年代に香港へやってきた医師ハーランドの関心は医学の領域に止まらず、いわゆる博物学的な関心で香港や中国の社会・文化・医学知識を観察した。とくに中国の伝統的学問に対しては西洋文明の高みに立つことなく、謙虚な姿勢でその成果を評価・賞賛していた。また、同時代に香港からカリフォルニアに渡る大量の中国人移民の波を目にして、自らの恵まれない境遇からの脱却を賭けて、渡米を検討しながらも結局、断念するという、彼自身、移民予備軍的な存在であった。その意味でハーランドと当時の中国人移民との人間としての距離はさほど遠いものではなかったように思われる。

しかし、一八七〇年代頃より、国境を越えて疫病が大流行し、一九世紀末に細菌学説が確立することで、疫病の「運び手」と見なされた中国人移民に対する人種差別が強まる。医学知識と人種主義とが結びつき、それが政治的な言説として流布する時代に、ジェームズ・カントリーは香港を訪れた。マンソンなどとの交際など、彼の学問的背景は熱帯医学に象徴される帝国医学にあり、香港はそうした学問を実践する実験場として活用されたのだ。カントリーにとって、中国人移民は「ハンセン病」や天然痘などの感染症を伝達する存在であり、専門的学問としての医学調査の対象として捉えられていた。ハーランドが活躍した時代から四〇年ほど経過した香港の近代医療は大きくその性格を変えていた。

注

（１）Gerald Hugh Choa, "Hong Kong's Health and Medical Services", in Albert H. Yee ed. , *Whither Hong Kong: China's Shadow or Visionary Gleam?*. University Press of America. 1999, pp.153-154.

（２）Endacott, *A History of Hong Kong*, Oxford University Press, 1958, revised edition pp.96-97.

（３）Endacott, pp.114-116.

（４）Endacott, p.185.

（５）Endacott. p.245.

（6） Endacott, p.195.
（7） Endacott, p.186.
（8） *Governor's Report on the Blue Book*, 29th April 1881. p.12.
（9） Endacott, p.187.
（10） Endacorr, p.188. Oshert Chadwick, Mr. Chadwick's report on the sanitary condition of Hong Kong: with appendices and plans. London: Colonial Office. 1882.
（11） Endacott, p.198.
（12） *The Colonial Surgeon's Report for 1883,* no.64.
（13） *The Colonial Surgeon's Report for 1886,* Enclosure 1. Report from the Superintendent of the Civil Hospital.
（14） Lenore Manderson, *Sickness and the State: Health and Illness in Colonial Malaya, 1870-1940,* Cambridge: Cambridge University Press, 1996, p.73. 最近の研究によると、イギリスの医学思想において、一九世紀末の二〇年間、「細菌学説」は決して支配的地位を占めてはいなかったという。植民地の宣教医師などは、現地での医療実践の経験に大きく依拠していたと考えられる。Michael Worboys, *Spreading Germs: Diseases Theories and Medical Practice in Britain, 1865-1900*, Cambridge: Cambridge University Press, 2000. を参照。
（15） Endacott, pp.200-201.
（16） Hong Kong Sessional Papers 1905, Insanitary Properties Resumptions. Correspondence, Nathan to Lyttelton, 26th Sept. 1904, p.18. Disposition of land before and after resumption.
（17） Choa 1999. Rodorigues 1970. J. M. Atkinson, "Health and Hospitals", in *20th Century Impressions of Hong Kong,*1908, pp.262-264.
（18） Michael Humphries, *Ruttonjee Sanatorium: Life and Times*, Hong Kong, 1996.
（19） *Annual Report of the Colonial Surgeon for 1879*, 1880. 3. 4.
（20） Colonial Surgeon's Report for 1882. Government Civil Hospital.
（21） Colonial Surgeon's Report for 1889. Enclosure 1. Report from the Superintendent of the Civil Hospital,
（22） Colonial Surgeon's Report for 1891. Enclosure 1. Report from the Superintendent of the Civil Hospital.
（23） Colonial Surgeon's Report for 1891. Small-pox Hospital and Epidemic Hulk Hygeia.
（24） Endacott, pp.244-245.
（25） 香港にある墓碑銘から、彼の生年は一八一八―一八一九年であると推定される。James R. Troyer, "On William Aurelius Har-

land", collector of Hong Kong plants, Archives of Natural History, 24-1, 1997.
(26) 村岡健次「一九世紀イギリスにおけるプロフェショナリズムの成立――医業を中心として」『世界史への問い（二）　生活の技術　生産の技術』岩波書店、一九九〇年。
(27) K. Chimin Wong and Wu Lien-Teh, *History of Chinese medicine : Being a Chronicle of Medical Happenings in China from Ancient Times to the Present Period*, Reprint from the edition of 1936, Shanghai, pp.371-373.
(28) Wellcome Library, Manuscripts, Dr. William Aurelius Harland) (1822-1858): 以下、Harland Papers と略称。MS7682/42 (letter to Father: Aug. 30 1848)
(29) Wellcome Library, Harland Papers, MS7682/34 (letter to Father: Aug. 23 1847).
(30) Wellcome Library, Harland Papers, MS7682/35 (letter to Father: Sep.29 1847).
(31) Wellcome Library, Harland Papers, MS7682/34 (letter to Father: Aug. 23 1847).
(32) Wellcome Library, Harland Papers, MS7682/41 (letter to Father: June. 24 1848).
(33) Wellcome Library, Harland Papers, MS7682/43 (letter to Father: Sep.28 1848).
(34) Wellcome Library, Harland Papers, MS7682/30（letter to Father: April 26 1847).
(35) Wellcome Library, Harland Papers, MS7682/32 (letter to Father: June 24 1847).　なお、ここでハーランドが招待された富商 Pon Tingqua は、「潘啓官」と書く（Puatinqua と記すこともある）。潘啓は、清朝の許可を得て、広東十三行の一つとして、同文行（後、同孚行と改称）を開設、生糸・茶の対外貿易に従事し、巨富を築く。清朝から名誉官職を授かったため、有度、正煒と三代にわたり、外国商人からは「潘啓官」と呼ばれた。その庭園は「潘能敬堂」。しかし、この時期、広州にいた外国人がよく訪問したとされる庭園は「海山仙館」であった。潘啓の一族と親戚関係にあった潘仕成の個人庭園で、当時もっとも贅沢な庭園とされた。茶の貿易に従事した父を持つ仕成は科挙を志した教養人で、後に塩務で財をなし、水雷を製造するなど清朝の洋務政策を積極的に支援した。清朝高官（欽差大臣など）と外国使節との会談はしばしばこの庭園で開催された。こうしたことから、ハーランドが訪れたのは潘仕成宅であったと考えられる。なお、一八四六年から琉球で医療宣教活動を行ったベッテルハイムも琉球訪問直前に広東を訪れ、「潘啓官」の庭園を遊覧している（A. P. Jenkins 編『沖縄県史　資料編二一　The Journal and Official Correspondence of Bernard Jean Bettelheim 1845-54 Part I（1845-1851）近世２』沖縄県教育委員会、二〇〇五年、五二頁）。ハーランドもベッテルハイムもともに広東の中国人エリートとの遭遇はギュツラフの紹介であった。また、ベッテルハイムは琉球において牛痘を広めたことがよく知られているが、潘仕成も広東で牛痘の普及に尽力したのは偶然だろうか。

（36）Wellcome Library, Harland Papers, MS7682/34 (letter to Father: Aug. 23 1847).
（37）Wellcome Library, Harland Papers, MS7682/42 (letter to Father: Aug. 30 1848).
（38）Wellcome Library, Harland Papers, MS7682/41 (letter to Father: June. 24 1848).
（39）H. A. Rydings, "Transactions of the China Medico-Chirurgical Society, 1845-6", *Journal of the Hong Kong Branch of the Royal Asiatic Society*, Vol.13, 1973.
（40）Wellcome Library, Harland Papers, MS7682/44 (letter to Father: Oct. 30 1848).
（41）Wellcome Library, Harland Papers, MS7682/45 (letter to Father: March. 30 1849).
（42）Wellcome Library, Harland Papers, MS7682/46 (letter to Father: April. 24 1849).
（43）Wellcome Library, Harland Papers, MS7682/46 (letter to Father: April. 24 1849).
（44）Wellcome Library, Harland Papers, MS7682/54 (letter to Mary: April. 24 1852).
（45）Wellcome Library, Harland Papers, MS7682/69(letter to Mary: Dec. 24 1857).
（46）死因について、ラマ島でボートに載っている時に溺死したという説もある。Michael Humphries, *Ruttonjee Sanatorium: Life and Times*, Hong Kong, 1996, p.14.
（47）李尚仁「十九世紀後期英国医学界対中国痲瘋病情的調査研究」『中央研究院歴史語言研究所集刊』七四―三、二〇〇三年。一八七一年にサンフランシスコの天然痘病院で最初のハンセン病患者が広東人移民から発見され、一八八〇年代の初期には、中国人ハンセン病患者の「侵入」はカリフォルニアやハワイ、オーストラリアでパニック状況を引き起こした（Angela Ki Che Leung, *Leprosy in China: A History*, New York: Columbia University Press. 2009, p.141）。
（48）Wellcome Library, MSS. 1499 Enquiry into the life-history of Eurasians. (1888)
（49）少し時代は後になるが、一九〇六年のセンサスで香港の総人口は、三二万九〇三八人、ヨーロッパ一万二九二五人、中国人とマレー人が三〇万七七〇一人、そして「混血」が四一七〇人である（*Generarl Report of the Principal Civil Medical Officer and the Medical Offices of Health for the year 1906*. p.394）。ハンセン病については次を参照。Angela Ki Che Leung, *Leprosy in China: A History*, New York: Columbia University Press. 2009, p.151.

第二章　香港東華医院の慈善活動

はじめに——中国慈善史へのアプローチ

日本ではあまり知られていないが、香港では慈善を冠したイベントが盛んである。特に著名歌手が多数登場する「慈善演唱会」の人気は高く、TVでの視聴率も高い。こうしたイベントは英国植民地統治期からつづく「伝統」文化になっていると言ってもよい。香港の慈善組織は華南地域の経済一体化の流れとともにその活動を活発化させている。(1) また、近年では経済成長著しい中国でも同様のイベントが開催されている。東南アジアを含む華人世界において慈善は年中行事と化しているのだ。また、アジアの著名な慈善家のリストを見れば、そのほとんどが中国系であることがわかる。

このような華人社会における経済繁栄を背景にした慈善熱の源流はおそらく明清期の都市の成長、商業発展、商人の台頭に求められるだろう。この時代、儒教秩序の維持に益する商業活動は必ずしも儒教倫理に反しないという認識が広がっていった。慈善は士大夫など知識エリートのみが行うものではなく、商人たちも自らの社会的名声を獲得できる行為だという商業文化が形成されたのである。

明清期中国の人々が考える「善」なるものの実践は「善挙」と称された。例えば、「育嬰」「恤嫠《じゅつり》」（寡婦救済）「贍老《せんろう》」（老人保護）「施棺」（棺柩の供与）「義塚《ぎちょう》」（共同墓地）「施医」「施薬」「惜字」（文字や紙をうやまう）などがある。個人が自発的に参加し、こうした善挙を共同して行う結社を「善会」という。そして、そのために設けられた施設を「善堂」といった。さらに勧善のための書物のことを「善書」と称した。

日本の中国研究において、慈善、あるいは善会・善堂に関心が向けられた時期には明確な特徴がある。まず、日清・日露戦争後から日中戦争期にかけて日本は経済的・軍事的拡張をはかるため、中国で様々な社会調査を行い、その中で慈善を「発見」したのである。そして、その後、再び慈善の歴史に関心が向けられるのは一九八〇年代になってからである。その間、日本でも中国でも善会・善堂の存在は歴史研究の対象として完全に無視されていた。当時中国では社会主義改造が進行し、慈善団体の資産は没収され、解散させられたばかりか、その歴史も抹消されたのである。しかし、一九八〇年代、中国が改革開放政策に転じ、新しい社会史の手法が導入されることによって慈善の歴史は「再発見」されることになる。

このことから中国の現実の政治情勢が中国ばかりか、日本の歴史研究に大きな影響を及ぼしていたことがわかる。しかし、問題は中国以外の華人社会（香港・台湾・東南アジアなど）では各種の慈善団体は活動し続けてきたという事実である。中国史において、慈善というテーマを考えることは、一国史観の問題点や社会史研究の脆弱さを再認識させる契機になりうると思う。

明清期から近代にかけての善会・善堂、慈善組織に関する歴史研究はすでに夫馬進や小浜正子によって整理されている。(2) 以下、その研究史整理を参考にしながら、明清期から近現代にかけての慈善に関する研究を紹介したい。なお、歴代王朝による社会救済（「救荒」）の歴史については、鄧雲特や星斌夫など多くの研究があるが、慈善の範疇には入らないのでここでは扱わない[3]。

1　慈善の「発見」――近代から一九八〇年代まで

ヨーロッパ人が中国社会に慈善活動を「発見」したのは一九世紀である。キリスト教の布教あるいは経済進出のための社会調査が行われ、そこで中国人社会において慈善が広く行われていることが記録された。プロテスタント・ミッションによる出版物である *Chinese Repository*[4] の中にヨーロッパ人による慈善医療や中国人自身による救済活動の紹介記事が見られる。それは次第に単なる見聞録の域を越え、中国側史料を用いた研究レベルにまで達していった。しかし、キリスト教世界から異教世界を評価するという限界を有していた。

その後、中国の善会・善堂を高く評価する研究を行ったのが、Tsu Yu-Yue（朱友漁）である。彼はコロンビア大学から *The Spirit of Chinese Philanthropy* という本を出し、中国の古代思想から二〇世紀初の都市に見られる民間慈善団体の活動までを簡潔に紹介している。結論として中国の慈善は土着のものであり、民間の慈善団体は自立的に運営されており、「実質的な民主主義」が見られると高く評価した[5]。このような評価は一九八〇年代の改革開放期以降の中国都市社会史研究における中間団体に対する評価と共通する部分があり、注目される。

日本人は、キリスト教文化を背景に慈善を「発見」したヨーロッパ人とは異なり、中国との商業戦争に向けて行われた調査の過程で慈善の存在を認識していった。二〇世紀前半、日本は上海に東亜同文書院を設立し、中国経済の実態について詳細な調査を行った。その創立メンバーの一人であった根岸佶は商工事情を研究し、中国の「ギルド」組織の重要性を指摘した。しかし、「ギルド」組織の活動を分析する中で、相互扶助としての慈善活動が充実していたことが明らかにされた[6]。

戦中戦後にかけて善会・善堂の歴史にもっとも関心を持った学者は仁井田陞と今堀誠二である。社会における

「生きた法」に関心を抱いた彼らは現地でギルドや善堂の史料を収拾し、それらが都市行政と深く関わっていた点を評価した。しかし、中国の「封建社会」を支配・被支配の関係において捉えていた彼らは、善堂やギルドを国家が民衆を支配するための「道具」であったと見なした(7)。

これに対し、夫馬はヨーロッパにおける都市発展の歴史をモデルにしている点やギルドというフィルターから善会・善堂をも捉えたことを厳しく批判している。確かに仁井田・今堀の研究はマルクス史観やヨーロッパ都市史研究の影を持っていた点は今日から見ると問題であるが、善会・善堂とギルドを中間団体と位置付け、そこにおける「仲間的結合」に注目していた点は注目すべきであろう。善会・善堂の歴史が有した固有の特徴に着目するのか、それとも宗族や同郷組織などといった中間団体との共通性を認めて、慈善の歴史の全体像を捉えようとするのか、研究の視点の相違ではある。

２　「市民社会」への展望――一九八〇年代以降

なぜ一九八〇年代に入ってから慈善に関する歴史研究が盛んになったのか。まず先にも述べたように中国の改革開放政策の影響がある。外国人研究者による中国での現地調査が可能になり、理想化された社会主義中国ではなく、近代化によっても変わらない中国伝統文化に関心が向いていった。革命史観に拘泥してきた中国近代史研究もこれ以降、近代に先行する明清期の社会に強い関心を示すようになった。近代史の捉え方において、「断絶」から「連続」面を重視するというパラダイムの転換がなされたのだ。また、研究を取り巻く環境について、図書館や檔案館などで徐々に史料が公開されていったことにより、様々なテーマでの研究が可能になっていった。そして、一九八九年の北京で起きた学生らの民主化要求運動に端を発した六・四天安門事件は中国都市史研究に「公共性」という魅力的なテーマを提供することに寄与した。

そして、何よりも欧米における社会史研究の影響は大きかった。とりわけアメリカの地域研究の中から生まれた中国都市史研究は日本の中国史研究者に大きな衝撃を与えた。その代表作は、ロウ（Rowe, William T.）による都市漢口に関する研究、そしてランキン（Rankin, Mary B.）の都市エリートに関する研究である[8]。彼らはヨーロッパ史において市民社会を準備したような「公共領域」（public sphere）が清末の中国にも出現したとする。官僚機構の外で民間の都市エリートらによって公的な活動が展開され、実質的な自治が実現していたと評価された。ギルドや善会・善堂もそうした公的な活動の一部を構成していたという。

こうしたアメリカの都市史研究の影響を受けながら、日本でも善会・善堂など慈善の歴史に関する新しい研究が生まれていった。まず、夫馬進が明末の同善会の活動を紹介し、民間人による善会結成が明末清初にさかのぼることを明らかにし、清末民国初期までつづく善堂の分析から、近代地方自治の担い手としての位置づけをも展望した。その後、夫馬は善会・善堂の史料を網羅的に収集し、『中国善会善堂史研究』として集大成した[9]。

その後、梁其姿も明清期の善会・善堂に関する論文を発表、『施善と教化』としてまとめた。梁は一六世紀末から一九世紀中期までの慈善組織を三つの時期に区分し、その担い手と意識形態の変化を明らかにした。とくに清朝以降の変化を「儒生化」として捉え、慈善組織の担い手が全国的に著名な儒者から地方商人や地方紳士などに代わり、救済の範囲も都市内部、郷鎮という狭い範囲となったとする。清朝の慈善組織を「公共領域」の議論と結び付ける傾向に対して、一直線に発展するような歴史モデルではなく、時代によって担い手や意識も変わるような複雑な歴史として捉える必要があると慎重な立場を取る。その上で、明清期の善堂の特徴として、民間の非宗教勢力を中心に組織的・持続的に運営され、地方エリート・商人・儒生・一般人などが寄付および運営に携わり、清朝政府もこれを承認・奨励したと述べている。基本的に善堂が秩序維持のための組織で、反政府的ではなかった点にその持続的発展の理由の一つがあるとしている[10]。ここに明清の慈善組織が「市民社会」を準備する基盤とならなかった歴史的背景を見ることができよう。

慈善と中国の近代化との関連については、上海史研究が重要な研究領域となっていた。まず、高橋孝助が上海における善堂を取上げ、上海史のテーマに善堂の視点を導入した[11]。そして、小浜正子は清末民国期上海の慈善組織を分析し、「地方公益」という理念のもとに慈善活動が行われたとして、「公共性」の形成を指摘し、近代国家と公共性の議論を進めた。また小浜は民国期を含めた慈善団体に関する研究史整理を行っている[12]。

ところで、伝統的な「善挙」と近代的な「慈善」とはその価値観においてどのような違いがあるのだろうか。夫馬は、清末上海の義塚問題[13]を取り上げて、一九〇〇年代のはじめに「善挙」を含めた大きな価値観の転換があったとしている。それは、主権の保持、市場の開拓、交通の利便、衛生の確保という新しい価値観、新しい「公益」が登場することで、伝統的な「善挙」の時代は終わりを告げ、道路建築・教育など近代的都市行政が優先される時代に移り変わる。その中で善挙は都市行政の一環としての「慈善」へと変化していったとする。具体的には、吉澤誠一郎は清末期の天津の「習芸所」を取り上げて、貧民を単に収容するだけの善挙から、教育し働かせることを目的とする救済事業へと変化したことを明らかにした[14]。また慈善家の思惑や政府の認識など、慈善を取り巻く理念（建前）と実態（本音）の二面性という側面にも注目すべきであろう[15]。海外の社会史研究の影響を受け、中国においても慈善の近代化に関する歴史研究が開始された[16]。

3　華人社会の個性として

大きな趨勢として、伝統的な「善挙」が衰退し、新しい価値観にもとづく近代的な「慈善」へと移り変わったことは否めない。しかし、旧来の価値観やそれにもとづく善挙が突然消滅することもありえない。近代とは、伝統的要素と近代的要素とがせめぎ合い、或いは混然となった時代であろう。そして、その様態は各地域の中国人社会によって違いがあったと思われる。

先に述べたように上海など江南地域における善堂・慈善組織の研究の多くが「近代への転換」を重視したのに対して、華南地域や香港における慈善組織の研究は、どちらかと言うと、歴史的変化の相よりも華人社会の個性を理解しようとする立場からの研究が多い。学問的な手法としては文化人類学、宗教史などの研究がそれに当たる。

歴史家ではあるが、人類学的なアプローチから華南地域の現地調査を行った可児弘明は社会史ブーム到来前、一九七〇年代に香港の慈善組織である保良局が所蔵していた帳簿や議事録などを調査し、その活動を詳細に示した[17]。中国有数の移民送り出し港であった香港では、移民の保護や助葬、医療など広範な慈善活動を行う東華医院が一八七〇年に設立された。その後、保良局が婦女子の保護を専門的に行う組織として独立し、人身売買や誘拐、娼婦にされた女性たちの救出と親元への護送に当たった。可児は、結局のところ保良局は儒教的な秩序の維持が目的であったという評価を行った。香港から東南アジアへと誘拐され、ようやく保護された女性の自白調書など生々しい史料の羅列は、さながら「香港版残酷物語」のようであるが、官の保護が届かない地域における過酷な社会的現実とそこに必然的に発達した慈善活動との関係性について考える時、「市民社会」とは程遠いことを思い知らされる。

その香港を代表する慈善組織、東華医院については、エリザベス・シン（Sinn, Elizabeth）が『権力と慈善』を著している[18]。シンは、香港のアカデミズムで中国史とは異なる、香港史という学問領域が形成された時期の学者で、東華医院は香港の華人社会を代表する組織として清朝や植民地政府との外交交渉に当たったことを明らかにした。

今まで検討してきた善会・善堂、そして同郷組織や慈善組織は基本的に宗教色の薄い性格を有していた。正確に言うと、脱宗教である点に「近代性」を認めようという中国史研究者の歴史認識が働いていたということだろう。しかし、それはヨーロッパ史研究の安易な参照だと思われる。中国大陸を除く華人社会で現在に至るまで慈善活動を展開してきている組織の多くは宗教結社である。中国人社会における慈善の文化を考察する場合、素朴な民間信仰にもとづく教化や信仰を目的とする慈善行為を無視することはできない。

本書で扱った東華医院の慈善ネットワーク以外に、東南アジアの華人社会と華南との間には徳教や先天道など様々な宗教結社のネットワークが形成され、弱者救済を行っていた。

中国人の慈善行為を促すことに貢献した書物である「善書」は明以来の出版文化の発達なしには有りえなかった。慈善を行った「組織」である善会・善堂に関する研究とともに、「媒体」としての善書の研究も重要である。「善書」の研究は酒井忠夫によって集大成されている。[19] 酒井は戦前、上海の東亜研究所で道教や幇会の研究に従事した経験から、民衆の視点から中国を捉えることの重要性を認識していたのであろう。

その善書の内容でもっとも大きな位置を占めたものが「功過格」である。酒井によれば、「中国の民族道徳を善（功）と悪（過）とに別ち、具体的に分類記述し、その善悪の行為を数量的に計量記述してある書物」で、年末に功と過を計算し、その賞罰を期するもので、中国の民族道徳の本質であるという。宗教信仰と利己的打算とを含むような慈善の動機を見てとることができる。

香港や広東の道教結社や善堂については志賀市子の研究がある。[20] 自ら香港の一道壇のメンバーになったという逸話を持つ志賀は文献と実地調査に拠りながら華南地域における近代以降の宗教運動の拡大について歴史的実態の解明を進めている。また、タイを中心とした東南アジアの華人系慈善団体については吉原和男や玉置充子が現地調査を進めている。[21]

4　まとめ

これまで見てきたように、一九八〇年代以降の中国の善会・善堂を中心とする慈善に関する歴史研究は、総じ

表１　中国の慈善活動の担い手の系譜

	①善会･善堂	②同族･同郷組織（宗族･会館）	③宗教結社
地域	江南都市中心	商業都市と華人社会	華南と東南アジア
主体	士大夫、紳商	地域エリート商人	地域エリート商人、女性
性格	非宗教的（儒教）、保守	非政治的、商業と関連	時に反政府的、道教･仏教
目的	地域秩序、教化	相互扶助、ビジネス	相互扶助、信仰、長寿
歴史展開	善挙から近代的慈善へ	開発と移住、華人社会では移民を支える	宗教運動、東南アジアに拡大
キーワード（研究分野）	地方自治、市民社会（歴史学）	エスニシティ、華人ネットワーク（歴史人類学）	善書、喪葬儀礼（宗教学、人類学）

て「市民社会」の形成を展望した問題関心から研究がなされてきたと言ってよい。これは中国の近代化という現実的関心が基底にあり、六･四天安門事件に象徴される民主化要求運動と微妙に呼応する側面を持っていた。そして、近代ナショナリズムが高揚する二〇世紀初頭における朱友漁の研究において、同様の問題意識がすでに表明されていたという事実は、一世紀にわたり中国が民主化の課題を解決できなかった事態の深刻さを示しているようにも見える。

明清期以降の中国人社会において慈善を行った団体、およびその研究の系譜として、大きく三つの流れを指摘することができるだろう（相互に重複する部分もある。外国人による慈善活動は除外。いずれも一九五〇年代に中国では消滅し、改革開放期以降に一部復活の動きがある）。各項目の内容は特徴を示すために類型的に記しており、大方の本書で扱う慈善団体は②の会館の系譜に属するものである。

今後、慈善に関する歴史研究は地域性を十分に考慮する必要があろう。江南と華南では民衆の生活を支える社会の仕組みが異なる。また海外華僑・華人社会を視野に入れた研究が重要になるであろう。そこでは慈善の目的はコミュニティーの保護ではなく、ネットワークの維持に置かれていた。その後海外華人社会の宗教系慈善団体の中には地域社会への社会貢献を行うなど現地社会への適応を遂げていったものもある。

また、組織の研究ではなく慈善家や受け手の側の研究など、問題領域を広げていくことも重要であろう。なぜ華人社会において慈善が必要とされつづけているのか。歴史学だけでなく、文化人類学をはじめとする隣接学問との共同研究がますます必要となっている。

第一節　東華医院の創設

一八七〇年創設の東華医院は香港政庁によって正式に承認された最初の華人社会組織である。一八四一年から七二年までの植民地統治初期の三〇年間、香港において華人社会と西洋人社会は基本的に分離して存在し、互いに強制・妥協・協力などの関係は基本的に存在しなかった。

英国占領以前の香港島は農民、漁民、石工など二〇〇〇人に満たない人々が暮らすのみであったが、植民都市の建設にともなって労働力および各種生活物資の供給者としての華人人口は急増する。[22]彼らは大工・職人・苦力・家内労働者・売春婦・物売り、あるいは広東官憲から逃れた犯罪者などで、中国の伝統的社会の中ではマージナルな存在であった。一八四四年には香港島の華人人口は一万九〇〇〇人にまで増加し、その内の一万三〇〇〇人がビクトリア市に集中し、水上居民は約四五〇〇人を数えた。[23]特に三合会など会党の勢力は活発で一八四七年、香港の華人人口の約四分の三は会党メンバーであり、香港は華南における三合会の司令部とさえ言われた。[24]

一八四四年、治安維持を計るべく総督ディヴィス（J.Davis）が導入した保甲制は単身出稼ぎが多い香港ではうまく機能せず、同年八月、人頭税徴収の提案は華人買弁商人を中心に反発を買い、下層労働者を巻き込んでストライキが実行され、三〇〇〇人が香港を離れた。そこで香港政庁は専門的に華人事務を扱う官員を設ける。一八四六年、「総登記官」（Registrar General　一八四四年設置。当時は「編官」と訳され、後に「華民政務司」と呼ばれた。一九一三年、Secretary for Chinese Affairs と改名）に「撫華道」（Protector of Chinese Inhabitants）を兼任させ、「地保」をその管轄下に置き、華人の統制に当たらせた。一八六一年地保の廃止によって華民政務司が直接に戸籍登記はもとよ

り、営業許可、社会福利、教育など華人に関するあらゆる事務を担当し、香港政庁と華人社会との橋梁として機能した。(25)

植民地となった香港島では清朝の科挙試験は実施されず、士大夫層の成長や宗族による地域統制は存在しなかった。(26)そのため、香港初期の華人社会における組織化は東南アジアの華人社会と類似する動きを示した。すなわち、会党、廟、街坊を核にしながら地域統合がなされたのである。(27)いくつかの街坊の代表者は廟で行われる季節祭などの運営にあたった（街坊とは隣保組織もしくはその指導者層を意味し、地域のもめ事の調停にあたり、または複数の街坊によって盂蘭節が運営された）。宗教行事は地域の人々に社交娯楽・交易などの機会を提供し、その共同性を高める上で重要な役割を果たしたのである。(28)

一八四七年、盧阿貴（Loo Aqui）と譚阿才（Tam Achoy）によって荷李活道（Hollywood Road）に「文武廟」が設立された。盧阿貴は水上生活者である蜑家の出身であるが英国海軍への物資供与の見返りに土地を獲得し、賭博場や売春宿を経営して最も裕福で影響力のある華人と言われた。(29)一方、譚阿才は開平県出身でシンガポールの造船所の職長であったが、一八四一年に香港へ移り、建築業者として成功を収めた。後には移民ビジネスをも手懸けて富を築いた。(30)

文武廟は坊衆や各ギルドからの寄付金によって財産を増やし、後には東華医院や保良局の重要なパトロンとなる。文武廟の勢力拡大に従い、他の街坊からも「値事」（理事に相当）が選出されていった。華人社会の強力な指導的組織となった文武廟は華人社会の内部紛争の解決、清朝官僚の接待や捐官（官職を金で買うこと）の斡旋を行うなど、エスニックグループやギルドの違いを超えた存在であった。(31)しかし、一八七二年以降、その機能は東華医院に取って代られ、一九〇八年の「文武廟条例」で東華医院に接収された。

文武廟とともに、香港初期における華人社会の地域リーダーシップの確立を示すものが一八五一年、譚阿才ら

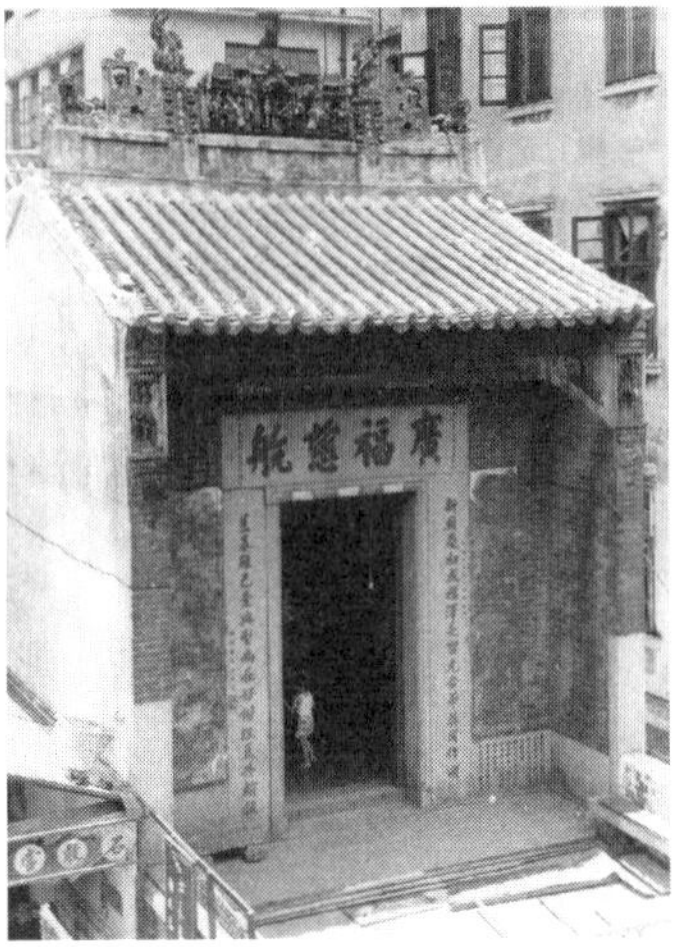

広福義祠　東華医院の前身とされ、先僑の位牌を祀る廟組織であった。（東華三院文物館提供）

によって倡建された太平山街の「広福義祠」である。そこでは先僑（物故した華僑）の位牌が祀られ、故郷への送還を待つ遺体が安置された。また、そこには海外への出稼ぎを前にした病人が収容されることがあり、義祠管理者と移民斡旋業者との間に棺柩や埋葬に関する取り決めがなされていた。このように広福義祠は大量の海外移民を送り出した香港の社会システムの中で重要な一環を担っていたのである。[32] この間、一八五〇年代には太平天国をはじめ華南地域の争乱から逃れた多くの移民が香港に流入した。英商の出資になる「香港広州輪船公司」の汽船が一八四九年より開航し、広州―香港間を一日の旅程で結んだことも香港への移民を促進した。この中には広東の買弁など富裕な商人も多く含まれていた。一八五四年の人口は五万五七一四人であったのが、翌年には七万二六〇七人に膨れ上がり、一八六五年には一二万五五〇四人に達した。その内の二〇三四人がヨーロッパ人で、一六四五人が「有色人」、残りの一二万一八二五人が華人であった。[33]

香港における初期形成過程の華人社会と他の華人社会との最大の違いは同郷組織の役割である。多くの海外華人社会において、その初期には幇といわれる出身地域別の社会統合が進行したとされるが[34]、香港では以下の理由からその初期において同郷結合は重要な役割を果たさなかった。[35] ①ホスト社会の不在。人口二〇〇〇人に満たない島嶼より始まった香港では移住者が帰属意識を映し出す鏡としてのホスト社会が存在しなかった。②中国、とりわけ広東との近接性。故郷広東との往来が容易であったため同郷意識が育たなかった。③広東人（具体的には「本地人」）の優勢。香港華人の大多数が広東人であり、これに対抗し得る幇勢力が存在しなかった。一九一一年の統計に拠ると、香港の華人人口中（二七万五四六八人、新界は除く）、二七万一七三九人が広東出身であり、二位の福建出身はわずかに一三〇二人に過ぎなかった。以下、広西：七一〇人、江蘇：六〇七人、浙江：二八八人、山東：二四四人と続く。[36]その結果、廟や街坊、後にはギルドを軸に地域統合が進行していったのである。助葬を目的とした出身地別による「堂」が成立し始めるのは一八七〇年代以降になってからである。[37]

科挙試験による社会的上昇が不可能な香港（捐官は存在した）にあってエリートと見做された人々の職業は、建築業、商人、買弁、政庁職員（主として通訳官）、そしてキリスト教団体職員の五つである。[38]一九世紀末期においては清朝の虚銜が華人エリートの資格として意味を持ったが、基本的に経営能力および富こそがエリートとなる最大の資源であった。政庁または外国商社との交渉能力の前提としての英語教育がこれに次ぐ社会資源であったと言える。こうして一八五〇～六〇年代にかけて香港に華人エリートが登場する。

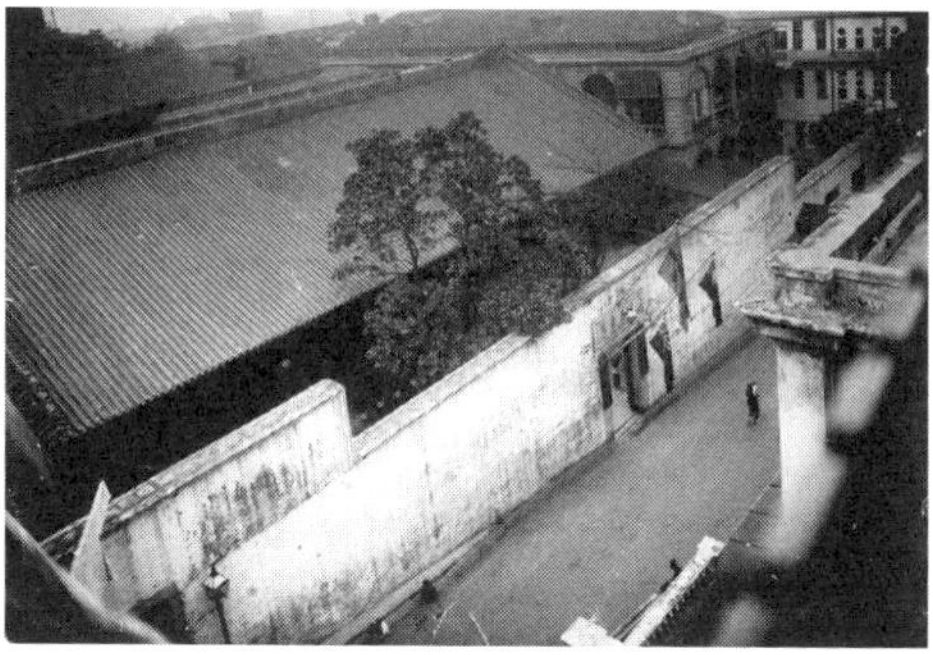

1872年に落成した東華医院　当時中国人は重体になってから入院することが多く、死後に納棺されて退院するケースがあり、人目を避けるために高い塀で囲われていた。（東華三院文物館提供）

一八六九年、広福義祠の衛生状況が西洋人社会で問題視され閉鎖されたのを契機に、華人のための病院設立の動きが高まる。総督マクドネル（R.MacDonnell）の要請を受けて何阿錫（裴然）および梁安（雲漢、鶴巣）ら二〇人の華人エリートが設立準備にあたった。[39]何阿錫はアヘン商社 Lyall, Still and Company の買弁で一八四九年には太平山地区に土地を購入し、後に建南米行を設立してアヘンや米の貿易を行い、一八七一年には賭博独占権の取得によって巨富を得た。[40]梁安は Gibb, Livingston and Company の買弁で、何阿錫とともに街坊のリーダーであった。[41]

一八七〇年三月、「華人医院則例」（The Chinese Hospital Ordinance）の発

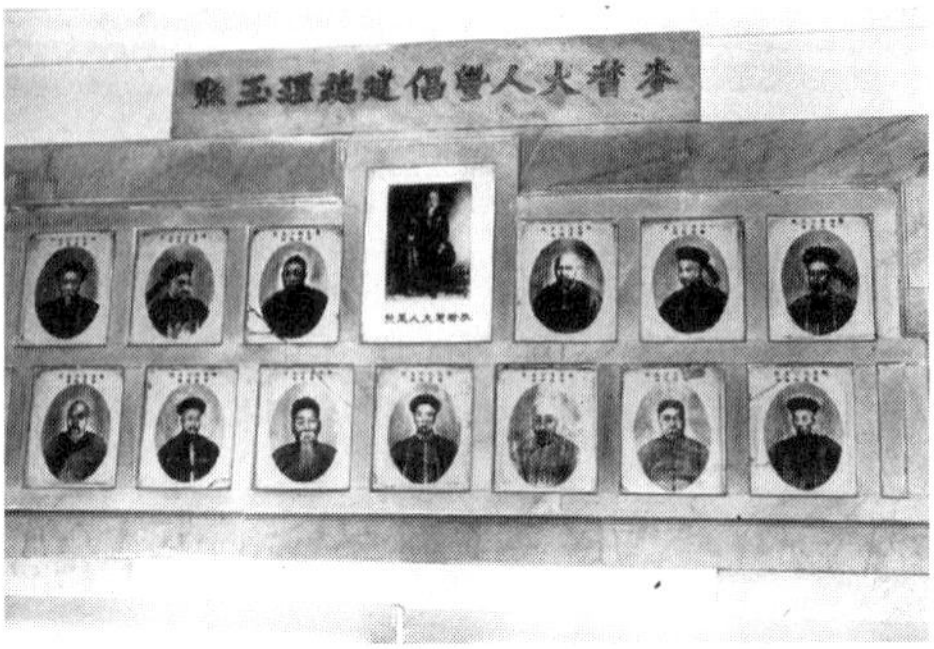

東華医院創建総理の玉照　創建総理13人は黄勝を除き、すべて商人であったが、黄勝も洋務運動や新聞事業に携わりながら商業活動を行った。（東華三院文物館提供）

布により、東華医院は正式に認可される。これは香港において華人の組織が初めて政庁によって法的に承認されたことを意味するもので香港史において一つの画期をなすものであった（「東華」とは「広東華人」の意味）。華人社会より三万ドルの募金がなされ、政庁からは建築費一万五〇〇〇ドルおよび普仁街の敷地が寄付され、四月九日、総督臨席のもと定礎式が挙行された。そして一八七二年一月には再び政庁より一〇万ドルが寄付され、二月一四日に落成、総督の主催で開幕式が行われた(42)。

東華医院の運営にあたっては一二人の華人エリートが「総理」（当初は「値事」と呼称）として選出され、最高組織である董事局を構成した。任期は一年で選挙によって次期総理が決定された。そして、「協理」（総理経験者が主）および「値理」がこれを補佐した。「倡建総理」（一三人）は主席の梁安をはじめ、李玉衡（昇）［和興金山庄］、陳瑞南（桂士）［瑞記洋行買弁］、陳定之（朝忠）［同福桟、前 Smith, Kennedy & Co. 買弁］、羅伯常（振綱）［香港上海銀行買弁］、楊瓊石（宝昭）［謙吉疋頭行］、蔡龍之（永接）［Gilman & Schellhass & Co. 買弁］、高満華（楚香）［元発南北行］、黄勝（平甫）［英華書院］、鄧鑑之（伯庸）［広利源南北行］、何阿錫（裴然）［建南米行］、呉翼雲（振揚）［福隆公白行］、そして陳錦波（美揚）［天和祥］の計一三人である。「倡建総理」の中には五人の買弁が含まれていたが、一八七二年以降の董事局総理は買弁が三人、南北行から二人、米商・反物商・アヘン商・金山庄（カリフォルニア貿易に従事する商社のギルド）から各々一人ずつというように六つのギルドを中心に構成され、これに花紗行・当押行・燕梳（Insurance＝保険）行・「殷商」（毎年五〇ドル以上の寄付を行った者の中から選出）などが加わることがあった(43)。

表1　東華医院局内同人数

年	1873	1878	1891	1893	1895	1901	1902	1903	1907
人数	870	971	1705	1772	2255	2760	2842	4436	4814

注：1908年以降「局内同人」は掲載されていない。
出典：『東華医院徴信録』各年版。

「華人医院則例」によれば、医院建設費用を捐助した各値事および一〇ドル以上の捐助を行った華人は、その姓名が登録されて「局内同人」と見做された。また香港在住の同人には総理選挙時に投票権が付与された。[44]局内同人のリストには個人名と組織名が掲載されており、組織としては商号や「堂」および同郷会館の名称が挙げられている。華人の商業活動は一般に同族・同郷の紐帯に依拠して展開されたが、東華医院がそうした内外の商人の関与する各レベルの結合組織（商号・宗族・会館など）のニーズに応えていたことが窺える。

地域的な広がりに関しては香港の商人・商号・堂・ギルドの名称が多く見られるが、中には外埠の商号や同郷会館も散見される。国内では珠江デルタ地域の各都市のほか、北海、潮州、汕頭、厦門、泉州、福州、寧波、上海、煙台、牛荘など、海外では長崎、神戸、横浜、マニラ、ハイフォン、バンコク、ショロン、カンボジア、サイゴン、ラングーン、ペナン、シンガポール、シドニー、メルボルン、サンフランシスコ、ビクトリア、ペルーなどである。特にインドシナ半島およびマレー半島、オーストラリア、北米に集中しており、広東商人の商業ネットワークのおおよその空間的広がりを知ることができる。こうした広東商人のネットワークの中継拠点という香港の地理的条件は東華医院の性格を大きく規定したものと考えられる。

その後、局内同人数は一貫して増加傾向を示している。（表1）とくに一八九五年および一九〇三年の増加が顕著である。これは一八九四年のペスト流行、および一九〇三年の西環分局建設に関わる勧捐に帰因するものと思われる。

このように東華医院はその董事局の構成から見て、運営母体は香港華人とりわけ貿易商を主とした同業ギルドの連合体であった。そのことは東華医院の寄付金収入の多くを各ギルドに依

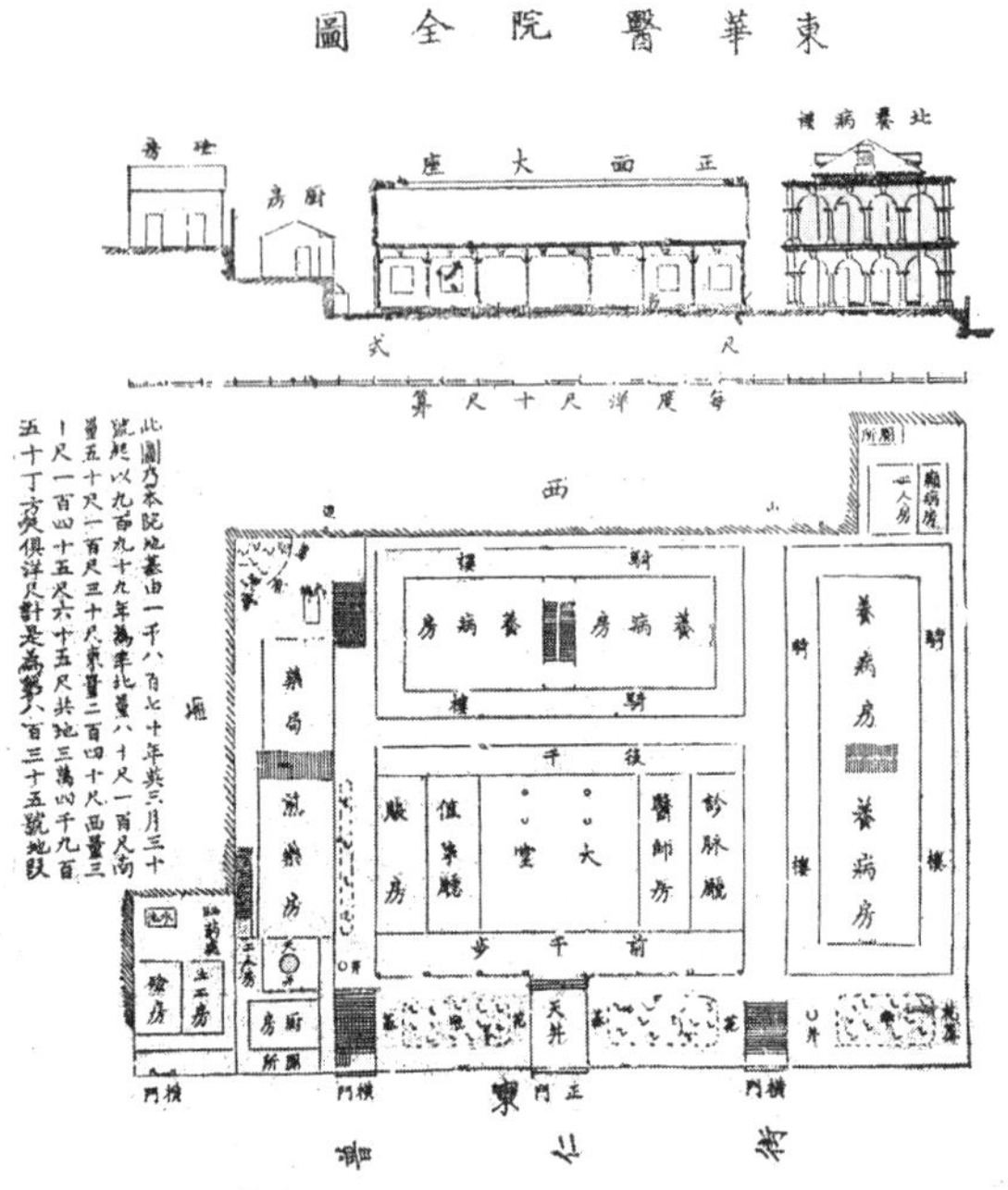

東華医院見取り図　中央の大堂の右に医師房・診脈庁が、左に値事庁・賬房が置かれ、後方と右の棟に養病房があった。左手の別棟は厨房と殮房。右手奥に癩病房が置かれた。中央は中国建築だが、右側病棟は騎楼をそなえた洋風建築であった。（東華三院文物館提供）

存していたことからも窺える（表3参照）。そして、各同業ギルドを束ねる原理として広東人としての同郷結合が機能していた。すなわち、東華医院は同業ギルドの連合にもとづく広東人による同郷会館と見做すことができるのである。こうしたギルドの構成は第四章第一節で触れる清末上海の寧波人ギルドである四明公所の事例と酷似する。寧波幇の各同業組織は四明公所への寄付を通じてその慈善活動の恩恵を受けることが可能であったのである。[45]次に、東華医院の活動およびその経営について検討を加え、その性格に関して考察してみたい。

1　活動と経営

東華医院の医療機関としての変遷は香港医学史の重要な一齣である。それは伝統的中国医学と新たに導入された西洋医学との確執の歩みでもあった。[46]この問題は第四章において検討するが、ここでは以下の事柄のみを確認しておくに止める。当初、総督は西洋医学の採用を計画していたが、中国の習慣に基づく運営を強硬に主張する華人側の反対に遭い、最終的にはこれに譲歩した。それは、香港にはすでに国家医院(Civil Hospital)が存在しており、その上、現実問題として西洋医学を極度に恐れた華人たちは中国医学による診療を望んだからである。しかし、西洋人医師らは東華医院の衛生状況を厳しく批判し、一八九四年のペスト流行を契機に東華医院は次第に西洋医学を導入するようになる。そして二年後には西洋医学を学んだ華人医師が初めて東華医院に採用されたのである。患者は自ら西洋医学か中国医学かのどちらかを選択することができ、一九〇八年には患者のほぼ半数が西洋医学による治療を受けるようになった(47)。

それではなぜ、総督は華人による病院設立にそれほどまでに熱心であったのか。まず考えられることは、頻発する疫病対策として華人社会における衛生状況の改善が緊急課題として認識されていた点である。しかし、より根本的には香港政庁と華人社会との関係に関わる問題である。膨張する華人人口の管理に失敗し続けてきた政庁は、華人社会との間に正式な交渉ルートを設定しようとしたのである。そこで華人の代表機関と目された東華医院(特にエリートが結集する董事局)に対して華人社会側の窓口としての役割が期待されたのであった。さらに、華人社会の経済力は香港政庁にとって大いに利用価値のあるものであったと思われる(48)。

本来、香港政庁の支持のもと、「貧窮病人への看護と治療」のために設立された東華医院ではあったが、香港および華南の歴史的条件は東華医院にむしろ医療以外の様々な慈善活動の発展を要求したのであった。その慈善活動とは、①難民収容／資遣回籍、②助葬、③災害救済、④義学(貧窮子弟への教育提供)・託児所・養老院の運営などであり、特に①②③が活動の中心であった。そして、④が専ら香港の華人コミュニティーを対象とした慈善活動であるのに対して、①②③はローカルコミュニティーのみならず、後背地たる広東および外に広がる海外華人をも救済の対象としていた点が注目される。①②の概要は次の通り(③は次節で扱う)。

①難民収容／資遣回籍

香港は移民送出港として有名であるが、実際には帰港者数が移民者数を上回ることが多かった。例えば一九〇七年の香港から中国を除く各港への移民者数一〇万五九六七人に対して帰港者数は一四万五八二二人であり、一九〇八年には移民者数七万一〇八一人に対して帰港者数は一五万七八〇九人となっている。(49) 彼らの多くは難民として香港に滞留し、加えて広東省内はもとより上海・厦門・瓊州など沿岸開港都市からも出稼ぎ難民が流入した。彼らは当初、香港政庁によって広東駐在の英国領事を経て送還されていたが、行政手続きが煩瑣なため、東華医院がこうした難民の内、病人には医薬を与えて収容し、無病の者には旅費を与えて故郷へ送還するようになった。さらに一九一〇年には難民収容施設として棲流所が建造された。

一八七八年、盧賡揚（礼屏）、馮明珊（普熙）、施笙階、謝達盛ら東莞県出身の商人らによって、貧苦の婦女子を専門的に収容する施設として「保良公局」（後に保良局）設立の申請がなされ、八〇年正式に認可された。(50) 以後は東華医院、保良局、そして華民政務司の連携によって救済がなされた。

②助葬

東華医院による慈善活動の多くは死者に対して行われた。これは東華医院の前身ともいえる広福義祠の活動を受継いだものともいえるが、東華医院が同郷会館の基本的機能である助葬活動、とくに運棺に尽力したことは、社会的流動性の極めて高い香港社会において東華医院が伝統的な同郷会館としての一面を色濃く有していたことを示していると思われる。(51) 施棺は創設期より行われ、故郷の土地での埋葬を願って送還を待つ棺柩は東華義荘に安置された。また、南北アメリカ、オーストラリア、東南アジアなどで死亡した先僑の遺骨も東華医院に送還され、そこから国内の善堂を経由して故郷の地へと転送された。さらに航海途中の不慮の死に備えて外洋船舶には棺柩が常備されていた[52]。その他、東華医院は教育事業をも行った。一八八〇年、東華医院は文武廟の傍らにあった中華書院を接収してその運営にあたった。これは文武廟の嘗産を運営経費としたため「文武廟義学」と命名された。そして一九〇八年までに八つの義学を運営するに至る。

東華医院の慈善活動の中心が移民に関わるものであったことは東華医院さらには香港の華人社会の性格を考える上で重要な点である。一九世紀後半以降、列強の海外植民地における労働力需要に応じて、大量の華人が海外へ出稼ぎに出たが、その多くは香港経由で出入境していた[53]。中にはブローカーによって拐騙され、苦力あるいは娼妓・奉公人などとして海外へと渡航した例も無数に存在した。これを帝国主義の犯罪行為として糾弾することも可能だが[54]、他方でその背景に人身売買を許容するような中国の家族制度、そして「合股」あるいは同族・同郷的な結合に見られる相互扶助的ネットワークといった固有の社会システムが機能していた事実を見過ごすことはできない。香港の華人の中には移民ビジネスによって蓄財した商人が少なくなかった。ある意味で香港の華人社会を代表して東華医院が慈善活動を行わねばならないような状況を香港社会自らがその経済活動の中で創出していたとも考えられるのである。

次に経営に関して簡単に見てみたい。東華医院は慈善組織としての性格上、捐金が主要な資金源であった。そのため「勧捐」活動は東華医院にとって常に最大の関心事であった。政府補助のほか、廟宇・東華医院総理・同業ギルド・店舗・殷戸などからの捐金、総理による「沿門勧捐」、海外華人への書簡による勧捐、汽船上での「縁簿」（募金簿）による勧捐などの方法が採られた。この他、香港および国内外を問わず、華人社会が災害に見舞われた場合に臨時の勧捐が行われたが、実際にはこれも日常化していた。

同業ギルドからの捐金は東華医院の初期において最大の収入源であった。表2からは当時の香港で勢力を有していたギルドの職種を知ることができる。全体として貿易商が目立つが中でも南北行、買弁、反物商、米商、ア

表2　ギルド別捐金額（1873年、単位：香港ドル）

捐金	ギルド
1,500	南北行
1,000	洋行
700	疋頭紬緞行
500	米行、公白行、金山行
400	花紗行、洋参薬材
250	蒲包行
200	銅鉄行、当押行、出入口洋貨行、生猪欄行、鹹魚欄行、金舗行、硍硃行、京果雑貨行、杉料行、銀舗行、弁館行、七市猪肉行
150	木東家
100	縫番衣東家行
40	故衣行

＊1885年には猪肉行・生薬行・煤炭西家行（以上200ドル）、牛欄行・沙藤東家行・菓菜欄行（以上100ドル）、搬艇義益社（83ドル）、鮮魚行（80ドル）、沙藤西家行・煙絲行・成衣行・塘魚行（以上50ドル）、檀香行（40ドル）などのギルドが新たに捐金を行ったが、杉料行・木東家・縫番衣東家行が捐金者リストから姿を消している。
＊＊「蒲包」は蒲で編んだ「かます」のこと。果物や乾果・菓子などを包装するのに用いる。
出典：『東華医院徴信録』（葵酉年）6a-6b、（乙酉年）3集、1a-1b。

ヘン商、カリフォルニア貿易商の上位六つのギルドの貢献は大きい。これらはいずれも毎年董事局に総理を送り込んでおり、香港商業界と東華医院の強い結びつきを窺うことができる。

華人からの捐金は移民と東華医院との密接な関係を示唆している。一八九五年、ビクトリア、ブリティシュ・コロンビア、サンフランシスコ、パナマ、サイゴン、ショロン、ビルマ、シャムからの捐金は銀五一七五両に上った[55]。また「縁簿」は中国沿岸都市または海外へ航行する客船上に置かれ乗客から集捐された。一八七三年、サンフランシスコへ向かった客船八艚で三五四ドルが集められ、また一九〇八年、サンフランシスコ、オーストラリア、マニラ、バンコク、シンガポール、ペルー、ビクトリア、メキシコなどへ渡航した客船からは縁簿計一二一冊で五八三〇ドルが集められた[56]。一八七三年、華人人口の増加による東華医院の事業拡大に鑑み、董事たちは土地・家屋を購入し、その運用利益によって財政の安定化をはかる方針を決定した。政庁の許可を得た上で永楽坊（現在の永楽街）四十号に最初の不動産が購入された[57]。

一九〇八年における東華医院の収支状況を表3に示した。まず、収入面では経常収入のうち捐金が約三五％を占めてお

表3　1908年東華医院収支表（単位：香港ドル）

《収入》		《支出》	
繰越金	15, 031.59	医院経営費	（計 78, 964.76）
不動産	28, 225.47	食料費	5, 713.00
捐金	（計 30, 101.16）	給与	12, 811.51
各ギルドの捐金	12, 495.20	病室経費	12, 485.35
各店舗の捐金	1, 526.00	薬剤費	15, 914.96
汽船上での捐金	5, 070.76	痘局経費	5, 907.40
善士による捐金	1, 152.40	分院：ペスト経費	3, 863.34
善士による施薬・施衣・施棺用の捐金	1, 989.30	分院：給与・食料	193.55
殷戸からの捐金	3, 400.00	文具	8, 117.53
総理・協理・値事の捐金	1, 967.50	修理費	5, 322.87
文武廟捐金の 20%	2, 500.00	保険	1, 113.94
		地税	602.35
政庁補助	8, 000.00	衣料費	188.90
薬代、残飯代、義荘使用代	4, 041.42	備品	720.65
（以上、経常収入	計 85, 399.64）	雑費	6, 009.41
遊楽場資金	5, 000.00	救済事業費	（計 19, 212.35）
文武廟より借入	6, 000.00	棺柩費	6, 138.79
サンフランシスコ救済資金	5, 470.17	共同墓地運営	4, 804.01
平糶公所より借入金	38, 887.02	難民送還費	3, 411.40
広肇水災救済資金	5, 500.00	埋葬費（政府墓地：ビクトリア）	1, 184.15
（以上、一時預かり資金	計 60, 857.19）	棺柩費（同上）	1, 848.85
利子	517.60	埋葬費（政府墓地：九龍）	643.35
		棺柩費（同上）	1, 181.80
		以上、経常支出	（計 98, 177, 11）
		痘局建設用地購入費	54, 627, 00
収入計	146, 774.43	支出計	145, 874.19
		差額	900.24

出典：*Hong Kong Administrative Reports for the Year 1908*. I, C19.

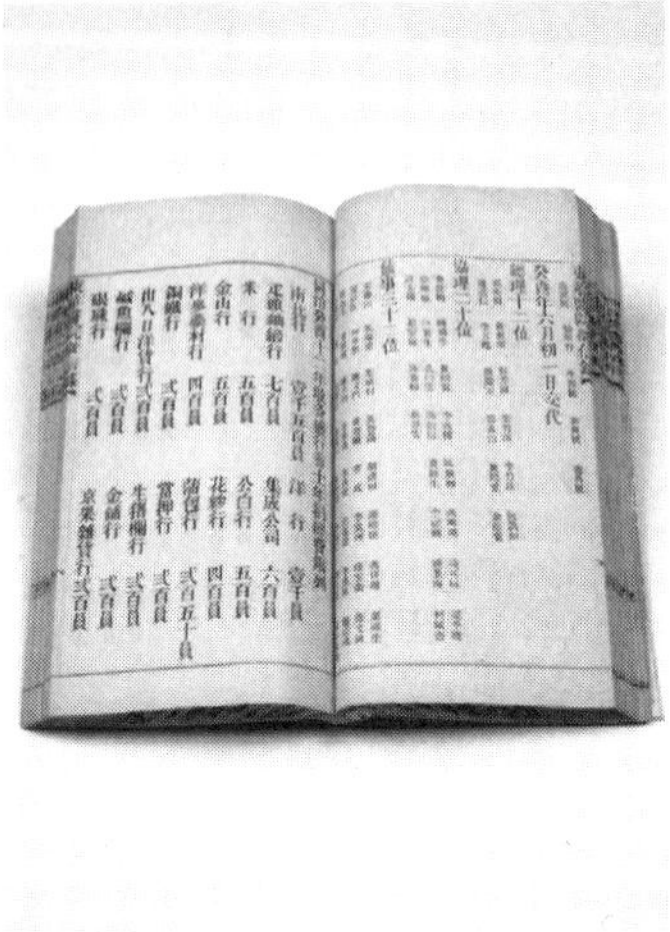

東華医院徴信録1873年　前年の董事リスト、寄付金リスト、収支報告、各種規約などを明らかにして、人々に「信を徴す」ことは慈善活動の必要条件であった。（東華三院文物館提供）

り、依然として重要な収入源となっている。しかし、不動産賃貸による利益が三三％とこれに次ぐ位置を占めており、財政基盤の安定化がはかられていることがわかる。問題は総収入の約四一％をも占めている「平耀公所より借入金」などの臨時的収入の性格である。これらの資金はこの収支表では収入項目に計上されているが、同年の東華医院の「資産・負債表」では「負債」項目を構成していた（「遊楽場資金」を除く）。すなわち、それらは基本的に将来の特定された救済事業での支出に備えて一時的に東華医院によって保管されたものだと考えられるのである。そして、このうちの「遊楽場資金」および「広肇水災救済資金」は翌一九〇九年に同額で返済されている。

一方、支出面であるが経常支出のうち医院経営費（約八〇％）が救済事業費（約二〇％）を大きく上回っていることが注目される。これまで東華医院の活動における非医療分野での活動の重要性を指摘してきたが収支表にあらわれる救済事業費の額の少なさはどのように解釈したらよいのであろうか。後述するように一九〇八年に広州・肇慶で水災が発生した際、東華医院は香港および海外華人から約四六万香港ドルという巨額の捐金を集めている。しかし、そのほとんどは直ちに広東の慈善組織へと送金されたため東華医院の収入項目には計上されることはなかった。すなわち東華医院には、日常的な活動に関する一般会計とは別個に、特定の救済活動を行うために外部からの捐助を予定した特別会計が存在していたと思われるのである。それによって東華医院は自らが経費を負担することなく、救済活動を展開することができたのである。また、後にも言及するが各地の華人社会からの相次ぐ救済要請に対して東華医院が財政難を理由にたびたびこれを拒否していたのは、この特別会計の資金不足を問題にしていたと推察される。そして、この特別会計は直ちに使用されて（例えば、広東側善堂への送金）、東華医院の収支表に記録が残らない場合もあれば、使用されないまま東華医院一時預かりの形（「負債」）となる場合（表3の収入項目にある「文武廟より借入」「サンフランシスコ救済資金」「平糶公所より借入」「広肇水災救済資金」がこれにあたる）もあったと考えられるのである。東華医院の一九〇八年度の資産総額は不動産を中心に計一七万六八五四香港ドル、負債総額は計一一万五〇六六香港ドルであるが、この負債額こそ東華医院一時預かり金であり、将来に備えた救済資金源であった。一方、前者のようにストックされずに香港を経由して直ちに中国国内へと送られた捐金は、華僑送金と同様に正確な金額は把握困難であるが相当な額に達したと推測される。広東省での相次ぐ災害は東華医院の救災活動を日常化させていた。そのため、東華医院から海外華人に対する勧捐も頻繁となり、その捐金によって成立する特別会計の役割は重要な意味をもつに至った。

第二節　災害救援活動

東華医院が医療以外の活動を行うことは、その創設の目的から外れることであったが、現実には移民審査や難民送還など華人に関する業務において、東華医院は香港政庁の植民地統治の安定に大きく貢献していたのであった。しかし政庁にとって東華医院の社会的、政治的影響力の拡大はあまり望ましいものではなく、特に清朝官憲との関係緊密化は最も憂慮すべき事柄であった。しかし、二〇世紀以降、東華医院と広東省の善堂との共同による災害救援活動が行われる一方、香港政庁との間にも正式な共同行動が実現するようになる。それは東華医院の慈善活動を通しての実質的影響力の拡大を示していると考えられる。本節では一九世紀末から二〇世紀初頭における東華医院の救災活動を取りあげ、慈善をめぐる清朝官憲や広東善堂との関係を検討することで、東華医院の影響力がいかに大きかったかを明らかにしたい。

１　一九世紀末期における救災活動

東華医院による救災活動は一八七四年に始まる。同年八月一二日、香港を台風が襲い、船舶の沈没により多くの人命が失われた。東華医院の総理たちは被害者の遺体回収に努め、彼らを手厚く埋葬した。一八八〇年に昂船洲海岸で台風による遭難者と見られる遺骨百余具が発見された時には、香港総督の寄付を得て共同墓地が築かれた。一八九五年六月一九日、香港が再び台風の被害を受けた際にも、東華医院は遺体回収に尽力し、新聞紙上に被害者の特徴を示した公告を掲載して、その親族に遺体の受領を訴えた[58]。このように植民地香港内での救災活動である限り、香港政庁との間に矛盾は発生しなかった。しかし、救災の対象範囲が中国に及ぶに至り、「慈善」活動は政治的意味を帯びたものとして了解されるようになる。

一八七〇年代中頃以降、清朝は欧米各国に在外公使館の設置を実現し、華人保護政策へと大きく転換したが、そうした転換を促した要因は清朝が海外華人の経済力や社会的影響力を認識するようになったことである[59]。

一八七七年、山西省の水害が華北に拡大した時、当時直隷総督であった李鴻章は救済資金の財源として香港・南洋で活躍していた潮州商人に着目する。李は福建総督の丁日昌に対し、高満華（廷楷）と柯振捷の二人の潮州商人に官職と引き替えに勧捐の任務を与えるよう提言した。汕頭出身の高満華は元発行という香港最大の貿易商社（南北行）の商人であり、東華医院の創設メンバーの一人でもあった[60]。また、柯振捷も南北行の商人で、一八七四年に東華医院の総理、一八七三年及び七五年に「協理」を勧めている。この勧捐によって最終的に東華医院を含めた他の都市の慈善組織からの捐金総額は合計五〇万両に上った[61]。

次いで一八八五年春、広東で洪水が発生し、東華医院はただちに食糧を送り、香港、シンガポール、ペルーなどの海外華人から集められた捐金総額は一〇万香港ドルに上った。しかし、香港の有力商人である何阿美[62]（献墀）は両広総督張之洞に救災経費未使用分約三万香港ドルを送金する準備のある旨を伝え、これが香港政庁の知るところとなり問題が表面化する。政庁は清朝政府が東華医院を中国の統治機構の一部と見做しており、これはイギリスの領土支配権への侵犯であると考えたのであった[63]。これ以後、東華医院と清朝官憲との接触は「慈善」目的のみに限定されることとなった。そして、香港政庁は香港の華人エリート層を植民地体制の内部に取り込むことで中国からの影響力を防止しようと努めてゆく。具体的には次のような措置が取られた。華民政務司署の拡充、立法局の華人議席設置（一八八〇〜八二年：伍廷芳、一八八四〜九〇年：黄勝、一八九〇〜一九一四年：何啓、一八九六〜一九一四年：韋玉）、太平紳士への任命（一八七八年〜：伍廷芳、何啓、韋玉、黄勝）、潔浄局委員（一八八六年：何啓、一八九二年：劉渭川）、香港総商会への加入（三四会員中、二会員が華人企業）などである。彼らはいずれも西洋の教育を受けた経験をもつ東華医院の董事経験者であり、香港政庁は彼らに東華医院に替わる社会的地位を付与しようとしたのである[64]。

その後も中国各地から香港やマカオなどの華人商人に対する救災依頼が後を絶たなかった。地方官紳層からの勧捐要求の中には、近日にも賑捐（災害の義捐金）による実官付与の停止や捐納額の値上げが実施されるなどと宣伝して寄付を促すものもあった[65]。

しかし、東華医院による慈善活動の特徴をより明確に示しているのは民間の慈善組織、とくに広東人コミュニティーからの要請に対する対応であった。しかも、そこにおける情報伝達や関係性構築のあり方は中国社会特有の同郷結合といったインフォーマルな方法に拠ったため、香港政庁の把握するところではなかった。若干の例を見てみよう。

一八九九年、皖北（安徽省北部）の協賑公所からの災害援助の要請がなされたが、東華医院はその返書の中で、近年の物価高騰や不景気に加えて、雷州、瓊州、省城、山東から賑済（財物による救済）要請が相次ぎ、力尽きたために、どうしても要請に応えられない状況である旨を述べていた(66)。

次の例は災害救済の事例ではないが、同郷結合に依拠してなされた救済要請の実際と送金方法、およびそこで東華医院が果たした役割が示されている。

一九〇〇年八月、義和団事件に際して米価高騰に苦しむ北京在住広東人同郷の官紳からの捐金依頼を受けた上海広肇公所（広東省広州・肇慶地域の出身者による同郷団体）は東華医院に集捐を打電要請した。東華医院の董事は衆議の上、前月天津救済のために集めた捐金を充てることを決定する。さらに東華医院は広州の崇正善堂および澳門の鏡湖医院に対して同様の要請を行った。そして東華医院は一〇〇〇香港ドルを上海匯豊銀行を通して上海広肇公所へ送金した。鏡湖医院も銀五百両を泰隆銀号から東華医院に送金し、東華医院はそれを香港の瑞吉銀号を通して広肇公所へと送ったのであった(67)。

このように救済要請という情報は北京→上海→香港→広州・澳門という経路で瞬時に伝達されたのであり、それは広東商人の商業ネットワークの存在を前提にした同郷間の慈善活動であったのである。こうしたネットワークの実例を上海―香港間の連絡の在り方から見てみよう。

何甘棠（棣生）は何東（Robert Ho Tung）の弟として一八六六年香港に生まれ、ジャーディン・マセソン商会の保険部門で買弁を勤めた。そして自らは糖業に投資して、その支店網は広州・汕頭・九江・蕪湖・鎮江・南京・上海・寧波・煙台・青島・宜昌・天津・漢口・牛荘・マカオ・マニラ・イロイロ・ジャワなどに広がっていた。彼は一九〇六年の東華医院の主席総理であり華商公局の創建者の一人でもある。北京から救済要請がなされた時、彼は上海に駐在しており、北京の窮状を知ると広肇公所での会議を召集して香港・広州への要請を提議したのであった[50]。商業ネットワークは商品の流通のみならず商業活動に伴う具体的な人の移動をも促進し、それが慈善のための同郷結合の活性化の前提となっていたと言える。そして香港の東華医院は自ら捐金を拠出した他に広州・澳門との関係において情報および捐金の集約拠点かつ発送拠点として機能していたのである。これは金融センターとしての香港の性格を反映したものである。

しかし、東華医院は同郷者からの救済要請すべてに応じたわけではなかった。一九〇〇年八月、河北省宣化県の旱害救済を訴えてきた広州の広済医院に対し、東華医院はハワイ・福建、さらに北京・天津からの救災要請が相次いでいる事情を述べて暗にこれを拒否していた[69]。

また、一九〇一年一月、東華医院は広州の広仁善堂からの香港での開捐要請に対して、香港では前年に六回も勧捐がなされたことや風災被害の救済を理由に拒否したのであった。しかし、同じ広仁善堂を通してなされた陝西巡撫からの賑済要請に関しては同月中旬より開捐を行うとされたのである。まず二〇〇〇香港ドルの送金が決定されたが、香港には陝西の銀号（旧中国の金融機関）がほとんどないことから、広仁善堂に省城で代わりの銀号を探すように依頼がなされたのであった。そして、東華医院はまず香港の瑞吉銀号を通して省城の福全銀店に送金し、そこから新泰厚へ転送してもらい、最終的に陝西巡撫へ届くように手配した。しかし、実際には新泰厚の代わりに貞信号が送金を行い、しかもその領収書によれば東華医院ではなく広仁善堂が送金したと記載されていたのである。東華医院は直ちに広仁善堂に対して誤りを正すよう要請した[70]。東華医院と広東の善堂とは広東人に対する広域にわたる慈善活動に際して協力関係にあったが、同時に対抗する局面をも含んでいたと思われる。この点に関しては次節で検討する。

一九世紀末期、華人商人の富裕化を背景に発展する東華医院は、その力を牽制あるいは利用しようとした香港政庁および清朝官憲の圧力下にありながらも、これらとの調和をはかり、同郷関係にもとづく民間組織のネットワークを拡大することでその影響力を強化させていったのである。

2　二〇世紀初頭における救災活動

一九世紀末における救災活動では東華医院の活動をめぐって香港政庁と清朝政府あるいは広東善堂側とが互いに牽制し合ったために、そこでは十分な連絡にもとづく協力は実現できなかった。しかし、二〇世紀初頭では次のような変化が現われた。まず一つは救災活動における東華医院と広東の善堂との関係のあり方である。「合弁」救災という名のもとに協力と対抗を含んだ関係が形成されたのであった。また、香港政庁との関係では政庁は東華医院の救災活動を公式に承認した上で、東華医院との協力関係の強化をはかっていったと見られるのである。

①一九〇六年香港風災

一九〇六年九月一八日、香港は大型台風に襲われ、「大小の兵・商各船、漁艇など約三千、溺斃人口はすでに数千人を越えている。……これは開埠六十年来かつてない浩劫である。……蓮花山、虎門および大嶼山などでは水面の至る所に屍骸がある……」といわれる被災状況であった。そして東華医院は広済医院・方便医院などに小艇の派遣及び遺体回収を要請するとともに、各船戸は東華医院に登録の上、被災程度に応じて救済することとされた。(71)

香港政庁は急遽「香港台風救済基金合同委員会」（General Committee of the Typhoon Relief Fund）を設置して災害救援に乗り出した。九月二二日には「小委員会」（Sub-Committee、委員長：華民政務司ブレウィン（Brewin）、秘書：馮華川）(72)が設けられ、さらにそのもとに東華医院を本部にした、華人によって構成される「特別調査委員会」（委員長：馮華川）が設置され、船舶の被災状況の確認や救済要請に対する調査が行われた。「小委員会」に求められた緊急任務は生活の資を失った寡婦や孤児の救済、および遺体の収容・埋葬であった。二〇五名の寡婦・孤児が救済され、多くは出身村へと送還された。また約一万八〇〇〇香港ドルが東華医院による貧窮者救済および遺体埋葬の費用に充てられた。しかし、政庁によって基金が準備された主要な理由は風災による香港の貿易に対する損害や混乱を最小限に止めることにあった。事実、船舶の修復および購入に充てられた代金は、「小委員会」による支出の約八五％、救済基金全体の支出の中でも約七〇％を占めていた[73]。

また、救済基金収入の半分以上は東華医院が香港総督ネイザン（M.Nathan）から賑災のための開捐の要請を受け、海外華人および中国各都市の善堂や医院に呼び掛けて集められた捐金によるものであった[74]。東華医院による集捐は一九〇六年八月から一二月まで一五回にわたり、義援金の総額は一五万香港ドルを超えた。捐金者リストからは東華医院と関係の深い団体や個人を確認することができる。まず、広州九善堂（愛育善堂、両粤広仁善堂、方便医院、広済医院、崇正善堂、恵行善院、明善堂、述善善堂、潤身善社）のうち、七つの善堂の名が挙がっており、捐金額もそれぞれが一〇〇〇香港ドル以上と大口であった。これら広州の善堂は日常的に東華医院と共同して難民・病人・遺体の故郷送還に尽力していた。海外華人からの捐金は横浜、神戸、マニラ、タイ、ペナン、シンガポール、オーストラリア、サンフランシスコ、ハワイ、ペルーなどから送られてきており、ここからも当時の広東商人の商業ネットワークの地域的広がりを見て取ることができる。また、中国国内の広東人の同郷組織としては上海南海別墅および青島広東公所が捐金を行っていた。

今回の救済活動における香港華人の活躍振りは誰の目にも明らかであった。「香港台風救済基金合同委員会」（四九名）、「小委員会」（一二名）、「調査委員会」（一二名）のうち、それぞれ三四名、八名、一二名が香港華人であり、香港政庁も「台風救済基金委員会報告書」の中で委員会における華人メンバーの活躍を高く評価していた。劉鋳伯、鄧志昂、韋玉、何啓などはすべての委員会のメンバーとして参加していた[75]。

しかし、救済活動における東華医院の貢献は集捐のみではなかった。そこでは東華医院が有する商業ネットワークにおける人的資源が動員された。東華医院は被災船舶に対する救済にあたり、各船戸が普安公司から購入していた保険内容に示された各船舶の評価額を参考にして円滑に救済金を支給することができたのであった。[76]なお、普安公司は東華医院に度々総理を送り出しており、香港の華商界では有数の燕梳行（Insurance company）であったことが知られる。

このように、政庁との共同救災活動が進行する中、清朝官憲との接触も続いていた。一九〇六年一一月江南地方で水害が発生し救援要請が盛宣懐からなされた。東華医院は生昌裕号を通じて銀一五〇〇両を上海広肇公所へ送り、そこから上海広仁堂に渡すように依頼がなされたのである。[77]

②一九〇七年広東平糶

一九〇六年二月、広東省で米価が騰貴し、東莞県では搶米事件が頻発した。省城九大善堂および総商会は東華医院と連合して平糶（米価高騰時に官米を売り出し、価格を調整）総公所（愛育善堂内に設置）を開設することを決定した。そして、東華医院に開捐要請の書簡を送付し、同月九日および一一日には、広州各善堂の代表者が東華医院を訪れ、善後策を協議するに至った。訪問したのは熊礼廷（崇正善堂・広済医院・明善堂）、林煥墀・徐樹棠（広仁善堂）、明子遠（述善善堂）、陳恵普（方便医院）、郭仙洲（愛育堂）、陳香鄰（恵行善院）、盧輔宸（潤身社）の八名である。東華医院側は一一日に董事局会議を開き以下の四項目を決議した。[78]

一、年来の不況に加え、昨年はサンフランシスコ地震および香港の台風災害のための勧捐が頻繁で、今年も痘局建造のために各行（ギルド）の捐助を要するために、省城での平糶に対して本港での開捐は不可能である。さしあたり、光緒三〇年（一九〇四）の三堂（東華医院、広済医院、崇正善堂）合弁平糶の際の残金（約六万一七七八香港ドル）および利息をこれに充てるべきである。
二、東華医院と省の各行商・善堂が外埠に打電して、後に送金されてきた捐款は、東華医院が三分の一を、省各行商・善堂が三分の二を確保する。香港において米価が高騰せず、平糶を開弁する必要がない場合、本院はこの三分の一を賑済項目に繰り込み、将来の各埠および内地での賑済用に備え、本院は一文も用いない。
三、省の各善堂が行う平糶の方法に東華医院は一切関与しないし、もし得失が生じてもこれに関わらない。
四、省の各善堂は米穀採購要員二名を派遣する。通信や通貨などで不明点があれば、東華医院は協力を惜しまない。

光緒三〇年の平糶の詳細は不明であるが、それが「三堂合弁」であったこと、さらにその残金が「省の崇正善堂、広済医院に分貯」されていたという事実は注目に値する。そして、今回の平糶における東華医院の方針から窺うに、名目上は「三堂合弁」であるが、実際の運営責任は個別負担が原則であったことがわかる。しかし、今回の開捐は省城の平糶が主目的であるが、「三堂合弁」である以上、東華医院は光緒三〇年の平糶残金および外埠からの捐金の三分の一に対する請求権を有し、さらに「三堂」による平糶であることの掲示、新聞広告による声明が必要であると考えたのである。[79]そして、同一一日に東華医院は香港の各米行に対して至急米穀を広東へ搬出するよう依頼している。[80]

そして、東華医院は海外華人に対して勧捐を行った。その中では米価高騰の原因として蕪湖・鎮江・広西からの米穀輸出禁止、タイでの米穀不作および東莞での搶米が挙げられ、「三堂合弁」による平糶を準備していることが伝えられ、最後は「列位善長諸君が広く佽助を為して梓里に恵が及び、大局を保全せしめんことを務めて懇う。

粤垣幸甚たり、中国幸甚たり。」という結びで捐金が要請された[81]。そして、華人送金を扱う海外の銀号に対しては、香港で米穀採買を行うため、捐款を広東省に転送する必要はなく、東華医院に直接送金すること、さらに香港のどの銀号に送金したかを知らせるよう通知がなされた[82]。

今回の勧捐に対しては次の都市から捐金が寄せられた[83]。

天津、漢口、上海、鎮江、福州、広州、横浜、神戸、長崎、安南、ショロン、バンコク、ハイフォン、サイゴン、ラングーン、クアラルンプール、ハノイ、シドニー、バンクーバー、ビクトリア、ニューヨーク、フィラデルフィア、サンフランシスコ、パナマ、ペルー

海外華人からの捐款総額は約九万九〇〇〇香港ドル（通信費など除く）に上り、その三分の二にあたる約六万六〇〇〇香港ドルが平糶総公所の取り分とされた。東華医院は平糶総公所と連絡を取りながら、その代金は直接、香港の公源号に渡され、劉小焯・阮荔邨の責任のもとベトナムへの購米および輸送業務が委託された。公源号は元発行と並ぶ米穀貿易商号であり、幾度も東華医院の総理を送り出している（一八八八、一八九九、一九一一、一九一八、一九二三）。ちなみに、劉小焯は一八九九年の東華医院総理であり、阮荔邨は一九〇〇年の東華医院主席総理である。

平糶全体に関わる資金は光緒三〇年の平糶残金および各善堂からの立替金などの約一〇万香港ドル、および広州の各銀号からの借入金一〇万香港ドルに加え、両広総督など中国官憲からの捐款八万香港ドル、総計約二八万香港ドルが準備された。省内に四ヶ所の平糶廠が分設され、広済医院の傍らに全省四郷平糶転運局が設立され各府県四郷に対する救済に当たった。平糶は三月開弁、五月停止の予定であったが、早稲の収穫不振、欽州・廉州の匪賊の活発化によって再び米価が騰貴したため、捐款が継続され、九月五日にようやく平糶は停止された。最

終的に集められた捐款総額は計三八万香港ドル余りに達し、諸経費を差し引いた残金は五万香港ドル余りとなった。これは広州の銀号へ預けられ、広東省における今後の平糶資金とすることとされた。

これまで広東省における平糶用米穀は主に蕪湖からの移入に頼ってきたが、今回蕪湖米が不作であったためベトナムでの買付けを余儀なくされたのである。そして、これは香港の貿易商号である公源号の協力があって実現したのであった。捐款総額に占める東華医院による海外華人からの捐款の割合は決して大きくはないが、香港に送金された捐款を省内へ転送せず、香港商号によるベトナムへの米穀買付けへと直接振り向けることで迅速な採買が可能となった点に香港の華人ネットワークの機能を見いだすことができる。東華医院は海外華人への勧捐の役割はもちろん、香港の華人商号が有する貿易ネットワークを利用する形で米の採買に大きく貢献したのである。(84)

翌一九〇八年春、再び米価が高騰したため、省城九大善堂および総商会によって前年同様、平糶公所が組織され、東華医院にも協力要請がなされた。しかし、東華医院は広東善堂側の平糶後の処理に不満を抱いていたため、すぐには要請に応じなかった。すなわち、方便医院から東華医院へ送付された昨年の平糶徴信録に記載されている「三堂餘款」収入の項目には広済医院と崇正善堂の名があるのみで東華医院の名が抹消されていたのである。東華医院は名誉に関わる問題として抗議の書簡を送付した。そして内容の修正を確認したのちに平糶合弁に同意したのであった。その後、東華医院は海外華人から寄せられた捐金を平糶公所へと送金し、三月から蕪湖米が広東へと運搬され始めた。(85)

③一九〇八年水害救済

平糶が行われているさなかの一九〇八年六月、広州・肇慶では長雨による洪水のため西北両江が暴漲し、少なくとも一三七箇所以上の堤防が決壊し、飢民は一〇〇万人を超えると見られた[86]。北江に接する六県（三水・四会・清遠・英徳・曲江・仁化）を視察したミッション系調査団の報告は、堤防の決壊、作物の流失、砂土の耕地への流入、家屋の破壊などの被害を挙げ、緊急の食糧援助を訴えていた[87]。洪水による死亡者数は多くはなかったが、食糧、水牛、家屋や土地など生活手段を失った人々の流民化、社会秩序の混乱が最も危惧された。

六月三〇日、被災地域では不逞の徒によって多くの婦女や児童が海外へと略売される事態が生じたため、救災公所は東華医院および香港保良局に対して、香港での出国船舶の厳重取締および被害者の保護を要請した。そして東華医院が華民政務司に通知したことで香港政庁は事態の改善に乗り出した[88]。

六月、香港総督ルガード（F.Lugard）は義援金として三万香港ドルの拠出を提議し、立法局の決議を経たのち、広東の英国領事から広州の善堂へと送金された[89]。しかし、さらなる援助は東華医院の勧捐を待つことになる。省城各善堂から再び「合弁籌賑」を要請された東華医院は董事局会議でこれを承認して、華民政務司へ通知した上、ビスケットおよび一万香港ドルを省城の善堂へ送った[90]。また、省城各善堂の代表は平糶公所に集まり、広仁善堂に救災公所を設立して賑済にあたることとした[91]。

七月の時点で香港および海外華人から東華医院に寄せられた捐款は合計一一万二〇〇〇香港ドルに達し、うち四万香港ドルは省城へ送金されたが、残りの七万二〇〇〇香港ドルの送金に関しては平糶徴信録の改竄問題もあり、香港華人エリートの一部から異論が出された。そこで主立った華人エリートが東華医院に集まり協議がなされた。戊申年主席総理の譚鶴坡をはじめ、華民政務司アーヴィング（E.A.Irving）、何啓、韋玉、劉鋳伯、古輝山、何棣生、周少岐、鄧志昂などが会議に出席した。

何棣生や陳賡虞は送金の必要性を否定し、救災公所による捐款の誤用を恐れる街坊の要求通り、東華医院が自ら船舶を雇って被災地へ赴いた上で賑済にあたるべきだと主張した。彼らは海外華人が踴躍して捐款するのは東

表4　救災公所の収支状況（香港ドル、1908年7月）

収入		支出	
香港東華医院捐款	73,850ドル	賑米	102,200余ドル
澳門鏡湖医院捐款	9,300ドル	雑費石炭船賃餅干等	16,700余ドル
本所収入捐款	178,300ドル		
計	267,850ドル	計	118,900余ドル
残金	148,000余ドル		

華医院を尊重しているからこそであると考えた。これに対して、陳洛川や伍漢墀は、すでに董事局会議で省城各善堂との「合弁」は合意されているとして反論した。終始会議をリードした劉鋳伯は後者の主張に付け加える形で、海外華人への勧捐要請が広東側との連名でなされたこと、また東華医院董事の多忙さなどを挙げ、省城へ人を派遣して救災公所の活動をチェックする方法が最も適当だと主張し、大方の同意を得たのであった。そして、現任総理を含む三二名が五つの組に分かれ、交代で省救災公所へ赴き、実情を調査した上で、華民政務司へ通告し、はじめて残りの捐款を送金することとされた。劉鋳伯はさらに送金手段などに関して一切三二名に委任すること、今後は会議開催の必要なきことを述べて会議はおわった[92]。

今回、東華医院から救災公所に送られた捐款はどれほどの比重を占めたであろうか。救災公所に派遣された第二組の董事が救災公所の収支状況を調査している[93]（表4）。

東華医院および鏡湖医院からの捐款の合計は総収入の約半分を占めており、海外華人の豊富な資金源を背景とした東華医院・鏡湖医院の重要性が窺われる。しかし、先の例にも見たように、東華医院は無条件に広東側善堂の捐款要請に応じたわけではなかった。七月末、再び台風が香港・広東を襲撃した際、救災公所側は西北両江の水災問題に加えて、風災救済問題をも提議しようとした。これに対してこの会議に参加していた東華医院派遣による第三組の董事たちは、今回の捐款は専ら水災籌賑のためであり、風災救済に充てることは宗旨に反する上、海外華人からの捐款も水災救済用のものであるとして反論したのであった。さらに、この度の風災では香港も広東同様に被害を受けており、賑恤を省城は省城で弁理すべきであり、香港は香港で弁理することが適切であると主張した[94]。東華医院の董事は捐款の使途を限定することで広東側に対する自主性を確立しようとしていたと思われる。最終的に東華医院は香港で九万一五二八香港ドルを、また海外華人より三七万一〇六九香港ドルを集めることができた[95]。

香港での台風の被害は家屋倒壊の他に河川を運航する輪船が沈没して四二四人が死亡するなど、政庁財産の損害のみで一〇万香港ドルと推計された。香港政庁は風災救援のために再び東華医院を本部とした「台風救済委員会」を設置した。委員会は東華医院の現任総理に何啓、韋玉、馮華川、劉鋳伯といった華人エリートを加えたメンバーから構成された。第一回会議では次のような方針が決定された。①保険金による補償が期待できる大型ジャンクや漁船には救済金は支給しない。これは一九〇六年の風災救援の方法と同様である。援助を要する被災船舶、とくに寡婦や孤児に対して補助金を給付する。②「小委員会」を設置して、被災調査にあたらせる。③華人を救助した英国軍艦の船員に対する感謝状を政庁から該当部門へ転送してもらうようにする[96]。今回の風災において香港華人エリートは救済対象としての広東と香港を秤にかけた上で香港の利害を優先させたと見られる。

また、今回の水災救済では香港で初めて華人によるチャリティーバザー（「売物助賑水災会」）が開催された[97]。水災難民の賑済を唯一の目的として、本部は華商公局に置かれた。同会の主席には馮華川および何棣生が就き、値理には韋玉、周少岐、劉鋳伯、招画三、潘寅存、古輝山ら東華医院の董事を勤めた華人エリートの名が挙げられている。チャリティー会場は華人商号が密集していた西営盤に設けられ、会期は七月一〇日から一六日までで入場券は五〇セントであった[98]。最終的にこのバザーによって八万一六九〇香港ドルの収益が得られた[99]。開会初日には総督ルガードや華民政務司アーヴィングをはじめ米領事や独領事なども参列し、華人による善挙を称賛した[100]。

二〇世紀初頭、東華医院と救災公所、すなわち広東各善堂との救済活動における関係は「合弁」とは言いながらも、実際は東華医院が様々な条件を提示することによって慈善活動の自主性を強調していた。それは香港華人エリート自らの経済力に加えて、豊富な資金を有する海外の広東人ネットワークを後盾としていたからである。一方、東華医院には香港政庁に認可された華人医院としての側面があった。一九〇八年、水災救賑が行われる中、広州方便医院は経費不足を理由に勧捐を行うべく、その喜捨簿での名義借用を東華医院に要求した。しかし東華医院は「本院係中西合弁之故」という理由からこれを拒否したのであった[101]。「中西合弁」という表現は相次ぐ広東の善堂からの勧捐要請を断るための口実に過ぎないともいえる。しかし、これは事実の一面を示しており、自らを「香港」の慈善組織として広東側善堂と差別化しようとする意図を読み取ることができるのである。

このように東華医院は広東省城の善堂および香港政庁との間に二つの「合弁」関係を有したが、その内実は全く異なるものであり、それは香港という空間に存在した東華医院の歴史的性格を物語っていたと考えられる。そもそも、東華医院と広東各善堂との関係は法律はもとより契約等によって規定されたものではなく、伝統的な善挙の意識および同郷関係という制度化されない中国社会のシステムに依拠していたのである。従って、そこにおける「合弁」の有り様は歴史的に変化する相互関係を反映していたと考えられる。二〇世紀初頭の災害救済活動のケースでは東華医院の自主性確立に見られるように広東華人ネットワークにおける香港の地政学的重要性が示されていたといえる。

一方、「中西合弁」という場合、東華医院は植民地香港における制度化された存在であった。特に一九世紀末期以降、政庁による華人エリートの体制内への取り込みが進行していた。しかし、東華医院の広東人ネットワークに支えられた社会活動はそうした制度の枠を越えて機能していたのであった。香港政庁もこうしたネットワークの存在とその利用価値を認識していたため、東華医院との協力に積極的であったと考えられる。例えば、政庁の東華医院に対する補助金支給について見てみる。一九〇四年に東華医院が赤字決算となって以来、政庁から毎年六〇〇〇香港ドルが支払われていた。一九〇七年六月、東華医院董事局は一九〇五年および一九〇六年に政庁のために行った遺体の改葬・埋葬・運棺、さらに難民の故郷への送還などの経費が大幅に増加し、諸物価の騰貴と相俟って、大きな負担となっている事態を説明し、補助金を一万香港ドルに引き上げることを要請した。これに対して、総督ルガードは東華医院の経済状況および政庁に対する支援を鑑みた上で二〇〇〇香港ドルの追加、すなわち八〇〇〇香港ドルの補助金支給を承認したのであった。[102] 移民都市香港の社会秩序はその後背地である広東省および海外との関係において維持されなければならなかった。その意味で香港政庁の東華医院に対する経済援助は必要不可欠であった。このように東華医院と清朝官憲や広東各善堂との関係には、協力と対抗の両面があり、香港華人の商業ネットワークを背景に東華医院は政治力を発揮することができたのだった。

注

（1）芹澤知広「香港における華人慈善団体の現在――人類学と歴史学の協同へ向けて」『年報人間科学（大阪大学）』一七、一九九六年、芹澤知広「慈善団体から見た華南地域の統合――近年のマカオの事例を中心に」『年報人間科学（大阪大学）』一八、一九九七年。

（2）夫馬進『中国善会善堂史研究』同朋舎出版、一九九七年。小浜正子「最近の中国善堂史研究について――前近代中国の民間慈善団体をめぐって」『歴史学研究』七二一、一九九九年。

（3）鄧雲特『中国救荒史』上海商務印書館、のち台湾商務印書館、一九六六年。星斌夫『中国の社会福祉の歴史』山川出版社、一九八八年。

（4）広東で一八三二―一八五一年まで刊行。全二〇巻。

（5）Yu-Yue Tzu, *The Spiri of Chinese Philanthropy: A Study in Mutual Aid*, New York, Columbia University, 1912.　夫馬も本書の価値は「中国に自生した善会・善堂が近代都市行政と近代地方自治の基礎となりうることを初めて示した」点にあるとしている。

（6）根岸佶『支那ギルドの研究』斯文書院、一九三二年。

（7）今堀誠二『中国の社会構造――アンシャンレジームにおける「共同体」』有斐閣、一九五三年。仁井田陞『中国の社会とギルド』岩波書店、一九五一年。

（8）Rowe, William T., *Hankow: Conflict and Community in a Chinese City, 1796-1895*, Stanford: Stanford University Press, 1989.

Rankin, Mary B., *Elite Activism and Political Transformation in China: Zhejiang Province, 1865-1911*, Stanford: Stanford University Press, 1986.

（9）夫馬進『中国善会善堂史研究』。

（10）梁其姿『施善與教化――明清的慈善組織』聯経出版（台湾）、一九九七年。

（11）高橋孝助「近代初期の上海における善堂――その『都市』的状況への対応の側面について」『宮城教育大学紀要』第一八巻第一分冊、一九八四年。高橋孝助「滬北棲流公所の成立――上海租界の善堂」『宮城教育大学紀要』第一九巻第一分冊、一九八五年。

（12）小浜正子『近代上海の公共性と国家』研文出版、二〇〇〇年。小浜正子「中国史における慈善団体の系譜――明清から現代へ」『歴史学研究』八三三、二〇〇七年。

（13）租界の拡張に従い、同郷組織や善堂が管理していた棺柩や義塚の存在が衛生や道路敷設などを進める租界当局に批判され、郊外への移転を余儀なくされていった問題。寧波人ギルドの四明公所の義塚をめぐっては二度にわたり、武力衝突が発生、死傷者を出すなど外交問題化した。夫馬進『中国善会善堂史研究』参照。

（14）吉澤誠一郎「善堂と習芸所のあいだ――清末天津における社会救済事業の変遷」『アジア・アフリカ言語文化』五九、二〇〇〇年。

（15）岩間一弘「中国救済婦孺会の活動と論理――民国期上海における民間実業家の社会倫理」『史学雑誌』一〇九―一〇、二〇〇〇年。

（16）朱英「戊戌時期における民間慈善公益事業の発展」（緒形康訳）『中国二一』五、一九九九年。

（17）可児弘明『近代中国の苦力と「豬花」』岩波書店、一九七九年。

（18）Sinn, Elizabeth, *Power and Charity: the early history of the Tung Wah Hospital, Hong Kong*, Hong Kong: Oxford University Press, 1989.

（19）酒井忠夫『中国善書の研究』弘文堂、一九六〇年。後に『増補　中国善書の研究』（上下巻、酒井忠夫著作集一、二、国書刊行会、一九九九、二〇〇〇）として再版。

（20）志賀市子「近代広州の善堂――省躬草堂の医薬事業を中心に」『茨城キリスト教大学紀要Ⅰ　人文科学』三九、二〇〇五年。志賀市子「中国広東省潮汕地域の善堂――善挙と救劫論を中心に」『茨城キリスト教大学紀要Ⅰ　人文科学』四二、二〇〇八年。志賀市子「近代広東における先天道の興隆と東南アジア地域への展開――潮州からタイへの伝播と適応を中心に」『茨城キリスト教大学紀要Ⅰ　人文科学』四四、二〇一〇年。

（21）吉原和男「華人宗教の国際的ネットワーク――徳教の事例」住原則也編『グローバル化のなかの宗教』世界思想社、二〇〇五年。玉置充子「タイ華人団体の慈善ネットワーク」『海外事情』五四―一〇、二〇〇六年。

（22）E. J. Eitel, *Europe in China : The History of Hong Kong from the Beginning to the Year 1882*, Hong Kong: Kelly and Walsh, 1895, p.134. 具体的には「本地」・客家・福佬など複数のエスニックグループが含まれる。本稿でいうところの「広東人」とはエスニック系としては「本地」を指し、地域的広がりとしては珠江デルタ地域および肇慶が中心地域として想定されている。

（23）Carl T. Smith, "The Chinese Settlement of British Hong Kong", *Chung Chi Bulletin* Vol.48 (1970), pp.26-32. 後に *A Sense of History* に収録。

（24）J. W. Norton- Kyshe, *The History of the Laws and Courts of Hong Kong*, Hong Kong, 1898, Vol.I, p.127.

（25）Sinn, *Power and Charity*, pp.11-12. , Lethbridge, *Hong Kong: Stability and Change*, pp.62-63.

（26）一八九八年に租借された「新界」では科挙資格に依拠しない形で宗族による地域統治が実現していた。James Hayes, *The Hong Kong Region* 参照。

（27）Aline K. Wong, "Chinese Voluntary Associations in Southeast Asian Cities and the Kaifongs in Hong Kong", *JHKBRAS* 11 (1971), pp.62-73.

（28）中国および台湾における近隣宗教団体の研究として以下を参照。今堀誠二『中国封建社会の機構』日本学術振興会、一九五五年。同『中国封建社会の構造』日本学術振興会、一九七八年。同『北平市民の自治構成』文求堂、一九四七年。Kristofer M. Schipper, "Neighborhood Cult Association in Traditional Taiwan", in G. W. Skinner, ed. , *The City in Late Imperial China*, Stanford: Stanford University Press, 1977.

（29）C. T. Smith, "The Emergence of a Chinese Elite in Hong Kong", *JHKBRAS* 11(1971), pp.74-115. , 後に *Chinese Christians* に収録。

（30）*Ibid.* , pp.114-115.

（31）Eitel, Europe in China, p.282. , C. T. Smith, "Notes on Chinese Temples in Hong Kong", *JHKBRAS* 13 (1973), pp.133-139.

（32）Sinn, *Power and Charity*, pp.18-19.

（33）Endacott, *A History of Hong Kong*, p.98, p.116.

（34）Lawrence Crissman, "The Segmentary Structure of Urban Overseas Chinese Communities", *Man* 2: 2 (June, 1967), pp.185-204.

（35）Sinn, "Regional Associations in Pre-War Hong Kong", in Sinn ed. , *Between East and West*, pp.175-176.

（36）Hong Kong Sessional Paper, Report on the Census of the Colony for 1911, p.14.

（37）Sinn, "Regional Associations in Pre-War Hong Kong", *Between East and West,* pp.159-186.

（38）C. T. Smith, *Chinese Christians*, p.114.　高額納税者（商社も含む）の上位二〇位中、華人は一八七六年の時点では八人（社）であったのが五年後の一八八一年には一七人（社）をも占めるようになった。（Chan Wai Kwan, *The Making of Hong Kong Society- Three Studies of Class Formation in Early Hong Kong*, Oxford: Clarendon Press, 1991, p.107.）

（39）東華医院設立の経緯については次を参照。Sinn, *Power and Charity*, pp.30-49.

（40）C. T. Smith, *Chinese Christians*, p.123.

（41）*Ibid.* , pp.125-126.

（42）『香港東華三院百年史略』上冊、一九七〇年、一八九頁。

（43）同上書。六一～八四頁。

（44）原文は「所有本例格式開列捐建医院経費各値事姓名、及有楽捐銀数至十元者、其名姓《ママ》准陸続註入冊部均作局内同人……」。東華三院文物館所蔵『東華医院徴信録』（各年）より。しかし香港総督や外国商社、「無名氏」なども含まれ、さらに同じ組織が繰返し掲載されることもあり、登録は厳密になされていない。

（45）しかし、香港の東華医院の場合にはローカルコミュニティーの代表機関としての「街坊」の関与が重要な役割を果たした面もあり、広東人が華人の圧倒的多数を占めた香港と多数の地方幇が存在した上海とでは状況が異なる。

（46）詳しくは、Sinn, *Power and Charity*, pp.60-69, 79-81, 159-208. を参照。

（47）"Report on the Blue Book for 1908", *Hong Kong Administrative Reports for the Year 1908*, I, General Administration, p.9.

（48）Sinn, *Power and Charity*, pp.42-44.

（49）一九〇八年の出港者数大幅減の理由として、①バンカ・ビリトン方面への移民停止、②広東西江の洪水による求人困難、③中国国内での鉄道建設への労働力需要の増加、が挙げられている。"Report on the Blue Book for 1908", *Hong Kong Administrative Reports for the Year 1908*, I General Administration, Appendix E, E9, E26.

（50）保良局に関しては、可児弘明『近代中国の苦力と「豬花」』および『香港保良局史略　一八七八―一九六八』香港、一九七九年、参照。

（51）拙稿「清末上海四明公所の『運棺ネットワーク』の形成――近代中国社会における同郷結合について」『社会経済史学』五九―六、一九九四年。

（52）『香港東華三院百年史略』上冊、九四～九五頁、二二六～二二八頁。

（53）杉原薫「華僑の移民ネットワークと東南アジア経済――十九世紀末―一九三〇年代を中心に」『アジアから考える六　長期社会変動』東京大学出版会、一九九四年。

(54) 可見『近代中国の苦力と「豬花」』など。
(55) 『東華医院徵信録』（乙未年）三集、四三a～四七b。
(56) 『東華医院徵信録』（癸酉年）八a～一二a、（戊申至己酉年）四集、一四二b。
(57) 『香港東華三院百年史略』下冊、一九七〇年、四三頁「東華三院百年大事年表」。
(58) 『香港東華三院百年史略』上冊、一七九頁。
(59) Yen Ching-Hwang, *Coolies and Mandarins: China's Protection of Overseas Chinese during the Late Ch'ing Period (1851-1911)*, Singapore: Singapore University Press, 1985, pp.249-266.
(60) 林熙（高貞白）「従香港的元発行談起」『大成』一一七、一九八三。
(61) Sinn, *Power and Charity*, p.99.
(62) 何阿美はかつてオーストラリアに居住し中国人労働者の輸送業務に携わり、後には華民政務司署や中国海関などに勤務した経験を持つ。東華医院総理（一八八二）、保良局総理（一八八三、八四）を歴任。李陞との共同出資による安泰保険公司は一八八一年に華人企業としては初めて香港総商会の会員となった。Sinn, *Power and Charity*, p.137.
(63) Sinn, *Power and Charity*, pp.141-149.
(64) C. T. Smith, *Chinese Cristians*, pp.161-167; Sinn, *Power and Charity*, pp.131-132.　韋玉、字は寶珊、中山県人。一八四九年香港に生まれる。父は有利銀行（Chartered Mercantile Bank of India, London, and China）の買弁。政庁の運営する中央書院で英語を学んだ後、一八六八年スコットランドへ四年間留学。中国人として最初の西洋留学であった。一八七二年有利銀行に入行し、父の死後、後を継いで買弁となる。公共活動に熱心で東華医院総理（一八八一年、一八八八年）、保良局永遠総理（一八九三年～）を歴任した。華人社会の衛生状況改善に尽力し、後にビクトリア地区の衛生状況に関する報告書を書いたチャドウィックとも親しかったという。（呉醒濂『香港華人名人史略』五洲書局、一九三七年、三～四頁。）なお、何啓は政庁と華人社会の間に立って東華医院の近代化に尽力した。G. H. Choa, *The Life and Times of Sir Kai Ho Kai- A Prominent Figure in Nineteenth-Century Hong Kong*, Hong Kong: The Chinese University Press, 1981.
(65) 『華字日報』一九〇一年一〇月八日「開肆順直善後賑捐」、同年一〇月二三日「銜封貢監即日加成」、同年一〇月二八日「貴州賑捐虚銜封典令羽枝貢監」。
(66) 東華三院文物館所蔵『東華致外界信件』（一八九九・二・二七～一九〇〇・二・一四）己亥三月、協賑公所宛書簡。）「……惟是本港孤懸海島、籌款維艱。近来百物沸騰、生意愈形冷淡、且各処紛紛告賑、弩末勢成。雷瓊之捐佽甫停、省城之平糶踵至、他如客歳杪山東求賑等事、百端環集捜括無遺、而有愛莫助之情、尚苦心長力短、時艱満目、徒喚奈何、再四思維、無従下手、所有方命之処、希為原宥一切幸甚歎甚。……」

(67)『東華致外界信件』(一八九九・二・二七〜一九〇〇・二・一四) 庚子八月一三日、崇正善堂宛書簡。庚子八月一四日、鏡湖医院宛書簡。庚子八月二四日、広肇公所宛書簡。庚子一〇月一七日、鏡湖医院宛書簡。庚子一〇月一八日、広肇公所宛書簡。

(68)『香港華人名人史略』一六〜一九頁。

(69)『東華致外界信件』(一八九九・二・二七〜一九〇〇・二・一四) 庚子八月一九日、広済医院宛書簡。「……昔以檀埠閩省告災於前、今以京津告災於後、一隅港地、迭次募捐、悉索以供、恐疲奔命。……」。

(70)『東華致外界信件』(一九〇一・二・二七〜一九〇二・二・二) 辛丑元月初九日、広仁善堂宛書簡、など。

(71)『東華致外界信件』(一九〇六・七・一一〜一九〇七・二・三) 光緒三二年八月三日、広済医院宛書簡。光緒三二年八月四日、方便医院宛書簡。光緒三二年八月九日、広済医院宛書簡、など。

(72)馮華川は東華医院総理(一八九二)、保良局総理(一八九四)を歴任し、中華銀行買弁を勤めたほか、西洋医学に精通していたため一八九九年に潔浄局委員に任命された。

(73) "Report of the Typhoon Relief Fund Committee", *Hong Kong Sessional Paper*, 1907, pp.277-287.

(74)『東華致外界信件』(一九〇六・七・一一〜一九〇七・二・三) 光緒三二年八月四日、暁生仁翁宛書簡。

(75)劉鋳伯は宝安人で一八五六年に香港の貧しい家庭に育ったが皇仁書院を卒業。東華医院では総理(一八九九年)、主席総理(一九〇九年)を勤め、華商公局の主席(一九〇六年)や潔浄局委員にも任命された。鄧志昂は南海人。一九世紀末に来港して鴻裕銀号の経営で財をなす。社会公益活動に熱心で、東華医院の主席総理(一九〇五年)を勤めた他、香港大学の中文学院の創設に尽力した。鄧志昂の子、肇堅も弱冠二三歳で東華医院総理となり、二代に渉って総理となった。

(76)『東華致外界信件』(一九〇六・七・一一〜一九〇七・二・三) 光緒三二年八月一八日、普安公司宛書簡。

(77)『東華致外界信件』(一九〇六・七・一一〜一九〇七・二・三) 光緒三二年一一月九日、善後総局宛書簡。光緒三二年一一月九日、広肇公所宛書簡。

(78)『東華致外界信件』(一九〇七・二・二五〜一九〇七・一一・二九) 光緒三三年二月一八日、平糶総公所宛書簡。愛育善堂は『南海県志二十六巻』(宣統二年)によると、一八七一年の創設で「粤之有善堂、此為嚆矢」とされ、義学、施棺、贈薬、贍老などが行われたが(巻六建置略)、その章程は上海普育善堂のものを模範としており、さらにサンフランシスコやオーストラリアからの捐助も受けていた(『愛育善堂徴信録』一九四八年)。

(79)東華三院文物館所蔵『董事局会議録』(光緒三三年)二月一一日。

(80)『東華致外界信件』(一九〇七・二・二五〜一九〇七・一一・二九) 光緒三三年二月一一日、総商会宛書簡。

(81)『東華致外界信件』（一九〇七・二・二五～一九〇七・一一・二九）光緒三三年二月二〇日、吉隆広肇会館宛書簡。
(82)『東華致外界信件』（一九〇七・二・二五～一九〇七・一一・二九）光緒三三年二月二〇日、三月二〇日、業安隆宝号宛書簡。
(83)『東華致外界信件』（一九〇七・二・二五～一九〇七・一一・二九）。
(84)『東華致外界信件』（一九〇七・二・二五～一九〇七・一一・二九）光緒三三年二月三〇日、ニューヨーク中華公所宛書簡。光緒三三年三月一三日、三月一八日、三月二七日、四月一八日、五月一四日、六月五日、八月四日、八月八日、九月二日、平耀総公所宛書簡。鄧雨生『全粤社会実録初編』調査全粤社会処、宣統二年。
(85)『董事局会議録』（光緒三四年）、二月一一日、二月二二日。
(86) *China Mail*, 1908. 6. 25.
(87) *China Mail*, 1908. 7. 20.
(88)『華字日報』一九〇八年六月三〇日。『董事局会議録』（一九〇八）五月三〇日。
(89) *Hong Kong Administrative Reports for the Year 1908*, Report on the Blue Book for 1908, I General Administration, Appendix C. p15.『華字日報』一九〇八年七月三日。
(90)『董事局会議録』（光緒三四年）五月二五日、五月二五日晩。
(91)『華字日報』一九〇八年六月二五日。
(92)『董事局会議録』（光緒三四年）六月七日。
(93)『董事局会議録』（光緒三四年）六月二六日。
(94)『董事局会議録』（光緒三四年）七月四日。
(95) *Hong Kong Administrative Reports for the Year 1908*, Report on the Blue Book for 1908, I General Administration, Appendix C. p15.
(96) *Hong Kong Sessional Papers*. 1908, pp.559-566.
(97)『華字日報』一九〇八年七月一日。
(98)『華字日報』一九〇八年七月四日。
(99) *Hong Kong Administrative Reports for the Year 1908*, Report on the Blue Book for 1908, I General Administration, Appendix C. p15.
(100)『華字日報』一九〇八年七月一一日。
(101)『董事局会議録』（光緒三四年）六月一八日。
(102) C. O. 129 /341, #33843, 23 Sept. 1907. Approval of Additional Grant of $2, 000 Annually to Tung Wah Hospital.

第三章　東華医院の海外ネットワーク

はじめに

東華医院が近代香港において政治的に大きな影響力を持ちえたのは、それが単なる病院ではなく、世界に広がる広東系華人の資金力を背景に慈善活動を展開していたからである。本章では、東華医院の中核的な活動である海外華人に対する慈善活動の実態、そして海外の広東人コミュニティーとの関係について紹介する。そのつながり、すなわちネットワークは人の移動をベースにしてモノ・カネ・情報、そして遺体が行き交うことで形成されていた。そこでの関係性は顔の見えるパーソナルな関係がベースにあるが、出世のためにネットワークに関わろうとする人々、そして被災して東華医院に救済を求める人々など、人生における様々な局面で広東人のネットワークは活用されていたのである。近代中国において北米を中心に最も多くの海外移民を出した広東人社会の「目に見えない」インフラの強靭さを見てとることができる。

第一節　運棺ネットワーク

東華医院による医療活動以外の慈善活動としては、①難民収容・資遣回籍（お金を与えて故郷へ還す）、②助葬、③災害救済、④義学・託児所・養老院の運営などがある。助葬活動の柱は施棺・殯殮（棺柩の無料給付、納棺と埋葬）、義荘（棺・骨殖の一次保管所）・義山（共同墓地）の設置、遺骨の故郷送還であった。『香港東華三院百年史略』によると、東華医院の助葬の概略は次のように説明されている。まず、施棺についてである。[1]

施棺善挙は、遠く創院初年にはすでに行われていた。港島に流寓し、死んで仮もがりされない者は街頭に暴屍することを免れ、（善挙は）航海途中に死亡した華僑にも及んだ。航海の慣例では、およそ航海途中に船上で死亡した者はすぐに海葬にされ、骨は（故郷に）帰ることができずに人々は皆遺憾に思っていた。東華三院は先僑が魚腹に収まるのを免れるため、常に外洋船上に棺を装備して納棺に備え、港に着いてから、義荘に仮安置し、死者の遺族が引き取って安葬するのを待った。

香港―アメリカ間を就航する船舶には「金山棺」と呼ばれる特製の棺木が装備され、海外華僑の帰国途上での不慮の死去の際に用いられた。また、義荘については次のように説明されている。義荘の設置は、本港および海外で亡くなった先僑の棺柩を仮安置して、原籍に運搬して安葬するのを待つ上での利便のためである。

こうした記述から、助葬の対象として海外華人が強く意識されていること、そして故郷中国への遺体送還が最終的な目的であったことが窺える。これは香港という場所が華人の故郷である華南の主要な窓口であり、遺体の

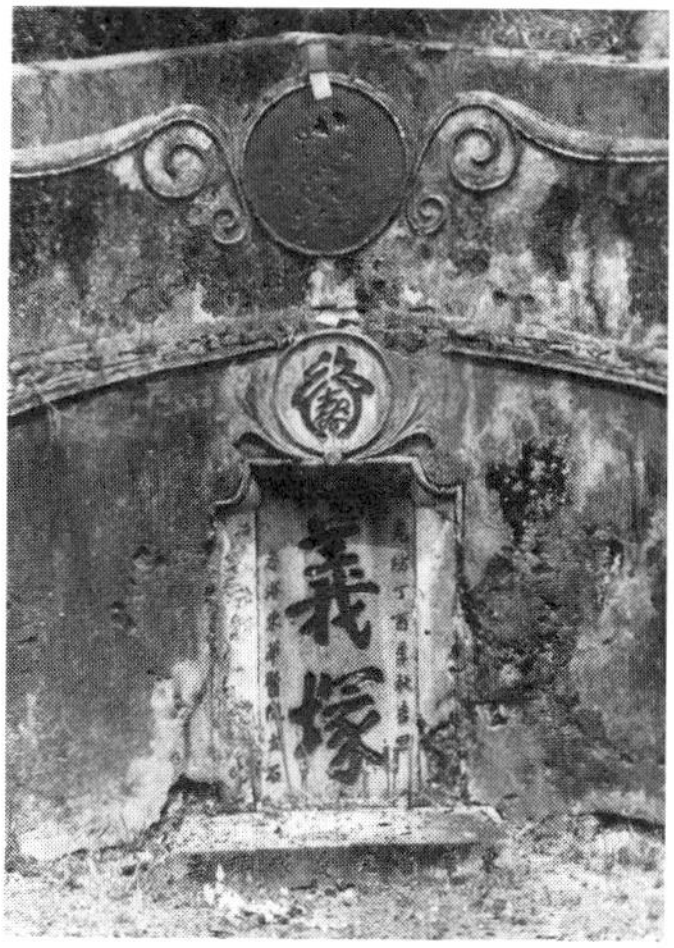

大口環につくられた義塚　香港の人口増および移民増にともなって、難民や被災者など多くの身元不明あるいは引き取り手のない遺体が香港に流れ着き、東華医院の共同墓地に埋葬された。

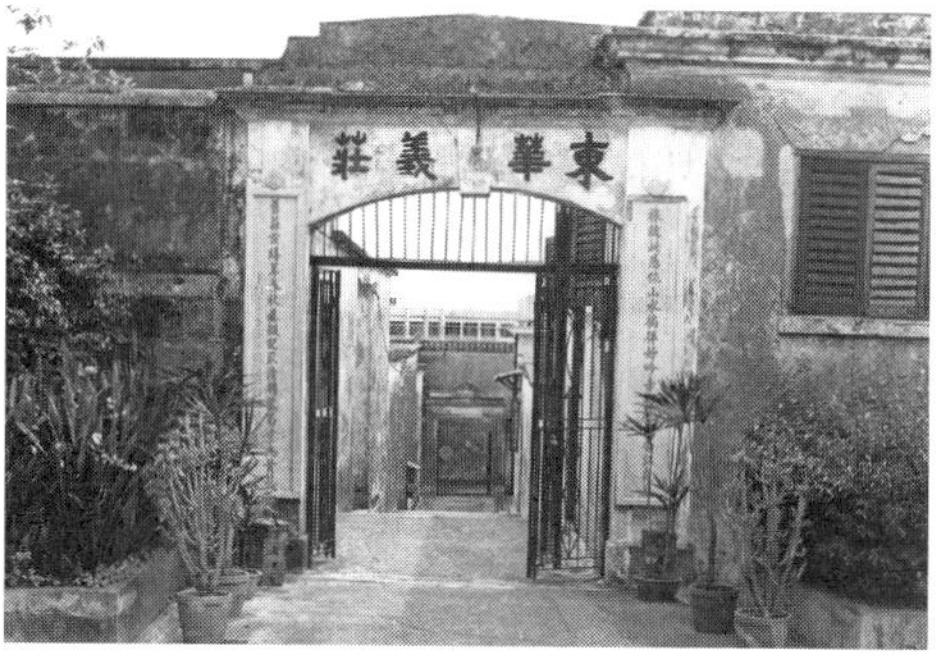

東華義荘　1899年建造以来、故郷への送還を待つ多くの遺体が保管された。修復を経て、2005年ユネスコのアジア太平洋遺産賞を受け、その歴史的価値が評価されている。

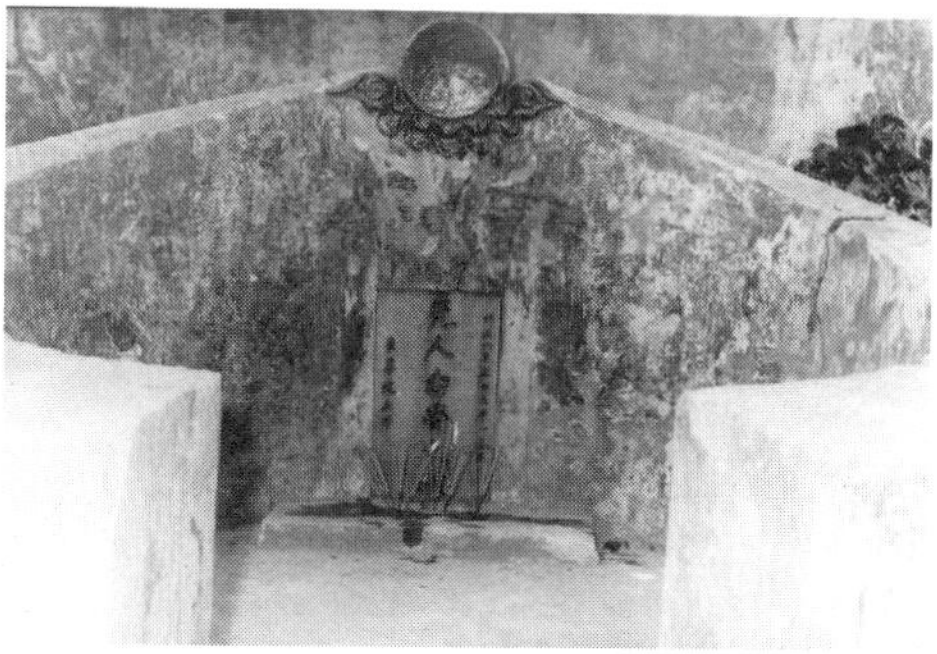

牛房義山　香港島西部の堅尼地域に造られた義塚。市街地の発展によって1899年に大口環に移転した。(東華三院文物館提供)

中国送還ルートの中継地に位置していたことと関係するであろう。

東華医院の「義荘規則」にも華人への特別な配慮が示されている。「規則」の十九条には「およそ外埠より香港に運搬された霊柩・骨殖で義荘に停棺する者からは荘租を取らない」と規定されている(2)。

東華義荘のおこりは、一八七五年に文武廟値理によって西環牛房付近に設けられたものが後に東華医院の管理下に置かれるようになったことに始まる。一八九九年、香港島市街区が西方へ拡大したため、東華医院総理は大口環一五七二地段への移転を政府に申請して正式に「東華義荘」と命名された。その後、修築を繰り返し、施設が整備されて今日に至っている。なお、義荘に保管されている遺体の数は、棺木六七〇具、骨殖

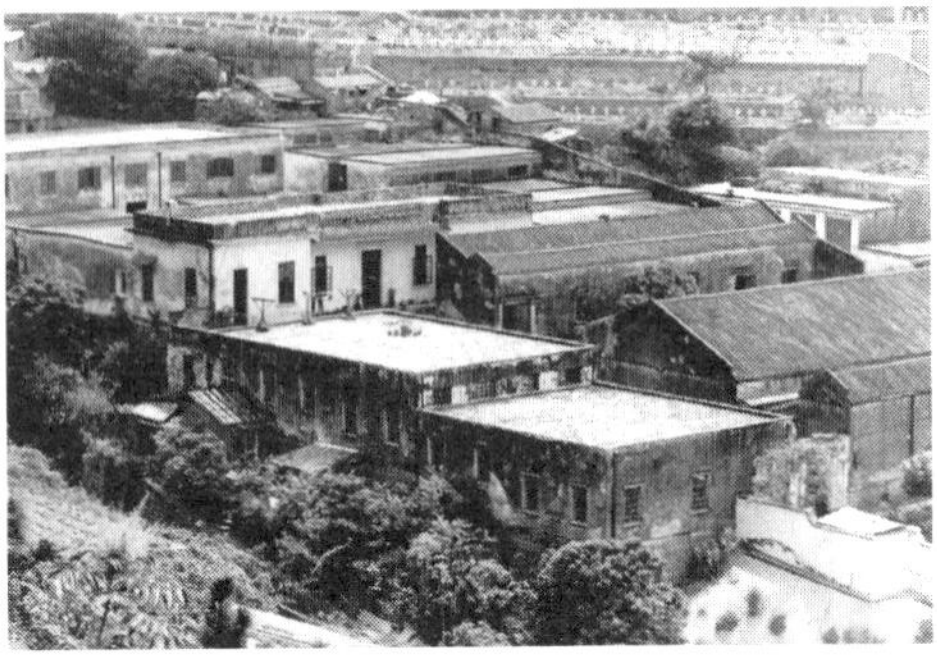
東華義荘　戦乱などで大陸との交通が阻害された1920年代と40年代末から50年代初にかけて義荘の増設がなされた。現在、大小の荘房が全部で91棟ある。（東華三院文物館提供）

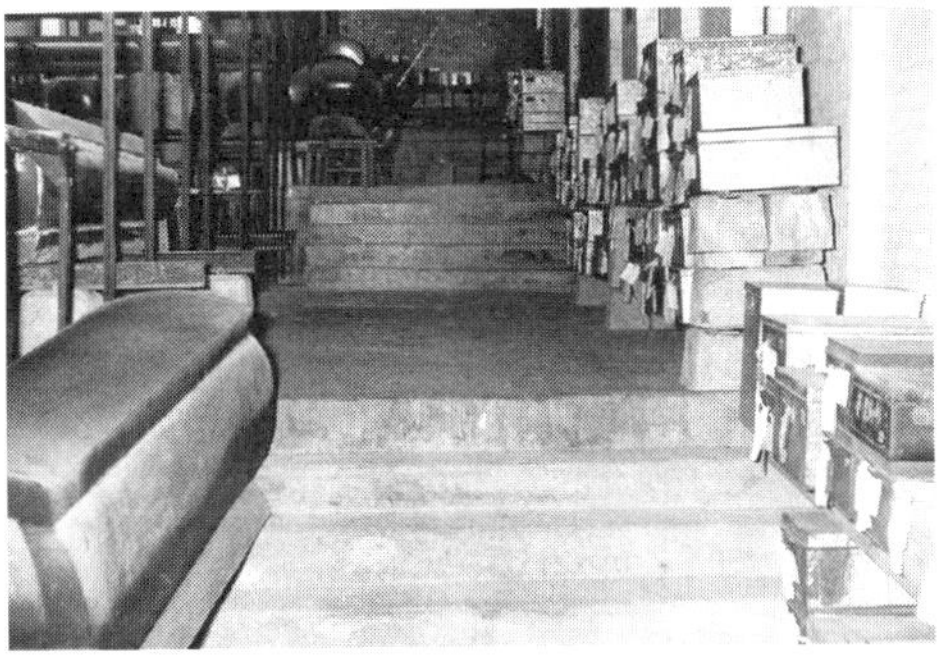
東華義荘　荘房内部　現在は、棺柩67具、骨殖115具、骨灰16具が保管されている（『東華義荘歴史』）。（東華三院文物館提供）

八〇六〇具、骨灰一一六具、となっている（一九五九・三・一ー一九六〇・二・二九）[3]。

共同墓地としての義山には、疫病などによる病死者や台風など自然災害による被害者、海外から送還された華人で遺体の引き取り手のいない者などが埋葬された。香港島には、牛房（一八六九年）・摩星嶺（一八七〇ー一九〇六）・鶏籠環（一八七四ー一九五九）・大口環（一八九九ー現在）など、九龍側には茘枝角（一八九四）・茶果嶺（一九一二ー一九五一）・馬頭角（一九二九）などの義山が設置された。しかし、その後、政府は市街区の拡張のために従来の私人による墓地の収用、和合石義山への遷移を要求してきた。一九五一年に命令が発せられ、近郊義山の多くが接収されたのである[4]。

このように東華医院の助葬活動の主要な対象は移民であり、とくに客地で亡くなった海外華人の遺体が無事に故郷の地に送還されて埋葬されることに対する最大の便宜を図ることにあったのである。

一八七四年四月八日の『循環日報』は、「日本の神戸から棺三〇具余りが搭載されて来た。皆日本に旅し、そこで亡くなった広東人である。香港到着後、東華医院で保管する。……」という記事を載せていた。それでは、故郷に送還された華人の遺体は主にどこから、どのようにして運搬されていたのであろうか。

以下、運棺の全般的傾向および具体的諸相を見てみよう。

1　運棺の全般的傾向

現在、東華三院文物館には『外埠運回先友各処来信部（簿）（一九二九―三一）』という資料が所蔵されている。これはサンフランシスコなど海外のチャイナタウンにある慈善組織や中華会館が先友華人の遺体を故郷へと送還するにあたって、香港の東華医院に対して運搬の中継（受領・転送・保管）を依頼した書簡を綴じたものである。世界各地の広東人コミュニティーから遺体の送還がこれだけの規模（総計約一万八千八百具）で行われていた事実にまず驚かされる。この資料はすでにこの世を去った死者に関するものであるが、送還業務に欠かせない具体的な情報を含んでおり、広東幇華人の移民様態を考察する上で手がかりを提供してくれている。本節ではこの資料を用いて広東幇華人の移民先、移民規模、出身地などに関する情報を整理し、若干の考察を加えたい。

表1は、書簡の発送元（あるいは書簡が言及している移民先）を地域別に整理したものである。まず、移民先都市名を挙げ、次に書簡の数量および送還された骨殖の数量を示した。そして、遺体の送還に従事した慈善団体（書簡の発送者であることが多い。個人の場合は省略）の名称を記し、最後に客死した人の出身地をまとめた（受け入れた慈善団体がある時はそれも付記した）。

まず、移民先の地域分布であるが、北米・中米・オセアニア・東南アジア・東アジアと広域にわたっていることがわかる。しかし、［書簡数量―運棺数］を見ると、その数量が多い都市（国）は限定されてくる。［運棺数］が百具を超える都市を多い順に挙げてみる。

表１　運棺の全般的傾向（1929 ～ 1931）

移民先	書簡数量－運棺数	移民先慈善組織名	出身地（慈善組織名）
北米			
アメリカ	39-658		
シアトル	2-377	中華会館	各県
サンフランシスコ	14-135	得善堂、岡州総会館	中山（與善堂､集善堂）開平・鶴山・台山・東莞・新会
ニューヨーク	8-5	中華公所・中華長生有限公司	台山・南海・鶴山
テキサス	1-1	―	新会
ボストン	1-1	紐英崙中華公所	台山
カナダ	12-3, 670		
ビクトリア	9-3, 666	恩平同福堂・寧陽余慶堂・寧陽総会館	中山・恩平・広州・台山
バンクーバー	3-3	―	鶴山・新会
中南米			
キューバ、ハバナ	42-734	隴西自治講習所慈善会・蒋楽安堂慈善会・安定堂慈善会・黄江夏堂慈善会・陳潁川堂・要明総会所・湾城遡源総堂・至徳慈善会	新会（仁育善堂）・花県・順徳・南海・台山・要明・四邑・中山
パナマ	1-82	三邑同善堂	三邑
グアテマラ	6-63	華僑総会	広州・南海
メキシコ	8-11	黄江夏堂分堂・陳潁川堂	南海・開平・中山

①チョロン（ベトナム）（一万一六四二）
②ビクトリア（三六六六）
③キューバ（七三四）
④シアトル（三七七）
⑤ハノイ（三三五）
⑥シャム（二四八）
⑦ダーウィン（オーストラリア）（二二七）
⑧漢口（二一四）
⑨長崎（一三七）
⑩サンフランシスコ（一三五）

無論、ここに示した運棺数は、移民先への人数を直接示すものではない。また、数年に一度しか運棺を行わない慈善組織も少なからず見られたことから、年度によって数量に相当の違いが生じることも予想される。しかし、これらの数字は過去に遡った当該都市への移民の規模や形態をある程度反映していると考えられる。ここで注目すべきは一九世紀後半に始まる植民地開発にともなう労

オセアニア			
オーストラリア	23-308		
ダーウィン	1-227	華安会館	—
ブリスベン	5-22	—	中山・東莞
シドニー	7-19	—	中山（與善堂）
メルボルン	4-5	—	開平・台山
クイーンズランド	1-1	—	中山
ニュージーランド	3-3		
オークランド	3-3	—	新会
東南アジア			
ベトナム	17-12, 713		
ショロン	9-11, 642	穂義祠（広肇公所内）旅越四会公益社	三水・広肇・四会・虎門太平溥善堂・中山・東莞
ハノイ	1-325	—	広州（方便医院）
ビルマ	5-248	広肇別墅	—
シンガポール	1-1		
東アジア			
日本			
長崎	7-137	広東会所	南海
中国			
漢口	4-214, 棺 4	中山会館・籌備検運先友委員会	中山
上海	1-1	旅滬中山同郷会	中山
雲南	1-1	河口商会	広州

働力需要の高まりである。

カナダのビクトリアには一八五八年から始まったゴールドラッシュ、および一八八〇年の太平洋鉄道（Canadian Pacific Railway）の敷設工事に要する労働力として、多くの中国人労働者がカリフォルニアや香港などから連れてこられた。彼らの多くは中国人請負商によって組織的に同郷から集められた広東人であり、四邑、特に台山人が多かった。[5]

ラテン・アメリカで最初に契約華工が導入された国はキューバであり、一八四七年のことであった。一八四五年のスペイン議会での奴隷貿易禁止を承け、新たな労働力として中国人が悪名高い苦力貿易によって集められた。甘蔗栽培を中心に奴隷の如き過酷な労働を強いられ、契約満期以前に七五％もの華工が死亡したという。[6] さらに悲惨なことには、砂糖の増白剤として牛の骨灰が混入されたが、人の骨灰を混ぜると更に白さが増すとされた。一八七四年キューバ華工の惨状を調査した陳蘭彬に対して華工は自らの境遇を次のように嘆いていた。死んでも故郷へと帰れなかった者が多かったのである。

　結局のところ、将来（死んでも）棺も墓地もなく、やがて遺骨は牛馬の骨とともに焼かれて灰となり、白砂糖を精錬するのだ。家の子孫も知るすべもない。ああ憐れむべし。(7)

　一八七四年の時点でキューバに輸送された華工は一二万六〇〇〇人を超えたが、一二年後の一八八〇年には四万三〇〇〇人しか生存していなかった。一九〇二年キューバ政府は中国からの移民を禁止したが、第一次世界大戦時、砂糖価格の高騰から砂糖生産の拡大がはかられ、再び中国からの移民が増加する。華工の出身地は広東省の台山・新会・恩平・中山などで特に台山人が最も多かった。(8)

　アメリカやカナダ、オーストラリアにおけるゴールド・ラッシュ、中米や東南アジアでのプランテーションによる商品作物生産は大量の労働力を必要とした。今回、外埠より送還された骨殖の多くは、こうした中国人ブローカーによって組織的に集められた契約華工であったと考えられる。

　次に移民先で組織され、先友華人の故郷への送還を請け負った各慈善団体について検討してみる。結合の形態から、およそ以下の三種類に分類できる。①コミュニティー内の全中国人を包括する中華会館や華僑総会、中華公所。②恩平同福堂、中山会館など県レベルの同郷組織、および三邑同善堂、四邑会館など県連合レベルの同郷組織。③黄江夏堂、陳潁川堂など同姓の宗親組織。どのような組織形態をとるかは、出身地域の社会構成、移民の形態、移民先での勢力によって異なってくる。

　出身地について言えば、全般的に広東省の珠江デルタの出身者が大半を占めている。地域別にみると、北米・

中米そしてオーストラリアでは特に四邑出身者が圧倒的に多く、とりわけ台山県出身が目立っている。これは鉱山開発や鉄道敷設などにおける肉体労働の多くが四邑出身者によって行われてきたことを示している。また、東南アジアではベトナムからの運棺が目立って多く、そこでは広肇幇が多数派を形成していたことが窺える。

東華医院の運棺に関わる資料は先に紹介した『外埠運回先友各処来信部（簿）』以外にも日常的な書簡のやりとりをまとめた『各界来信』『致外界信件』などの中にも見ることができる。以下、これらの資料に依拠しながら運棺の実際を明らかにしたい。

2　運棺ネットワークの展開

独力で親族の遺体を故郷の地に送還できない者はまず該地の慈善組織などに連絡をとり、送還の依頼を行った。次の書簡は横浜中華会館から東華医院に宛てられたものであるが、横浜在住華僑がその親族の遺体を故郷広東へ送還するため、中華会館に香港方面との連絡の仲介を依頼していたことがわかる。その中では親族が引き取りに来るまでの間、遺体を東華医院に一時安置してもらうことも依頼されていた。

香港東華医院執事先生

拝啓　ここ横浜華僑の鮑応彪が来て言うところでは、伯父の故鮑焜および伯母の故鮑孔氏の遺体を本月十三日に横浜からアメリカの大来公司の汽船哥力芝総統号に搭載し、香港経由で原籍地中山県に送還して安葬するつもりであるといいます。そこで弊会館としては貴医院において当該船舶の香港到着時にその上陸・一時保管の措置を代わりに講じていただき、その従兄鮑明常（物故者の子）が引き取りに来るのを待って下さるよう何卒お願い致します。立て替えられたすべての費用は引取者からもらうようお願いします。以上の連絡を受け、貴医院に取計らいをお願いするのが妥当と考え手紙を認めた次第です。

代理慈務理事　黄焯民

中華民国二十二年二月十日(9)

そして移民先の各慈善組織は遺体の送還に先だち、東華医院に宛てて遺体受領の依頼がなされる。一つの典型と思われる例を示しておく。

東華医院院長ならびに善董各位殿

拝啓　いま梁子康氏の言う所によると、その弟梁声寧氏、別名雲階は本月二十一日にニューヨークにて五十三歳で逝去され、ここにプレジデント号にてその霊柩を香港東華医院に運搬し、南海県九江の原籍に転送し埋葬する所存であります。当該船舶は本月三十一日にニューヨークを出航し、九月二十日に香港に至る予定です。代わりに書簡にて東華医院善董に善処の依頼をお願いいたしたいとのことです。そこで特に書簡にて貴院にお知らせします。故梁声寧氏の遺骨が香港到着時にはどうか原籍へ転送し、先霊を周到に安葬されると幸いです。何卒宜しくお願い致します。

紐約中華公所　主席李青一

中華民国十九年七月二十七日(10)

この書簡には、逝去した先友の氏名、籍貫、遺体を輸送する船舶名、運回の期日、香港到達予定日などが記されている。これは東華医院が遺体を受け取り、故郷へと転送する上で最低限必要な情報であったと考えられる。

海外から送還されてきた先友遺体は東華医院によって諸手続きが取られ、引き取り手のいるものは故郷広東へと転送され、身寄りのいないものは東華医院の附属施設である東華義荘に一時的に保管された。しかし、本来、遺体の代理運搬は東華医院の任務ではなく、東華医院はただ各県商会或いは善堂への連絡を行うことのみであった。従って、広東への転送業務はそれぞれの県商会、同郷会または善堂が行ったのである。東華医院から香港の台山商会へ宛てられた書簡には以下のようにある。

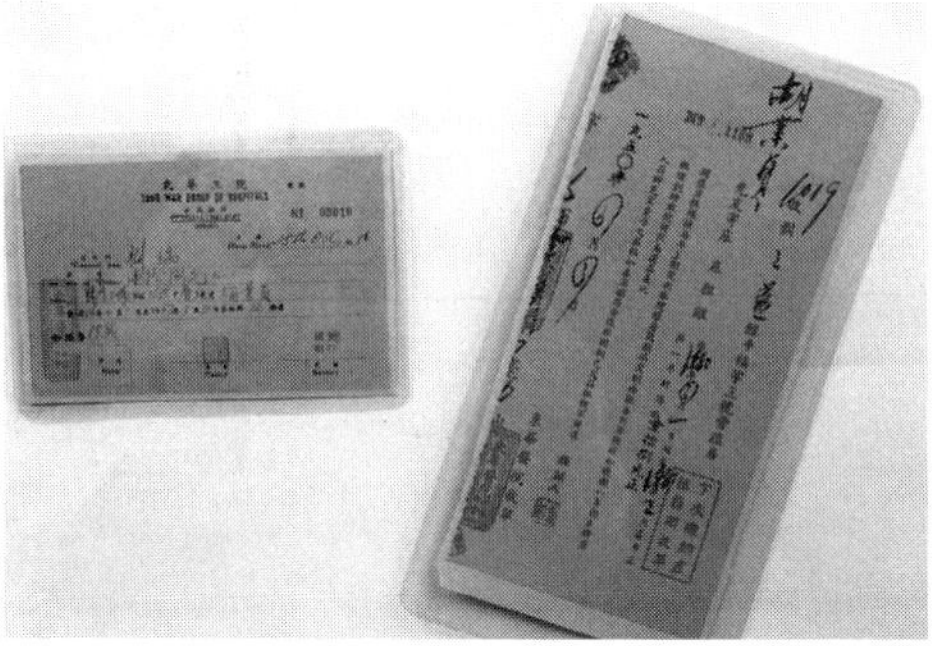

東華義荘に骨殖を預けた際に発行された受領書（1950年）および賃料支払の領収書（1956年）　右の受領書には遺体の姓名、手続きをした業者名、保管期間が手書きで記され、賃料は年18ドルであった。一年更新で未納が一年を越えると義塚へ埋葬された。（東華三院文物館提供）

台山商会　各位

拝啓　サンフランシスコ寧陽会館より、弊院に送られた先友の遺骨一五四具を寧城義荘に転送し、親族の引き取りを待つように配慮されたしとのことです。貴商会が慈善に心を砕かれてきたことはかねがね伺っております。ここに書簡をもって遺骨一五四具の転送を貴商会が代行し先霊を慰めて頂ければ幸いに存じます[11]。……。

カリフォルニアの寧陽会館から送還された骨殖の台山への輸送を香港の台山商会に要請していることがわかる。これと同様な例を示そう。

弊会は昨年第一グループとして先友遺骨三三具を送り、貴院の義荘で一時保管してあります。また貴院は規定により、これまで各県郷への代理運搬は行わず、ただ各県商会或いは善堂に通知して受領してもらうのだといいます。…（中略）…今、中山県の各先友の親族からの書簡では受領は順調になされたとの報告がありましたが、その他の各県の先友の親族からは未だ報告はないので、ついでに調査して下さい。七月七日にプレジデント号で送還された先友遺骨三八具、計□□大箱が到着しましたら、それを受領し、直ちに各県商会・善堂に対して早期受け取りを通知し、先霊が故郷で安らかなるようお願いします。(12)

これはキューバの黄江夏堂慈善会から東華医院に宛てた書簡の一節であるが、キューバから送還された遺体が広東の親族のもとに届いていないことに関する照会の件である。中山県の親族からは遺体受領の連絡がなされたが、それ以外の各県（開平・新会・台山・鶴山・恩平・花県）からは何の連絡がないという訴えであった。そこで東華医院に対して、各県商会・善堂への問い合わせを依頼してきたのである。

［香港の同郷組織による仲介］

香港には広東省の県レベルの同郷組織（商会などの呼称）が置かれ、商務を中心に様々な活動を行った。そして海外から送還される骨殖の受け取りと故郷への送還も重要な業務の一つであった。いくつかの例を見てみよう。東華義荘には珠江デルタ出身者の遺体が数多く安置されていたが、順徳県出身商人が結成した旅港順徳商務局は、一九二九年東華義荘に保管されている順徳県出身者すべての遺骨と棺のリストの作成を東華医院に依頼している。そして順徳県大良へ運搬した後は懐遠義荘に一時保管し、「長紅」（赤紙に墨字で書いた張り紙）を各地に張り出して親族に周知・領収させるようにした。(13)

遺体送還の仲介は必ずしも毎回円滑に行われていたわけではなかった。次の例はキューバの隴西自治公所慈善

表2　僑港新会商会、運棺業務収支表（劉毓芸作成）

収入	葬費（東華医院より）		
	飛枝梳活埠中華公所	2具	9.72元
	暹羅広華医院	32具	64元
	庇厘時彬四邑積善堂	4具	24元
	墨国磨得耀埠愛善堂	2具	20元
	金山砵崙埠中華会館	142具	426元
	金山芝城中華会館	1具	3元
	雪梨伍根埠	1具	5元
	古巴湾城隴西慈善会	17具	85元
		(201) 具	計636.72元
支出	陳洪記へ（運棺代）	245具	222元＋11.1元＋16.8元
	報関へ（10具）	25.2元	
	医院へ（工費）	2.8元	
			計277.9元
			残高計481.54元

会が送還した骨殖をめぐって、新会に暮らす李才祁の親族が葬費を受領できなかったことに不満を持ち、各方面に事実の照会を行うという出来事を示すものである。結局のところ、原因は葬費送金の中継ぎを行った僑港新会商会の司理である劉毓芸が書類作成時に問題となっている李才祁の遺体を他の埠頭から送還された別のグループに混入してしまったことにあった[14]。

この間の書簡のやりとりの中から、香港の同郷組織による運棺への取り組みの一端を伺い知ることができる。新会の仁育善堂の説明によると、香港から郷里への運棺事務は僑港新会商会の劉毓芸が処理し、陳洪記に実際の輸送を依頼しているという。その劉毓芸は次のような収支表を作成していた[15]（表2）。

一九〇九年新会商会公所として創設された僑港新会商会（一九一八年に改名）自身、早くから鶏籠環に義塚を所有していたが、アメリカ・ベトナム・キューバなどから送還される遺体は東華医院に保管を依頼しており、故郷への運搬も一部東華医院に委託されていた[16]。

東華医院は海外の慈善組織から葬費を受け取り、それを香港の同郷組織に送付していた。そして、各同郷組織はその葬費を故郷の善堂などに転送したのである。新会出身者の場合、僑港新会商会がそれを外埠別に取りまとめた上で広東の新会県城にある仁育善堂へと送金していた。さらに葬費を受け取った仁育善堂はそれを外埠別に各親族に分配したのである。
　葬費の受け渡しなど、香港での仲介業務は同郷組織の他にも、一般の商店が担当することもあった。要明出身者の葬費の受け渡しを従来は香港の永興祥が行っていたが、経営不振から閉店となり、店員がみな広東へと帰郷することになったため、同郷の商業団体である要明会寧工商局が葬費受け渡し業務を担当するようになったという。[17]

　故郷から遠く離れて暮らす海外華人にとって親族の骨殖が無事に故郷へと送り届けられるか否か心配であったに違いない。そのため、彼らの多くは香港や広東に居住する親戚などを緊急の連絡先として移民先の慈善組織や東華医院に通知している。

　ニューヨークに暮らす梁子康は紐約中華公所を訪問し、その弟である梁声寧の遺体の故郷への送還を依頼した。そのとき、彼は香港での連絡先として、皇后大道一四九号、永大銀舗の陳煜端の名を挙げている。陳は梁声寧の従兄弟であったことから、同族のネットワークが活用されていたことがわかる。[18]

　また、アメリカ方面との貿易を行う商社のギルドである金山荘を香港における連絡先として指定する例が多い。オーストラリアのクイーンズランドで西洋人相手の商売に従事する差厘賛記の同人らは金生泰号金山荘（徳輔道七五）を香港での連絡先に指定している。[19]さらにメキシコで商売を営む南海県九江出身の彭仕は先友の遺骨をサンフランシスコ経由で香港へと送還したが、香港到達後の遺骨の転送などについては香港の誠泰金山荘と連絡を取り、協議するよう東華医院に依頼している。運棺に関わる海外華人と香港東華医院との事務連絡において、金山荘の海外に広く展開している商業ネットワークが活用されていたことがわかる。[20]次の例は金山荘の保生昌から東華医院に宛てられた書簡である。

東華医院諸先生　拝啓　オーストラリアの新広生公司の関洪裕氏からの手紙によると、先友の遺骨一二具をパシフィック号にて送還しますので引き取り、内一〇名は香山人につき、石岐の與善堂へと転送を、また一名は増城人で、あとの一名は新安人なので、其々の親族に引き渡して下さるようお願いいたします。(21)

金山荘の商業ネットワークが慈善活動の一環を担っていたことが窺える。また金山荘は連絡役としてばかりか、実際に海外からの送金の際にも利用されていた(22)。

カリフォルニアで商店を営む鄧夏利は、中国側の連絡先として以下の所を指定していた。すなわち、澳門海辺新街門牌十八号関供達堂、開平県赤坎埠茂興号鄧爵栄或いは開平県護龍圩均昌隆鄧爵栄、である(23)。開平県を故郷とする鄧族の商業ネットワークがマカオを海外進出の拠点としてアメリカにまで拡大していたことが窺える。

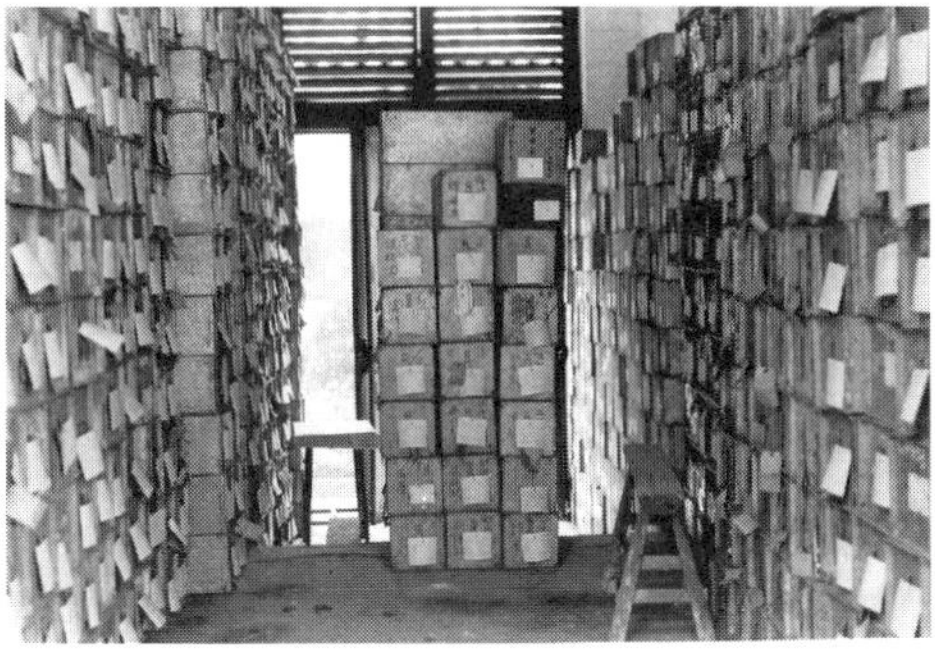

東華義荘に保管された骨殖（1960年）　骨殖房に保管され、故郷広東への送還を待つ大量の遺骨は19世紀後半以来、姿を変えた帰国者の波が継続していることを物語っている。（東華三院文物館提供）

［広東の慈善組織による受領］

異郷の地で逝去した者の遺体は最終的に遺族のもとに引き取られ、故郷の地に埋葬されるまでは基本的に何れかの慈善組織が一時的に保管せざるを得なかった（身元不明者は義荘に埋葬された）。広東人海外移民の主要な出入港であった香港は送還の際の経由地にあたったため、多くの遺体が東華義荘に保管されていた。また、広州の病院や善堂においても運回された遺体が保管されており、東華医院との密接な連絡のもと、遺体送還という慈善活動を支えていた。

広州方便医院から東華医院に宛てられた書簡には以下のような記述が見られる。

今、ベトナム・ハノイの広善堂普済医局から送還された第十二期の先友遺骨計一二五具を弊院にて親族の受領があるまで一時保管しています。貴院の取り扱い分二具について、その親族にベトナムから送られた証明を持って来院し、確認して受領するよう連絡してください。(24)

ベトナムのハノイにある広善堂普済医局から送還された遺体計三二五具を広州にある方便医院が保管することになったが、うち二具について東華医院に遺体の親属への連絡を依頼してきたのである。

海外の慈善組織、香港の東華医院および各慈善組織、そして広東の各慈善組織などは遺体の送還にあたって相互に密接に連絡を取り合っていた。海外の慈善組織から香港の東華医院に先友の遺体を発送したにも関わらず、東華医院から受領の返事が来ない場合には再度受領確認の書簡が送付された。次の書簡はカナダのビクトリアにある台山寧陽総会館が発送した照会状である。

本総会館は八月一日にロシア・エムプレス号によって運送費五〇〇元を送金し、併せて各邑の先友の遺骨一八〇〇具の安置をお願いしました。各県の善堂への転送に要する費用は各善堂の負担とします。しかし、二カ月ほど経過しても貴医院から返事が来ないので本総会館の役員は心配しております。どうか早急に連絡を下さりますよう。(25)

そして、各邑善堂として以下の組織が指定されていた。

台山余慶堂・中山福善堂・岡州福慶堂・開平広福堂・増城仁安堂
恩平同福堂・番禺昌后堂・東莞保安堂・順徳行安堂

さらに、カナダのビクトリアにある恩平同福堂の支部から東華医院に書簡が送付され、先友遺体七四具を太平洋輪船によって香港まで輸送するので、到着後に恩平県内の市場町である聖堂墟にある新錦綸まで転送するよう依頼がなされた。この新錦綸という商店の徐瑞華という人物は同時に同福堂の司事をも兼任しており、恩平人の善堂である同福堂のネットワークと商業ネットワークとが互いに重なり合っていたことがわかる。[26]

［送還ルート］

海外から送還された骨殖は香港東華医院を経由して広東の慈善組織や同郷組織などに転送され、最終的に親族のもとに送られるというルートが普通であった。キューバからの送還の例を見てみよう。

> 昨冬以来、キューバ・ハバナの李祁穠からの度々の手紙によると、亡き兄張矩会の遺骨はキューバの同郷者の援助のおかげで溯源堂（の手配した船に）搭載、送還された。貴院が各親族への連絡の手紙には、「本年一月か二月には（遺骨が）香港に到達するので時を置かずに引取られるよう。各界慈善の徳の盛んたるが知られよう」とあります。しかし、本年旧暦二月に兄嫁の梁氏が自ら貴院を訪ね、自らが遺骨を持ち帰ろうとした。梁氏が香港に来た日はちょうど貴院が遺骨を陳洪記に依頼し新会県城の仁育善堂に送還させようとした日の一日前でした。兄嫁が陳洪記を訪ねたところでは、約ひと月余りで到達するだろうとのことだった。

数家族が新会県の仁育堂に聞いたところ、皆未だ到達していないと言う。一体どうしたことか。陳洪記にどのように送還したのかを尋ね、（遺体が）安寧に埋葬されることを願います。(27)

キューバで客死した張矩会の遺体が慈善組織である溯源堂によって香港に送還されたという知らせを受けたその親族は、早速東華医院を訪ねたが、すでに運搬業者である陳洪記に運回を委託した後であった。そして陳洪記のところでは一ヶ月余り後に新会県城にある仁育善堂に到着するであろうと言われたのであるが、結局行方不明となってしまった。ここから以下のようなルートが確認できる。

溯源堂（ハバナ）→東華医院（香港）→陳洪記→仁育善堂（新会県）→故郷

骨殖の運搬には大量かつ安価な輸送が可能な河川・海上ルートが適しており、そのために迂回ルートが採られることもあった。

広州に暮らす雷鯤池からの手紙によると、雲南河口商会は雷沛華の遺骨を広州広仁善堂へ送還したので葬費二元とともに受領して安葬するよう求めてきたという。そこで、雷鯤池はすぐに広仁善堂へ赴いたが該堂はすでに閉鎖されていた。やむなく方便医院に問い合わせたところ、医院職員の話から、雲南から広東に送還される遺骨は必ず香港を経由して東華医院によって広東へと転送されることを知ったという。このことから雲南から広東までの輸送ルートは紅河を下り、ハノイを経由して一度船舶に積み替えて南シナ海を北上し、香港から運ばれていたことが窺える。(28)

河口商会（雲南）→ハノイ→東華医院（香港）→広仁善堂・方便医院（広州）→故郷

新会県は葵扇の生産で有名であり中国各地へと出荷していた。そうした葵扇の販売を行っていた商店の一つである陸豪勝葵扇庄は鎮江へ販路をのばしていた。その陸豪勝の店員陳伯伊が不幸にも鎮江で病死したため、その遺体は故郷新会へと送還されることとなった。次の書簡は広東省新会県にある善堂、愛群善院から東華医院に宛てられたものである。

弊院善堂の董事陸焯南氏からの手紙によると、陸豪勝葵扇庄はこれまで商品を鎮江で販売していたが、昨年五月に店員の陳伯伊（新会人）が鎮江で逝去しました。今、該庄は陳の遺体を怡和公司吉和号長江輪船にて上海から香港へと転送すべく、運棺のすべての手続きは手紙にて済んでいます。近日その棺柩は貴院に到着します。貴院は博愛を旨とした活動を行っていることが広く知られています。どうか先友陳伯伊の遺体が着きましたら、ご配慮下さい。さらに故郷への回籍・帰葬の便宜のために護照を発給して下さりますようお願いします。(29)

ここには愛群善院に遺骸受領依頼の手紙を書いたと思われる陸豪勝の陸焯南という人物が実は愛群善院の善董であったことが示されている。彼は慈善活動に関心の強い商人だったのであろうか、店員陳伯伊の遺体送還に対して協力を惜しまなかった。すなわち、香港東華医院および広東省新会県の愛群善院に書簡を送り、遺体の故郷送還に関して便宜を図ってくれるよう依頼したのだった。次の書簡は、鎮江の陸豪勝葵扇庄から東華医院に宛てて送られたものである。

執事先生　小庄の店員陳伯伊君は昨年鎮江弘仁医院にて病死しました。今、その子陳国がその棺柩を広東新会の原籍へ送還し安葬しようと考えています。現在､鎮江から怡和公司吉和号長江輪船にて上海へと運び、再びその会社の輪船にて香港に運送しました。棺の船荷証書および鎮江海関監督が発給した護照、鎮江弘仁医院による死亡診断書の二件も一緒に携行してあります。その棺が香港に到着しましたら、どうか代わりに新会の愛群善院へと転送して下さい。また、護照および死亡診断書の二件を受け取り、新会への運搬の便宜に利用して下さい。貴医院は慈善に熱心で誉は内外に満ちています。必ずや一視同仁、代わりに処理して下されば幸いです。

東華医院諸大善董　殿

中華民国二十三年九月二十二日(30)

遺体の運搬に際しては鎮江海関の護照および病院が発行する死亡診断書が必要であったことがわかる。こうして店員陳伯伊の遺体は鎮江から長江を船で上海へ輸送され、さらに香港へと転送され、そこから広東省へと送り返される予定となっていた。しかし、事は順調には運ばなかったようである。新会の愛群善院は東華医院に対して次のような返信を送付した。

拝復　大函拝受。陳伯伊の霊柩を貴院が受領し、義庄にて安置されたよし、感謝いたします。弊院はすでにその親族に連絡して、香港へ行き、商店を探して保証人としての印をもらい、柩を受領するよう促しました。ただ、陳伯伊の後継ぎは幼く、また香港に親しい商店もなく、当面香港に来て保証人を探すことは困難

図1　広東幇華人の運棺ネットワーク

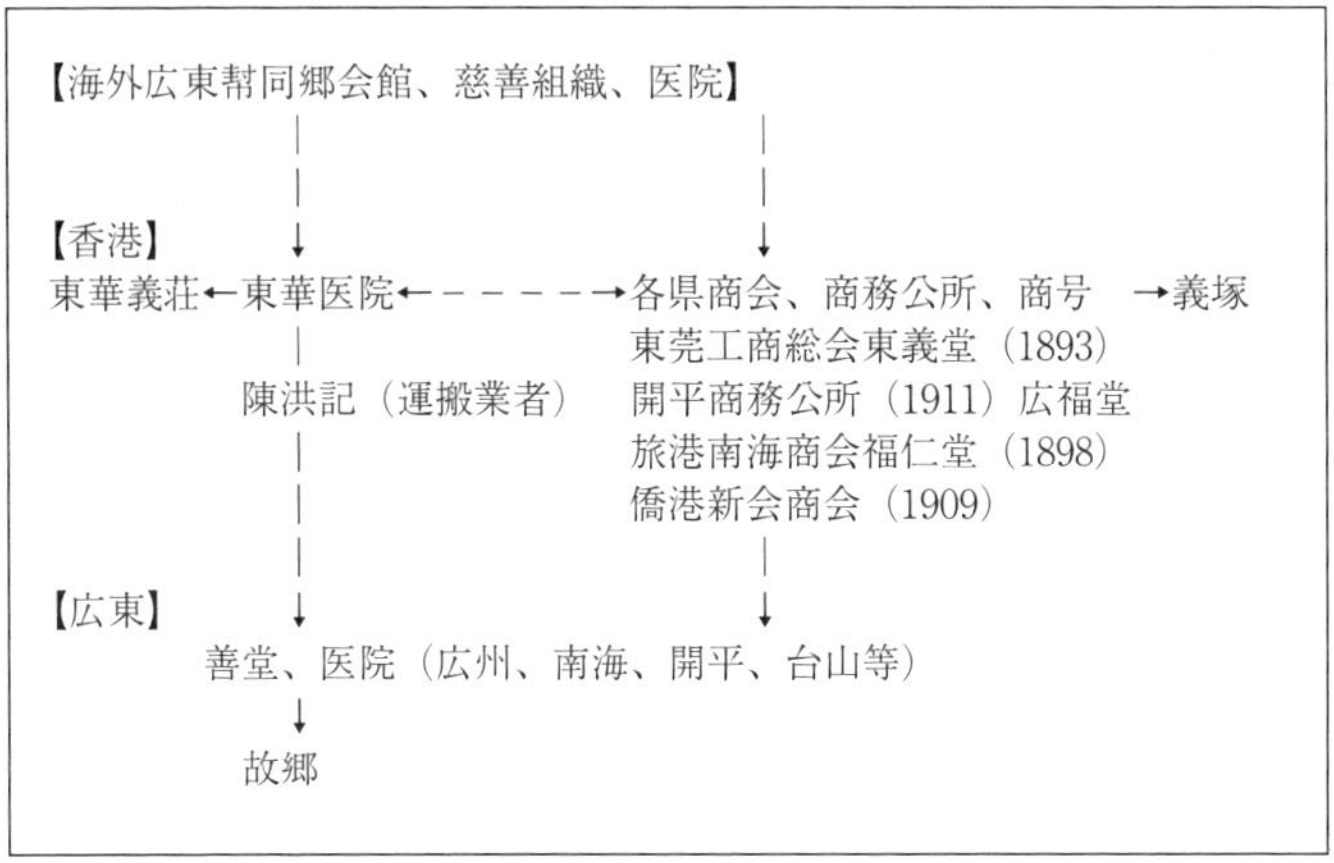

です。何とか救済して欲しいという親族の請願はまことに憐れであります。つきましては貴院に次回先友の遺骨を弊院に送還する際、ついでに陳伯伊の遺骨も送還して下さい。その費用は弊院が負担します[31]。

東華医院に一時保管された遺体を引き取るには保証人として香港の殷実なる商店の承認が必要であったが、逝去した店員陳伯伊の跡継ぎはまだ幼少で、香港に知り合いもいないため、他の遺体を新会の愛群善院に送還する際、これと共に送り返すように請願されたのであった。ここで想定されていたルートは以下のようである。

陸豪勝葵扇庄（鎮江）→上海→東華医院（香港）→愛群善院（新会）
→故郷

以上、東華医院を中心として形成されていた広東幇華人の運棺ネットワークの経路を図に示しておく。

東華医院が行った骨殖送還活動の地理的な広がりは鉱山開発やプランテーション栽培が進行した北米・中米・東南アジアを中心

に、その他広東幇商人の商業活動の及んだ地域に展開した。そして、それは多くの華人や広東幇慈善組織との間における、書簡による緊密な連絡および実際の輸送に際する協力があってはじめて可能であった。このように多くの人手と経費を費やしてまでも親戚や同郷の骨殖を故郷へと送還しようとしたのは何故であろうか。それは先祖の眠る土地に埋葬されたいという風水思想が根底に存在すると思われるが、慈善活動として組織的に行われたことには別の要因が考えられる。それは運棺に代表される慈善活動が広東幇華人の生活循環に深く組み込まれ、その円滑な流れを維持する重要な一構成要素となっていたのである。

海外華人による出稼ぎや商業活動において同族・同郷の結びつきは有効な社会資源として利用された。とくに移民ブローカーなどによる組織的な大量移民の場合、不慮の事故などによる移民の死に際して、同郷の慈善組織が助葬に尽力したであろう事は容易に想像される。四邑地方から北米・中米・東南アジアへと出稼ぎに行った者の運棺の多くはこうした事例であろう。

慈善活動はビジネス活動と表裏一体の関係として存在していた。東華医院による慈善活動の資金源は香港政庁からの補助金を除外すれば、その多くは商人の寄付であった。商業ネットワークによって利益を享受している者にとって既存のネットワークをいかに維持するかは最大の関心事であったと思われる。そのため、商業活動など私的利益追求の一方で、その調和的実現（＝「公」）のために慈善活動への配慮がなされていた。「私」的関係の中における「公」性の維持こそが慈善活動の存在意義だと考えられる。その意味で故郷と中継地、そして移民先とを結ぶ全移民過程に関わる華人ネットワークを総動員する形で行われる「運棺」という慈善活動はもっとも理想的な手段であった。そして、そこには送還される故人の意志とは別の論理が働いていたことがわかる。

第二節　難民救済――関東大震災時の横浜華僑救済

ある一人の華人にとって同族・同郷のネットワークに回路を繋ぐことは社会的上昇を図る上で重要な意味を持った。しかし、同時に相互関係の中で個人の自由や私的利益が制限される局面も存在したのである。

一九九五年一月一七日、兵庫県南部をマグニチュード七・二の地震が襲った。この阪神大震災は市民の日常生活を破壊し、人々に多大な人的・物的被害を与えた。そのような中、神戸の華僑たちは震災後の早い段階から救済のために組織化を進め、将来の復興に向けて力強く動き出していた。地震が発生してから三日後の一月二〇日には「神戸華僑震災対策本部」が設置され、自力更生の方針が決定されている。その後、神戸華僑は独自に救済活動を繰り広げていくが、それは華僑社会によく見られる相互扶助の伝統が見事に発揮されたものと言える[32]。

このような活動の中でとくに注目される点は、この対策本部の依頼によって、広東・福建など各同郷会を中心とした救済活動が繰り広げられたということである。具体的には、会員の安否の確認、避難情報の収集、見舞金や救援物資の配布といった被災者の生存に直接関わる、しかも極めて急を要する活動が各同郷会によって迅速に行われたのであった。もちろん、神戸華僑の救済活動全体としては、同郷会以外にも僑校である神戸中華同文学校が果たした役割(対策本部設置場所、華僑の避難・教育の場、地域住民との交流の場として機能)も無視することはできない。しかし、震災という緊急時の身元確認などの作業に際しては、親しい者同士の個人的つながり、いわば互いに「顔の見える人間関係」の存否が重要な意味をもってくると思われる。阪神大震災では、こうした「顔の見える人間関係」を把握しうる組織として同郷会が有効に機能したのであった。しかし、ここで注意しなければならないことは、同郷会の構成を詳細に検討した場合、その内部に親族関係や同業関係といった、別の人的結合の要素が重層的に存在していることである。したがって、現実の救済活動においても地縁・血縁・業縁という複数の人的結合要素が相互補完的に機能していたであろうことが推察されるのである。

さらに注目される点は、国内外の華僑・華人から救済義捐金が届けられたことである。一月二〇日、まだ交通機関が混乱する中、横浜および東京の華僑が真っ先に神戸へ救援に駆けつけた。そこには、かつて関東大震災の時、神戸に避難した横浜華僑が神戸華僑の援助を受けたことに対する恩返しの意味もあるとのことである。この他、神戸華僑総会には香港やシンガポールの総商会から義捐金送付の申し出がなされている。さらに同郷会のレベルでは、福建同郷会宛てに函館中華会館、横浜および京都の福建同郷会、そしてシンガポールの福建系同郷団体から義捐金が送付されてきている。また、広東同郷会に対しては横浜・東京の広東同郷会から、江蘇省同郷会へは大阪の江蘇省同郷会から、それぞれ義捐金が送られてきたという。

現在でも全国規模の懇親会を定期的に開催している在日福建華僑の例はあるが、神戸華僑がかつて東アジア諸地域の中国人コミュニティーとの間に有していた地縁・血縁・業縁のつながりは今日では希薄化しつつある。しかし、それにも関わらず、今回の神戸華僑の救済活動において伝統的な組織形態である同郷会が果たした役割は大きく、かつ海外華僑からの義捐金送付に見られるように一定の範囲内で同郷ネットワークの存在を確認することができるのである。

本節では一九二三年関東大震災時の横浜華僑に対する東華医院を中心とした広東幇華人による救済活動の経過を明らかにする。そして、横浜・神戸・上海・香港・広東を結ぶ広東幇の華人ネットワークの存在を示すとともに、個人とネットワークとの関係を考察することを課題とする。[33]とくに以下の点に関して焦点をあてることとする。

まず、救済活動の過程において同郷結合と同族結合がどのような関係のもとに機能していたのかということである。一般に同郷結合は同族結合に比べると、より広域的なネットワークを形成することが多いが、両者は緊密な連続関係にあったのである。[34] 救済という実際の活動の中で両者が互いに如何なる形で機能していたのかということの事例を示すことにしたい。

さらに関東大震災時の被災華僑に対する救済活動は一つの統合された団体、或いは指揮系統のあるタテ型社会関係のもとで組織的に行われたのではなく、香港の東華医院や神戸中華会館など諸地域の核組織がその持てる社会関係を動員して、複数の組織や個人が互いに水平的に連携しつつ目的を達成しようとしていた点が特徴的である。そこでは、組織の開放性・柔軟性を見て取ることができ、華人ネットワークの構成原理の特徴が示されたものと考えることができる。そして、このような救済面での協力は広東幇華人による日常的なビジネスやその他慈善活動など相互依存のネットワークの存在があって初めて可能となったのである。

香港所在の史料から日本華僑史の一齣が明らかになるということは当時の日本が広東幇華人のネットワークの一環に位置していた事実を示しており、同時に日本の近代の歩みにおいて香港、さらには華南地方との交流が無視できない存在であったことが窺えるのである。[35]

3　東華医院の海外ネットワーク

1　東華医院による救済活動

一九二三年九月一日、午前一一時五八分、マグニチュード七・九の大地震が関東を直撃した。横浜華僑の集住する中華街は狭い地区に料理店や各種の商店が密集しており、そのほとんどの建築物が地震と火災によって消滅した。当時の横浜華僑の人口は五七二一人と推定され、その内死亡者は一七〇〇人ないし、二〇〇〇人余りと言われており、横浜華僑の約三〇％が震災で亡くなっている。横浜市全体の死亡率が四・七％であることを見ても中華街が受けた被害の深刻さが窺える。[36]

震災の被害を受けた横浜華僑は以下の二つのルートによって帰国していった。一つは横浜から神戸・大阪経由で香港へと向かう香港ルート、もう一つは横浜から神戸・大阪経由で上海へ向かった上海ルートである。両者の違いは華僑の出身地に帰因するものである。震災前、横浜華僑の大多数は広東省出身者であり、これに浙江・江蘇両省の出身者が続いた。実際に、横浜から出港し、九月一九日に神戸に入港した南生号には四五一人の中国人が乗船していたが、その出身地別内訳は浙江省が二四〇人、広東省が一六一人、江蘇省が四五人などであった。横浜から神戸・大阪にはおよそ四〇〇〇人の横浜華僑が避難していったものと推定されている。(37) このように横浜華僑の帰国ルートには華中・華南の二つのルートが存在していたのである。そして、香港東華医院との関連においては、華南ルートが重要な役割を果たしたのである。

大阪では北幇公所と南幇公所によって華僑の接待がなされたが、その一部が上海・青島・大連へと直接送り還された他、多数が神戸へ送られた。神戸では華僑を中心にして救護団が組織されて、食糧・衣服・医療などの援助が行われた。救済資金は函館・神戸・長崎の華僑、香港・上海の中国人、および日本人の団体からの義捐金によって賄われた。

ここでは横浜被災華僑に対してなされた救済活動、とりわけその中心的部分をなした神戸から故郷広東への避難という一局面に焦点をあて、その中で香港の東華医院が果たした役割、及び広東人のネットワークがどのように機能したかを検討する。震災時の東華医院による救済活動の究極的目標は「骨肉完聚」、すなわち離散した家族の再会におかれていた。そして、広東人の同族及び同郷ネットワークが相互補完的に機能した結果、横浜華僑は故郷広東へ到達、あるいは「骨肉完聚」が実現されたのであった。

①経済的援助

神阪中華会館には華僑救災事務所が設置され、その後の救済活動の中心となっていった。九月五日、神阪中華会館は香港東華医院に打電し、華僑が置かれた窮状を訴えて義捐金を要請した[38]。

これに対して東華医院は董事局会議を開催し、主席陳殿臣から「我国人多在日本留学経商、此次災情応要籌賑」と、救済の必要性が指摘された後、羅旭和が欧米商人の対応として香港商業会議所（Hong Kong General Chamber of Commerce、一八六一年設立）の動きが紹介された。それによれば、彼らは震災籌賑にあたって中国商人との協力を望んでおり、代表七名が選出されたという。一方の中国人側からは代表として、羅旭和・周少岐・李葆葵・黄屏耀・何世光・陳殿臣の六名が選ばれた。また、香港政庁から二五万香港ドルが、匯豊銀行から五万香港ドルが日本の震災籌賑にあてられることが決定されたという。

会議では資金調達法が検討され、東華医院の総理・協理、保良局総理、華商総会値理が「沿門勧捐値理」として選出され、華人社会から幅広く寄付金が募られることとなった。そして、さし当たり東華医院の有する「施粥賑災余款」を送金することとされた[39]。

そして東華医院は神戸中華会館に対して籌賑にあたって、香港商業会議所及び華商総会と協力して救済活動に乗り出す旨を打電し、東亜銀行から住友銀行経由で中華会館に日本円で五〇〇〇円を送金した（その後、さらに五〇〇〇円を追加支援し、寄附金総額は一万円となる）。また、香港商業会議所は米五〇〇トン、牛肉八〇〇〇ポンド、バター一五〇ポンドを神戸の太古公司の支店を通じて被災民に散賑した[40]。

神戸華僑救災事務所は、香港東華医院との連絡の他、上海の寧波人の同郷ギルドである四明公所及び広東幇の同郷ギルドである広肇公所へも書簡を送って協力を要請した[41]。これは神戸から上海へ送還された広東人被災民を将来広東へと転送する場合に備えての措置であったと考えられるが、それ以上に、上海の寧波人および広東人の同郷ギルドと神戸華僑との間に救済ネットワークが形成された点は興味深い。

被災した横浜華僑は加拿大皇后船・吉生船・芝沙力船・丹鴨家船・威爾遜総統船・丹後丸などによって香港へ

と送還され、その総数は二八〇〇余名に上った。そして帰郷費用として各人に大人一五香港ドル、子供一〇香港ドルが支給された[42]。

香港へ送還された被災華僑に対しては各県の同郷組織も独自の救済措置を取っていった。香港に暮らす広東省香山県出身の商人で組織する駐港香邑僑商会所は同県出身の被災民に対して救済金の支給を行った。そして、同郷者への広報を東華医院に対して依頼している[43]。

こうした経済的援助に要する費用は東華医院の董事（多くは香港の富裕な中国商人）たちの寄付に頼ったほか、個人商店などに縁部（募金帳）が送付されて勧捐が依頼されたのであった[44]。

結局、東華医院に送られた義捐金は被災華僑に対する経済支援および東華医院が当初立替えた急賑費用の埋め合わせとして使用され、残金約二〇〇〇香港ドルに関しては東華医院の董事局会議において、当時なお救済活動を行っていた香港商業会議所に委託されることが決定された[45]。香港の商業エリート社会において日本華僑に対する義捐金による救済活動は東華医院・華商総会・香港商業会議所の三団体名義によるものと了解されていた。しかし、一般的に考えても震災による被害者に対する救済は単なる経済的支援のみで完了するものではなかろう。むしろ、次に検討する、より安全な地域への避難誘導、離散家族の再会など、身元に関わる問題の解決こそが必要とされていたのである。そして、こうした方面における救済こそが東華医院のもっとも得意とする救済活動であり、それを可能にした条件として、東華医院が有した広東人ネットワークの存在を挙げることができるのである。

②身元照会

震災による混乱は多くの親子生き別れの悲劇を生んだ。家族はあらゆるつてを頼って行方不明の子供を探したことであろう。被災者の多くは故郷広東へと避難したが、その際、香港は帰郷する華僑が必ず経由する中継港であったため、帰郷華僑の情報は香港の慈善組織である東華医院に集中した。その結果、多くの身元照会の問い合わせや捜索願いが個人或いは横浜・神戸の中華会館から東華医院へ寄せられた。避難民を受け入れた東華医院では帰国華僑のリストを作成して、こうした問い合わせに応じていった[46]。そして、無事に保護されて家族との再会を果たした被災民からは東華医院に宛てて感謝の手紙が送られている。以下、いくつかの事例を紹介しよう。

鄙人在横浜埠逃難、幸脱険遇救往神戸埠。惟有児子初時不知宗跡、及抵神戸中華会館得悉救出、由加拿大輪船載回香港貴院発領。懇請暫留、待鄙人返港親自領回[47]。

アメリカ西海岸方面との貿易を行うギルド、金山荘の一つである横浜の広勝隆を営む曽楚雲は横浜を逃れて神戸へと避難することができたが自分の子供の行方を見失ってしまう。急遽、神戸中華会館へ赴いたところ、幸いにも子供は香港へ送り還されたことが知らされる。そこで曽は東華医院へ書簡を送り、子供の一時保護を依頼したのであった。

東華医院に身元照会を行ったのは行方不明者の親だけではなかった。次に示す事例は、広州に住む親戚が横浜に暮らしていた一家の消息を憂慮し、東華医院に救済を求めたものである。

茲查有敝戚趙承滔年十七歳、趙承科年十歳、一家八口子、遺只此両人。在横浜遇災獲救得慶更生。聞已転徙神戸、承滔等尚逗留該処。尋訪其父母弟妹踪跡、毫無着落、大概已無生存之希望矣。其兄弟皆生長横浜、向未澢帰祖国。此次遭難零丁孤苦、無可奔投。当蒙仁人憫念、以輪船載還粵中取道必経香港。到時懇求善長妥為接応。並乞函知省城広済医院紳董易子莊翁関照。自能送返番禺河南瑶頭郷原籍。其家中尚有祖母、年雖

老耄、猶可相依。(48)

この手紙によると、震災によって両親および兄弟の生存が絶望視される中、僅か一七歳の趙承滔と一〇歳の趙承科のみが残された。現在は神戸に逗留している模様だがいずれ故郷広東へ帰郷することが予想されたため、その際に必ず経由するであろう香港の東華医院に対して、両名の保護及び広州の慈善組織である広済医院の紳董易子荘への協力依頼が要請されている。

連絡を受けた東華医院は早速、広州の広済医院の易子荘に書簡を送り、兄弟を広州から故郷番禺へ送還するよう依頼し、香港から広州への道程は東華医院が代理に委任して、護送させる旨を伝えている。(49)結局、趙兄弟は神戸から丹波丸で香港へ行き、帰郷旅費を受領した後、香港に住む族人の趙成耀のもとに引き取られ、その後、香港に迎えに来た祖母とともに無事郷里に帰ることができたのであった。(50)

この例においては二つの華人ネットワークが示されている。一つは広州・香港・横浜を結ぶ親族関係に基づくネットワークである。書簡の差出人である広州の麦公敏は独自のルートによって横浜に暮らしていた母方の親戚にあたる趙一家の消息をつかんでいたと推定される。そして香港から故郷番禺への送還はこの同族ネットワークによってなされたのである。もう一つは神戸の中華会館、香港の東華医院、広州の広済医院を結ぶ広東人による慈善のための同郷ネットワークである。この趙兄弟の事例ではこのネットワークによって神戸から香港へと送還されたのであるが、その後の香港から広州、そして番禺までの送還も同郷ネットワークが利用される予定であったのであるが、実際には同族のネットワークが機能することによって番禺へと帰郷することができたのである。同族ネットワークおよび広東人の同郷ネットワークというレベルの異なる二つの華人ネットワークが相互補完的に機能していたことがわかる。

一般的に移住先において一族の勢力が大きい場合、同族結合は宗親会などの形で組織化されるが、こうした現象は緊急時においても見ることができる。広東省高明県の譚族は横浜へ多くの親族を送り出していた[51]。横浜から避難してきた族人五七名が東華医院の援助のもと香港経由で広東省高明県へと帰郷している。東華医院へ送られた感謝状の差出人には「広東高明譚族救済旅日同宗会」とあることから、族人救済のために同族ネットワークが活性化して、臨時に組織化が図られたことを窺わせる[52]。

横浜・神戸・香港・広東を結ぶ同族ネットワークは抽象的・観念的なものではなく、具体的・実際的な人間関係、いわば顔見知りの間柄であった。次に示す、東華医院から神戸中華会館に宛てた書簡にはそのことが示されている。

貴埠有被災小童一二百名之多、流離失所無人認領。藉悉之余殊深憫惻。特此専函奉達。請貴会館将該小童毎人撮影小照一張、寄来弊院以便在港登報。冀得其親属認領、俾骨肉完聚、実為徳便[53]。

惟聞有災僑報称、目下尚有中国孤児三百名口、留在東京無人認領。……今敬求貴会館調査此事確否、如確則請設法拯救。並請将此孤児影相片付下、俾得登報紙告白、覓其父母親属認領、骨肉完聚。蓋前数船回里之災僑有称、尚失去子女不知存亡者也[54]。

前者の例は、神戸中華会館に保護されている横浜華僑の子弟たちの顔写真を香港の新聞に掲載してその親族に知らしめ、受領を促そうという東華医院の提案である。子供たちの肉親が香港に避難していたという可能性もあるが、ここでは香港あるいは広東に暮らす「親属」に対する呼びかけと解釈することができる。そのことは後者の例で東京に残された中国人孤児三〇〇人の身元照会先を香港・広東の「父母親属」と想定していることからも窺えよう。写真による身元照会というこの東華医院の提案が現実的な意味をもつものとすれば、横浜華僑と広東・香港に暮らすその親族との関係はきわめて密接なものであったと考えることができる。

③故郷送還

東華医院董事局の会議での決定によれば、香港に送還された被災華僑のうち、帰る家も身寄りもいない子供はすべて香港にある各県の商会組織に身柄の保護が委託された。そして、それ以外の大人については尋問の上、旅費を与えて帰郷させること（「資遣回籍」）とされた[55]。

実際の送還業務にあたっては各地の広東人同郷組織が重要な役割を果たした。

神戸から上海へと送還された横浜華僑の中には広東への帰郷を希望する者が含まれていた。そこで、上海に寓居する広東商人が組織した粤僑商業聯合会は被災民八名の広東への送還を輪船会社に委託し、この輪船会社から東華医院に対して被災民の一時収容が要請された[56]。

一〇月一三日に神戸を出港した浩生号で香港に入港した香山県出身の横浜華僑四名は東華医院から宿泊の便宜を受け、故郷香山県に送還される予定であった。しかし、当時香港と香山県を結ぶ航路が断絶されていたため、香港の香山県出身商人の同郷組織である香邑僑商会所は東華医院に書簡を送り、マカオ行きの乗船券の無償給付を要請した。緊急事態に直面して、被災華僑のマカオ経由での帰郷へと救済方法を瞬時に変更していったのである[57]。

東華医院は香港に送られてきた華僑のために様々な便宜を供与した。まず、華僑の一時的収容のために客桟（宿）を手配した上で、艀船を出して避難民を上陸させた。また、警察に通知して更練（地域の武装勢力）の派遣を依頼している。さらに病人や負傷者の治療のために医師を同行させ、また各船舶ごとに被災民の登録が医院の司事によって行われた[58]。帰郷費用（大人一五香港ドル、子供一〇香港ドル）は東華医院の賑災款の項から支給することとされた。そして、被災民の中でも香港に親族のいる者はこれに身柄を引き取らせ、それ以外の者には安全のために特別の襟章を携帯させて帰郷させることとされた。

こうした措置に対して広東の行政当局も協力を惜しまなかった。広東省長の廖仲愷は代理三名を香港に派遣して東華医院の董事局会議に出席させ、善後策を協議している[59]。廖は広東の税関などで先の襟章を付けた被災民が保護された場合、その帰途の安全を約束する旨を東華医院に伝えてきている[60]。

広東方面では各慈善団体も被災華僑の救済に乗り出した。すなわち、広州の各善堂を中心にして「広東籌賑日災総会」が組織され、広済医院内に事務所が設置された。そして、救済にあたっての東華医院との打ち合わせのため、代表として恵行善院の陳香隣および広仁善堂の徐樹棠が香港へと赴いた[61]。彼らは東華医院の董事局会議に出席して、広東に帰郷する被災華僑の人数の把握、華僑の帰郷に際して兵艦による保護の用意があることなど、来港の目的を説明した[62]。

広東への帰郷を希望する被災民は名簿に登録されて故郷へと送還された。「籌賑日災総会」は円滑な送還のため、今後香港に送還されてきた被災華僑が属する幇・船名・寄港時間などを事前に徳輔道西の炳記行へと通知するよう、東華医院に依頼している[63]。香港に恒常的な事務所を持たない「籌賑日災総会」は何らかの繋がりを有する香港の商店に広東との事務連絡を委託していたのであろう。広東の善堂と香港東華医院とは相互に組織化された関係下で協力したのではなく、それぞれが有する多様なネットワークを動員することによって、救済活動を効果的に行うことができたのである。ここにも制度化されないネットワーク形成の柔軟性を見て取ることができよう。

このような横浜華僑の本国送還は東華医院が創設以来行ってきた難民救済活動の延長線上に位置づけることが

できる。清末、中国国内の戦乱や自然災害を逃れた大量の難民が香港へと流入した。また、誘拐され海外へ売られ、現地植民地政府によって保護され、香港に送還されてくる子女は跡を絶たなかった。東華医院はこれを収容、あるいは旅費を与えて帰郷させたのである。一八七八年には子女の保護事務は基本的に新設の保良公局に移管される[64]。一九一〇年、病人との雑居状態を避けるために棲流所が設置され、専門的に「過境難民を安置」することとなった[65]。

このように、横浜被災華僑に対して香港の東華医院は旅費の支給など経済的援助、身元照会、故郷への送還といった救済活動を展開していった。そこでは横浜・神戸・香港・広東を結ぶ広東人の同郷ネットワークが有効に機能していたのである。このネットワークは同郷組織相互間での日常的な商業・慈善活動を通して形成されていた安定した関係を前提に展開されたものであった。一方、今回の横浜華僑救済においては、地縁・血縁といった機縁を共有しない者同士が臨時に組織化を行って活動を展開した例が見られた。次章では、このような組織化のあり方について紹介する。

２　加拿大皇后船中国人乗客船員による「日本地震災僑救済会」の救済活動[66]

アメリカから太平洋を越えて日本近海に来ていた英商昌興公司（Canadian Pacific Steamships, Limited）の加拿大皇后船（Empress of Canada）は九月二日、同公司のエンプレス・オブ・オーストラリア号からの無線連絡により関東大震災の惨状を聞き、横浜へと急いだ。翌三日、横浜に到着したが、すでに来航していたエンプレス・オブ・オーストラリア号には華僑約五、六〇〇名を含む被災民千数百名が避難していたが、同船は故障のため出航不能となっていた。そこでサンパンによって華僑約二〇〇名を含む八、九〇〇名を加拿大皇后船へと移し、神戸・上海・香港へと運航することとなった。この時、港にはまだ数百名の被災華僑が残されていたため、昌興公司の華人マネージャーである李毓坤は同船船主に彼らの救済を請願した。しかし、同船はすでに満員であったため、女性と子供百余名を優先して乗船させることとされた。

この後、同船内の中国人乗客・船員らは「災僑救済会」を発起し、主席に鄧春泉、中文書記に梁均黙、英文書記に洪焜蓮・李毓坤、会計に王泰為をそれぞれ任命したほか、募捐員数十人を選出して船は出航した。船内の中国人から衣服および義捐金を募集したところ、衣服七、八〇着と三〇〇〇余香港ドルが集まった。

そして、船内において救済会の会議が開かれ、神戸・上海・香港の各同郷、並びに南北政府・報界・慈善団体に対して救済依頼の電報を打つこと、被災華僑の身元や希望する送還先等の調査を行うことが決議された。調査の結果、乗船している被災華僑三九〇名中、神戸での下船希望者が一一六名、上海が一一七名、香港が一五七名であった。

五日、神戸に到着し、救済会の代表五名が被災華僑とともに神戸中華会館に赴き、船中の被災華僑のための薬品・衣服の供与を請願した。六日、神戸を出港。

救済会の職員たちはさらなる義捐金負担の方法を協議し、行き先を問わず大人は一律に一〇香港ドル、一一歳以下の子供は五香港ドルを負担することが決められた。七日、すべての乗客・船員を集めた全体集会が開かれ、経過説明に続き、義捐金負担の方法に関する同意が得られた。その結果、合計三二〇〇香港ドル余の義捐金が集められた。なお、その内の一五〇香港ドルは徴信録発行の経費として保留することとされた。

上海では約百人が下船した。さらに、上海から中国人船員によって香港東華医院に電報が打たれ、避難民約二五〇人が香港に向かっていること、衣服など生活物資の援助が必要であることなど、救済要請がなされた(67)。同時に身元不明の子供一一名の氏名・籍貫を明記した書簡が送られ、その捜索および保護が依頼された(68)。

一一日、香港に到着。先に紹介したように香港東華医院によって被災華僑の救済が図られ、帰郷費用が支給された。そして、九月一八日、救済会から東華医院および華商総会宛に徴信録及び義捐金の残余が送付され、救済会の使命はここに終了した。(69)

横浜の被災華僑二百余名の乗船費を免除した英商昌興公司、および自らの食糧を減らし、義捐金の供出をも辞さず、被災華僑の救済に尽力した加拿大皇后船の船員・乗客に対して、東華医院は謝意を表した手紙を送付している。(70)

ここに紹介した「災僑救済会」はいわばボランティア組織のようなものであろう。偶然乗り合わせた船舶に被災華僑が乗船してきたことにより、船員・乗客たちは自主的に救済活動に乗り出したのである。具体的には義捐金の募集という目的のために組織が作られ、目的達成と同時に、会計報告を主な内容とする報告書である「徴信録」の作成・配布という手続きを完了し、組織は解散したのであった。

「災僑救済会」を結成した人たちは救済活動を行うことによって、何らかの直接的な利益や名声を求めていたのであろうか。人々の間に地縁・血縁関係が存在する場合には、伝統による関係継続性が強いため、ギブ・アンド・テイクによる自己利益追求という打算が働くことが容易に想像できるが、この事例からはそうした打算は見出しがたい。あるいは、因果応報といった、善い行いをすれば必ず果報が得られるであろうという素朴な観念にもとづいたものとも考えられる。

「災僑救済会」を主導した人々は、結果的にその義なる行いに対して賞賛を獲得することができた。ここで注目したいのは、彼らの義という名目的動機ではなく、その集金力（同時に拠金力でもある）である。彼らは被災華僑の救済という「公」的目的を掲げることで、同船した人々の「私」的財産を供出させることができたのである。民間社会における諸慈善活動に要する諸経費はこうした私有財産によって負担されていたのであり、有る意味で「私」を「公」に転化させ、財の再分配を行うために、「災僑救済会」は組織化されたとも言えよう。

しかし、逆に義捐金供出を迫られる側からすれば、こうした救済活動への協力要請は少ない方が望ましく、「災僑救済会」の解散はこうした負担の継続からの解放を意味したのである。中国の民間社会における自発的な組織が存続するためには、まず参加する各個人の自己利益追求が保障される必要があるが、同時に組織的活動を行うための資金を調達する上で、「公」の再生産を可能とするような文化的基礎が不可欠となるのである。そして、地縁・血縁関係こそはこうした組織を永続化する上で最も有効な文化要素であった。もっともこうした社会関係も個人を人格的に支配するというものではなく、人々が置かれた社会環境に応じて可変的に選択されてゆくものなのである。

被災した多くの横浜華僑が故郷広東へと避難していったのであるが、開港以来横浜に築かれた華僑社会の再建には彼らの横浜への帰還が必要であった。九月二九日、横浜中華会館の代表である孔雲生は東華医院へ宛てた書簡の中で次のように述べている。震災によって建物は消失してしまったが、会計事務・銀行の預金・不動産の整理・保険金の賠償などの各種手続は華僑本人の横浜帰還があって初めて着手可能となるのであり、そうすれば従来の産業は次第に回復してゆくであろう、と。そして、横浜への帰還を促すように宣伝を東華医院に依頼している。[71]

以上、東華医院の史料を中心として横浜華僑への救済活動を見てきた。そこでは被災華僑の故郷広東への送還に際して、各地の華人組織、とりわけ広東人による同郷組織が密接に連絡を取り合い、救済活動を円滑に行っていたことが明らかとなった。これは横浜・神戸・香港・広東をカバーする広東人の同郷ネットワークが日常的に行っていた商業・慈善活動の経験を前提にして、初めて可能となるものであり、そうした協力体制は一つの恒常的システムとして機能するに至っていたと思われる。

そうした広東人ネットワークの中にあって、香港は歴史的にヒト・モノ・カネのネットワークの中継地として存在してきたことから、香港最大の慈善組織である東華医院には被災者に関する各種情報が集中し、実際の送還にあたっても重要な役割を担い得たのである。

第三節　華人医院のネットワーク

華人の個人同士の信用によって自生的に結ばれたネットワークは職業斡旋・資金融資・生活扶助など様々な機能を担いながら発達し、次第にその機能の一部を制度的に保障させるようになる。そして華人社会において客桟・合会・同郷組織などの組織が発生する。すなわち、華人ネットワークにおける社会組織の設立は移民から経済的成功を目指す一連の過程における特定機能の制度化と見なすことができる。

本節ではこうした特定機能の中でも医療の制度化の様態を検討する。故郷広東から香港さらに東南アジア・北米へと出稼ぎに出た移民たちの多くは劣悪な生活環境下で長時間の肉体労働に従事し、常に病気や怪我に見舞われる危険性と隣り合わせであった。そのため医療（中国医学）の無償提供は華人移民社会が組織的に行う重要な活動の一つであった。やがて東南アジアをはじめとする各地の海外広東幇華人社会において民弁医院の設立が相次ぎ、技術協力などを通してネットワークが形成されていった。

近年のアジア太平洋地域における帝国医療と移民の関連を論じる研究は、疫病流行を契機に中国人移民に対して人種と健康を軸にした人種差別的移民政策が形成されたことを明らかにしている。しかし、そこでは、中国人はチャイナタウンに閉じ籠り、病気を隠匿する、近代医学を理解しない人々としてのみ描かれ、中国人社会の医療伝統についてはほとんど配慮されてこなかった。確かに衛生制度の国際的な展開を図った帝国主義諸国のように、チャイナタウンの中医が組織化されることはなかったが、中医独自の医療ネットワークが形成されていたのである。一八八〇年代、帝国医療が国際的に「バイオ・ポリティクス」を始動し、人種主義的に「境界」を設定し、民族を分断した時期、中国人社会はそれとは異なる、「気」でつながる慈善のネットワークを形成していたのである。

また、最初は政治的無権利状態にあった華人移民の中からやがて社会的上昇を達成する者が現れ、現地の行政に影響力を及ぼすようになる。香港においては参政権のない華人は東華医院を設立し、それを通して政庁に対して政治的要求を実現していった。香港における政治的基盤の扶植において華人のネットワークの結節点としての香港の地政学的な位置が重要な意味を有していた。

一九世紀末から二〇世紀初頭にかけて、広東・香港、そして海外華人社会において慈善組織が相次いで設立されていった。それらは在地の社会環境に応じて善堂・会館・同郷会・廟など多様な形態となって現れたが基本的には僑胞に対する慈善活動を行うボランタリーな組織であった。そして、広東幇の場合、その多くが伝統的中国医学にもとづく無償治療を行う「民弁医院」という形態を採用していたのである。無論、東華医院の医療・社会・政治など多岐にわたる活動の中で「医院」としての顔はその一部を表しているに過ぎない。しかし、「医院」という形態が採用されたこと、そして、そこでは中医薬にもとづく贈医・施薬が行われていたことは、広東幇華人の海外展開のあり方を考える上で一つの手がかりを提供していると思われる。

3　東華医院の海外ネットワーク

1　民弁華人医院の誕生

清末期、伝統的中医薬による治療を行う「病院」の例はなく、東華医院はその先駆であった。一九世紀末から二〇世紀初頭にかけて各地の華人社会に誕生した華人医院を以下に挙げておく。

方便医院（広州、一九〇一）、広済医院（広州、一八九三）、鏡湖医院（マカオ、一八七一）、同済医院（シンガポール、一八八五）、同善医院（クアラルンプール、一八九四）、南華医院（ペナン、一八八四）、広肇医院（チョロン、一九〇七）、普済医局（ハイフォン）天華医院（バンコク、一九〇七）、中華医院（プノンペン）、東華医局（サンフランシスコ、一九〇〇）、恵華医院（ホノルル、一八九七）等。

こうした華人医院は疫病の流行を契機に設立されるケースが多く、植民地政府など西洋人社会からの公衆衛生改善の圧力が一つの推進力となっていた。そのため、多くの華人医院の設立に西洋人が関与していた。しかしながら、当時、多くの中国人が西洋式病院に対して恐怖心を持っていたため、華人エリートたちは伝統的中医による「医院」設立の必要性を力説したのである。

設立当初、西洋医療に対する恐怖心および華人医院の前身が善堂であったことなどの理由から、多くの中国人が華人医院を利用しようとはしなかった[72]。病気の症状が重くなってはじめて病院へ行くということが多かったため、患者の死亡率はかなり高かった。実際のところ、「患者として入院した者が棺桶に入れられて出てくる」事が多いので、人々にそうした悲惨な情景を見せないよう病院の壁を高くするということもあった[73]。

方便医院[74]（広州）

［沿革］一八九四（光緒二〇）年、疫病流行時、伝染病患者の収容施設として方便所が創設される（広州西門外高崗。現在の市一人民医院所在地）。一九〇〇年、収入不足の折、旅港商人の陳鶴雲および丘静軒による香港での募金活動の結果、施設が拡充される。さらに陳恵普・梁峙庭らはこうした状況を見て、広済・崇正・愛育の各善堂より資金援助を獲得した。翌年、方便医院と改称。一九三八年、日本軍による広州占領後、フランスのカトリック教会および日本の管理下に置かれ、中医に代わり西洋医学が採用される。日本の敗戦後、アメリカおよび国民党官僚

の支配を受ける。

［董事］創設は鄧熙琴・呉玉階・鄧秀峰・李煥堂などの募捐発起による。その業種は南北行（中薬行）、金絲行（絲綢業）、三江行（土什貨業）など。「光緒二十五年倡建総協理」によると、高舜琴・招雨田・劉渭川など一九世紀末から二〇世紀初頭に香港東華医院の主席総理をも勤めた有力商人の名が掲載されている。

［活動］清末の広州には地方から大量の下層労働者が流れ込み、疫病の流行と相俟って、大量の死体が都市内部に滞留していた。方便所は当初遺体の確認および埋葬、病気の治療などを行った。後に病室・安置室など十余室が増築され、重病患者や異郷で客死した者が収容された。

その後、沿門勧捐が行われ、さらに茶楼・酒楼・渡し船に救済箱が設置されるなど、広範な社会層から義捐金が集められた。とくに海外華僑からの寄付は重要な割合を占めていた。資金の増加にともない、活動範囲が広がる。従来の業務に加えて、施薬・急賑・救災・施棺・施衣・華僑の遺骸の保管、故郷への運送などを行うに至る。さらに華僑に対しては、ベトナム・カンボジアで疫病が流行した際、方便医院は医師を派遣して救済活動に尽力した。こうした慈善活動は広く華南や海外に暮らす中国人の賞賛を浴びるようなり、広州の巨商の中には、方便医院の理事や董事職に就任することで社会的地位の向上を図る者も出てきた。

鏡湖医院(75)（マカオ）
［沿革］一八七一年、華人の沈旺・曹有・徳豊・王六らによって土地登記がなされ、設立の基礎が固まる。一八七四年創建総理に代わり、総理一二名を選出する。一九一九年、留医所が設置される。一九二一年、保嬰部が設立されて後、次第に西洋医学が導入されるようになり、一九四四年ついに中医中薬は停止される。
［董事］設立時、倡建値理は一五二人であったが一八七四年に総理一二名が選出された（沈栄賁・馬光延・崔鵬挙・

蔡応森・陳麟・趙保祥・何賚・陳子祥・曹応達・劉学昭・曹応賢・杜揚顕)。香港東華医院と同様、この一二名は主に同業ギルドの代表から選出されていた。その構成は時とともに変化したが、初期においては南北行(九八行)・金銀行・綢緞行・洋貨行・鮮鹹魚行・木行・故衣行・酒米行・生貨(生果・山果)行の九つのギルドから必ず一名ずつ総理が選ばれていた[76]。

[活動] 施医贈薬・病人収容・棺柩の保管・道路修理・救災・賑済・平糶、施棺、紛争仲裁・教育などの慈善活動を行った。一八九二年すでに義学が五校も設置されていた。同年、孫文が西洋医学の医師を担当することとなったが当院では最初の西洋医学の実践であった。

同済医院[77](シンガポール)

[沿革] 一八六七年、広府各善士によって同済医社が設立される(現在の単辺街四三号)。一八八四年、福・潮幇善士の資金援助によって組織の拡大、土地の購入(単辺街三一号)が実現する。一八九二年、新館が完成し、名称も「同済医院」(The Thong Chai Medical Institution)へ改称される。また、海峡植民地政府から地税免除の地契を獲得する。この間、広・福・潮の三幇に加えて、瓊・客両幇の商人も運営に参画する。一九三〇年、新章程制定にともない、董事制に改められ、従来の分幇選挙は廃止された。

[董事] 一八六七年の創建は、「七家頭」と呼ばれる七大広幇商号(朱有蘭・朱広蘭・羅奇生・羅致生・広恒・同徳・朱富蘭)による。「七家頭」はすべて広東新会籍であり、朱氏および羅氏という二大家族によって経営され、糧油雑貨業を中心に香港・インドネシア・マレーシア・フィリピンに業務を展開していた。一八八四年には梁炯堂・顔永成・何道生・沈景胡・饒子煥など福・潮幇善士が参加し、その後一八九二年にかけて、瓊・客両幇も加わる。総理はシンガポールで声望ある商号一二名(粤籍六名・閩籍六名)から構成され、各百元を医院に寄付する義務を負った。

［活動］貧窮病人に対する中医による施医贈薬が医院の主たる活動である（患者は診察代・薬代を免除）。また、自然災害などに対する様々な救済活動も重要な活動の一つであった。特に広東・福建での災害に対しては積極的な救済活動が展開された。さらに中医・中薬の技術改良や普及活動も活動の柱であった。

同善医院[78]（クアラルンプール）

［沿革］前身である「培善堂」は一八八一年、鉱山経営に成功した甲必丹葉観盛（広東赤渓、一八四六―一九〇一）らによって創建された。一九世紀末期、クアラルンプールの開発にともない華人人口は急増、「培善堂」の規模拡大が図られる。そして、殷商陸佑（広東鶴山、一八四六―一九一七）、黄合利らの捐款を得て、敷地拡張・入院病棟の増築が実現し、一八九四年、「同善医院」と改名された。一九四一年、医院は日本軍によって占拠され、戦後英軍による借用を経て一九五〇年正式に活動が再開された。

［董事］創弁は葉観盛・陸佑・陳秀連（広東番禺、一八四五―一九二七）・黄合利・黄合龍・高秀山など広東籍華人による。葉観盛および陳秀連は錫鉱業経営で巨万の富を築いた人物であり、葉観盛が「新客」への職業斡旋を行い、華人移民を管理する「労工站」の委員会主席に任じられ、一方、陳秀連も中国の学徒制度をマレーシアに導入し、広州・香港から熟練技術者を招聘して本地の労働者を訓練させるなど、両者ともに「新客」問題の処理に熱心であった点が注目される[79]。

［活動］貧窮病人への贈医・施薬、施棺・助葬を行う。一九四〇年および一九五一年に西洋医学の導入が短期間試みられたが、一九七〇年に正式に西医問診部が設置される。

南華医院（ペナン）[80]

［沿革］一八七五年、当地の粤籍人士が慈善医院設立を計画、一八八三年、Muntri St. に土地を購入。一八八四年に正式に成立。その後、分院二カ所を増設した。一九四一年、日本軍によるペナン占領で南華医院は業務停止を強いられ、かつ砲火を浴びた。一九四七年、経費不足のため、わずかに施医のみが復活、贈薬は一九六二年にようやく再開された。一九七八年以後、「現代化・平民化」を主旨とする新医院建設が推進され、一九八三年、正式にオープンした。この時に西洋医学が全面的に導入された。

［董事］創建総理一二人はすべて広東籍であり（陳儷琴・黄進聡・陸天沢・黄達仁・伍積斉・梅福星・黄成章・陸炳時・李雲軒・陳明亮・王孟正・羅有盛）、院務全般を管理した。一八八五年には福建籍の領袖一二人が次年度の総理として選出され、創建総理は協理に改任された。[81] 一九三九年、章程が制定され、福建籍・広東籍それぞれが半数を占め、正主席は両省籍から交互に選出され、副主席は正主席と同じ省籍ではならない、と規定されていた。一九五九年、特別大会が召集され、再び章程が修訂され、総理制から董事制へと改められ、董事は二四名、閩粤両省籍から各一一人、その他の省籍から二人が選出され、任期は二年とされた。

［活動］院址が狭いため、入院病棟はなく、中医師を招聘して施医贈薬（中薬）を行うのみであった。医院が設立されて五年後、南華義学が設立され、華人子弟への教育に当たった。

一九世紀後半から二〇世紀初頭にかけての民弁華人医院の設立は広東幇の移民形態の特徴と深く関係している。一般的に福建人移民は商人型で移民先では姓氏団体が「社」名を唱えて林立し、同業組織は「郊」と称した。上位統合的で宗教・慈善活動は「廟」として設立される。一方、広東人は職人型で同業組合「行」が多い。一九世紀後半以降、幇の上層は買弁を中心に形成される。広く手工業的職業、船大工、鋳物、洗衣、洋服仕立て、戯劇、旅館、料理などサービス部門に進出し、体力的にも零細農として鍛えられた重労働者としての能力を備え、英国資本が植民地開発初期に重用した。[82] 身体が資本である多数の下層労働者にとって医療サービスの提供は大いに歓迎されたに違いない。

2　華人医院ネットワークの形成

一八八〇年代以降、東南アジアに設立されていった民弁華人医院は様々な形で香港東華医院の影響を受けていた。一八八四年に創設されたペナンの南華医院はその「現弁規条」の中に、「当倣東華医院之善規量力而行」と述べられており、東華医院が民弁医院として一つのモデルとなっていたことがわかる。

一八八五年、シンガポールの同済医社による公啓には次のような記載がある。

吾叻遠居海外、為天南都会之区。我華商人、萃於斯土。其中好善楽輸者、実不乏人。故諸善挙亦已造興。如閩商則設有楽善社。粤商則設有同善社。均以宣講　聖諭、闡揚奥義、啓導愚民。於叻中風気未嘗不暗地転移。然正民之心者、固在至理名言、而活民之病者、尤貴救生拯疾。如粤垣則有愛育善堂、香港則有東華医院。推至蘢城近亦設南華医院。我叻中商賈之繁、懋遷之盛、固未嘗多譲。然医之挙、鮮有所聞(83)。

一九世紀末を前にして、華人商人の拠点であった広州・香港・ペナンには、すでにそれぞれ愛育善堂・東華医院・南華医院といった貧民医院が当地の有力華人によって設立されていた。ここで興味深い点はそれらの都市との比較においてシンガポールにも同様の華人医院が必要であるという認識が示されていることである。一九世紀末期の東南アジアの華人社会において華人医院の設立がかなり普遍的であったことが窺える。

こうした華人医院は情報交換や相互協力を進めていく中で、香港の東華医院を中心とする華人医院のネットワークを形成していった。各所の華人医院が保存している扁額や対聯はこうした密接な関係を示している。例え

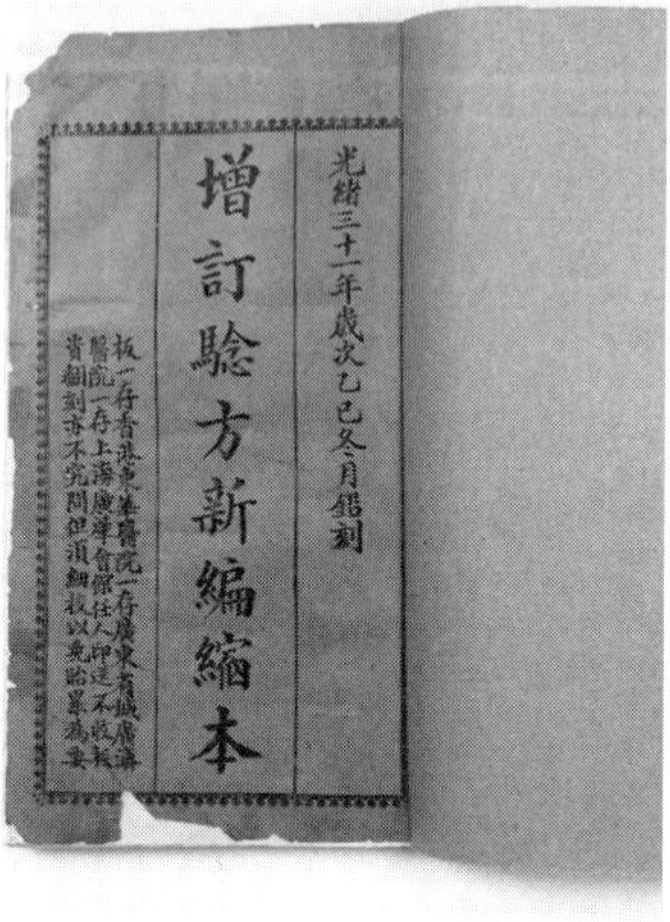

『増訂験方新編縮本』　国内外の広東人コミュニティーを移動する華人にとって、病気への対処は重要な問題であり、簡便な処方集は必需品であった。書き間違えに注意すれば、コピー可と記されている。（東華三院文物館提供）

ばシンガポールの同済医院は岡州会館・南順会館・香港東華医院・保良局などから贈られた対聯や方便医院や両粤広仁堂から贈られた扁額を保管している。具体的には病気治療・医院運営・医師の採用・救災活動・遺体の故郷への送還などの諸活動において華人医院のネットワークは形成されていた。

〔病気治療・医院運営〕

方便医院の医師は疫病治療において特に成果を挙げていた。香港・マカオで疫病が流行した際、治療のため輪船で広州へ渡り、来院する患者を方便医院の董事は毎日出迎えていた。また、一九〇七年、ベトナムのサイゴン・チョロンで疫病が流行した時も、広肇公所の要請にもとづき、方便医院は中医師を広肇医院に派遣して治療にあたらせた。従来、サイゴン・チョロンの西医師は中医師が疫病治療にあたることを禁じてきたが、方便医院の医師派遣以降は中医師の地位は向上したのである。さらに、同年七月にカンボジアで疫病が流行した時にも方便医院は中医師を派遣して治療に成果を挙げたという(84)。

中医治療では経験にもとづく様々な処方が蓄積されている。香港東華三院文物館所蔵による『増訂験方新編縮本』（光緒三十一年歳次乙巳冬月鉛刻）の表紙には次のような記述が見られる。

板一存香港東華医院、一存広東省城広済医院、一存上海広肇会館。任人印送不収板資。翻刻亦不究問。但須細校以免貽累為要(85)。

説明によると、原編は分量が多くて携帯に不便であることから内容を精選し、かつ縮小版を用いて印刷したとされている。同書の版木の保管場所が香港・広州・上海という広東商人の商業拠点であった点が注目される。おそらく、このような沿岸都市の広東人コミュニティーを中心に相当量が流布していたものと思われる。

病気治療だけではなく、病院の運営面におけるノウハウもネットワーク内で共有されていた。シンガポールの民弁医院である広恵肇方便医院[86]は新しく伝染病留医所の建築にあたって、すでに設備を備えている東華医院に対して伝染病留医所の章程および政府への請願書を参考として送付するように依頼している。[87]

［中医師採用］

同済医院では一九〇一年から中医師の採用試験を実施していた。出題は声望あるベテランの中医師に委託された。試験当日は総理・協理に加えて中国総領事の監視のもと、清朝時代の科挙試験さながらであった。答案は厳重に密閉されて香港東華医院（時として上海の中医団体）へと送られて審査された。同済医院から東華医院へ送られた書簡には以下のような記載がある。

……星島同僑閩粤最多、而両省言語習慣各有不同。弊院為求医施薬方便起見、院中医生六名、閩粤各半。弊院向章毎届三年考試一次、……先生学問淵博権衡公当、将閩籍試巻三十九本、粤籍試巻九拾六本、共壱百三十五本、茲由郵保家呈政、附奉茶儀三拾元乞即賞収、尚冀高明、将閩粤之巻、各取十名、共弐拾名。卓奪後請由保家寄到弊院是所。[88]……

すなわち、シンガポールの華人は福建・広東両省の出身者が多く、それぞれ言語や習慣が異なるため、同済医院では福建籍・広東籍を別枠で審査し、それぞれ同人数の中医を採用していた。第二回目（一九一四年）から試験は三年毎に実施された。医師は広東籍・福建籍から各一〇名が選考されていたが、一九五三年以後は省籍区分が廃止されて計一〇名が選ばれるようになった。

そして、採用された医師は後に個人で開業する際、かつて「同済医院医師」であったことを宣伝することで声望を高めることができた。ジョホール州バトバハ（峇株巴轄）の同仁医社およびマラッカの晨鐘励志社は医師採用を同済医院に委託していた。シンガポール・マレーシアにおいて同済医院は中医知識伝播の中心的役割を果たしていたのである。

同済医院と同様にクアラルンプールの同善医院、ペナンの南華医院も中医採用に当たって、東華医院に試験を委託して最優秀の成績の者に当院の医席を与えたのであった[89]。また、ハイフォンの普済医局は香港の新聞紙上での内科医募集記事の掲載を東華医院に依頼していた[90]。

［救災活動］

同済医院は独力あるいは他の団体と協力して外地で発生した水災・火災・兵災などの救済活動を展開した。医院に保管される扁額や頌詞には以下のような活動が示されている。

救済工作（徴信物）

一八九四　諸商翁の捐款による廈門での平糶善挙（前福州将軍兼閩粤総督増から「誼重維桑」の扁額が下賜される）。

一八九八　醵金による広州での平糶善挙（前広東布政使魁から「恵周桑梓」の扁額が下賜される）。

一九〇三　善士の捐款による広東旱災の救済（両粤広仁善堂から「東漸西被」の扁額が贈られる）。
一九一五　医院同人とシンガポール民衆の協力による籌款による広州の水旱・病災への義捐金送付（広州城西方便医院から頌詞の記された紅木の大鏡屏風が贈られる）。

以上のような慈善活動以外においても医院間のネットワークは活用されていた。一九〇五年、アメリカ商品ボイコット運動の中、バンコクの天華医院は東華医院に打電して、香港の広東商人および潮州商人がアメリカ商品をタイに輸出しないように求めていた[91]。

3　医院の経営と商業

華人医院の董事は医師ではなく、富裕な商人から構成されていた。このことは医院の経営と商業活動との間に密接な関係があったことを示唆している。まず、華人医院設立の歴史的背景について概観しておく。

一八六〇年第二次アヘン戦争が終結すると、清政府は列強の圧力に屈して民衆の海外渡航を正式に容認するに至り、大量の広東人が香港・マカオを経由して南北アメリカなどへ出稼ぎに行った。広東商人の中には白人資本家による植民地開発の代理人或いは協力者として広東から大量の「新客」を招集することで利益を獲得する者も少なくなかった。富裕な華人商人は華人社会内の貧富の格差を覆い隠すべく、各種の慈善活動を積極的に展開していった。特に一九世紀末期に東アジアの開港都市を席巻した疫病の大流行は当局による公衆衛生の要求を強め、華人たちも慈善組織の刷新を図る必要性が生じ、「医院」設立が相次いだのであった。しかし、彼らが採用したのは中国の伝統的「善挙」を継承した中医薬による治療であり、これこそ華人の民間社会の伝統秩序に適合するものであった。

以下、広東商人が自己の利益追求のために華人医院を利用した側面が存在したことを紹介し、医院経営と商業活動との関係に関して考察してみたい。

表３は広州方便医院「光緒二十五（一八九九）年倡建総協理」のうち香港東華医院の董事経験者であった者を不完全ながら列挙したものである。総理職に就くような商人としては金山行・九八行など貿易に従事する商人が比較的多いことがわかる。また、広州と香港の慈善組織が商人の人的関係で深くつながっていたことも見てとれよう。

規定によると、総理の権限は相当大きかったようである。「方便医院章程」の中の「総値理董事章程」には、総理の職務が規定されているが、とりわけ財務に関する記述が詳細である点が注目される。以下に重要と思われる規定を示してみよう。(92)

一　総理以専管銀両出入稽査数目為要務、其余院中日行公事亦須偕同協理常川及値日董事随時查察。如有司事供職人等違章弁事営私妄為飲酒滋鬧容縦、工人濫用什物虚糜経費等弊、即須面為告誡倘仍不改、即書明日記於集会之期、告知同人議処幸勿徇隠誤事。一　院中銀両出入既有専管応如何発放、自係総理所主、即属闔行肩任。董事値事祇聴知照、無須越管。院中同人尤不得私向総理掛借私挪、以至公款虧損。如有徇情所借之款、即由該行填出、不得推諉以昭慎重、即新旧総理値事殷実可靠、亦不得附交生息以杜徇私之弊。如院中有銀出揭為総理者不得自借自掲致招物議、雖身家殷実尤宜自重。

方便医院の諸業務のうち、収支など財務に関してのみ総理職の専管とされている点に総理の裁量権の大きさを窺うことができる。また、原則として医院同人が公金から借金することは禁じられていたが、実際には同業者による補填という逃げ道が用意されている。ここでとくに着目すべきは総理自身が公金を借用するケースである。

表３　方便医院倡建董事リスト（右は東華医院での役職）

招雨田	祥和桟金山行・広茂泰南北行	主席総理（1873）（1879）（1889）
盧佐臣	儀安号	主席総理（1884）
蔡松川	広栄盛南北行	総理（1884）
陳作屏	俊徳栄金山庄行	主席総理（1890）
馮華川	中華銀行	総理（1892）（1897）
劉渭川	上海銀行	主席総理（1893）
古輝山	宝隆金山庄行	主席総理（1895）
李瑞石	広美源金山行	総理（1896）
陳介泉	誠安九八行	主席総理（1897）
郭翼如	瑞吉号殷戸	総理（1898）
盧冠廷	広永生殷戸	主席総理（1899）
阮荔邨	万祥源殷戸	主席総理（1900）
周少岐	万安公司華商燕梳行	主席総理（1903）
梁培之	肇昌号銀舗行	主席総理（1904）

規定においても厳格に禁止はされておらず、総理が公金を運用して蓄財することも可能であったと思われる。

実際、方便医院の総理という地位は商人にとって単なる名誉職ではなく、莫大な利益を獲得できる社会的資源であった。戦後、方便医院の董事長となった譚棣池は各地から医院に送られた義捐金を運用して自らの敬義信餅店の商売を発展させていた。すなわち、送金された捐款で中秋用月餅の材料を購入し、その後に送金された新たな捐款で以前の捐款の埋め合わせを行うということを繰り返し、表面上は方便医院の収入には損害を与えることなく、自己の商売において多大な利益を上げることができたのである。

このような直接に公金を着服してはいないという意味で、「貪汚にあらざれど舞弊」なる行為は医院内では公然の秘密であった。例えば、海外送金業務に携わる職員は為替相場を睨みながら換金していたし、海外から必要物資を輸入する際も取り引き商店を指定して、闇送金で廉価で仕入れた後、病院には高値で買い取るようにして、私的利益を追求していたのである。[93]

また、慈善組織の董事職にある商人が慈善活動のネットワークを利用して、自ら経営する企業の株式を募集するということもあった。広州方便医院の董事を勤め、長年の慈善活動を通して香港と密接な関係をもつ陳恵普は広東省増城県霊山での炭坑開発のため、一九一一年に霊山煤鉱有限公司を広州に設立した。そして彼は資金調達のため香港の慈善組織である保良局の董事に対して「招股」を呼びかけたのであった。その手紙には国家の窮乏を救うばかりか、連年の物価高騰に苦しむ貧民を救済するためにも開鉱は必要であると述べられ、「招股章程」一冊が添えられていた。(94) 保良局の董事層が資金力のある商人であることを前提にして、ある程度の見通しを持った上で株式募集がなされたものと思われる。

４　華人医院ネットワークの歴史的意義

以下、民弁華人医院の誕生および華人医院ネットワークの形成の歴史的意義に関して考察を加えてみたい。

一九世紀末、清朝政府は海外華人への関与を積極化させる。その背景として当時の清朝政府が華人経済力の活用および海外に亡命している反清勢力への対抗という課題に直面していたことが指摘できる。そして華人（特に新興の商人）を統率するための在地組織として中華商務総会（the Chinese Chamber of Commerce）の設立を進めていった。一九〇五年ペナン華僑の張弼士は清朝政府の官僚として東南アジア各地で商務総会設立工作を進めた。こうして二〇世紀初頭には国内主要都市はもとより、海外の華人社会で商務総会の設置が相次ぎ、いわば商会ネットワークが形成されたのである。その特徴としては、官主導のもとに推進されていったこと、さらに、活動の目的は商業利益の追求にあったが、具体的表現としては日貨ボイコット運動など中華ナショナリズムを背景にした極めて政治色の強いものであったことである。(95)

これに対し、商務総会に先立って形成された海外の華人医院は地縁・血縁・業縁の境界を超越し、華人の利益を擁護し、華人社会の団結を促進する任務を負っていた。例えば、香港の東華医院は多様な慈善活動の展開を通して、香港華人の代表組織として香港政庁との交渉にあたっていたのである。

また、シンガポールの同済医院は広東幇の七大商号によって創建されたのであるが、一八八四年の時点ですでに福建人・潮州人の董事が参加しているように華人の各階層から広い支持を得るに至った。一九〇五年一二月、欽差大臣張弼士がシンガポールを訪れた際、同済医院に事務所を構え、教育振興・商会設立を提唱したことから見ても、同医院が単に病気療養だけではなく、シンガポール華人の社会活動の中心であったことが窺えよう。しかし、一九〇六年の商務総会設立後、清朝官僚訪問時の事務所が同済医院から商務総会へと移ったことに示されるように、華人社会の代表としての機能を次第に失っていった。

ペナンの南華医院の発起人もすべて広東人であったが、広東・福建の両勢力のバランスを考慮して、翌年には福建籍エリートを総理として選出している。こうした組織化のあり方は一八〇〇年創立の広福宮に由来している（広福宮が果たしていた紛争解決などの機能は一八八一年創立の平章会館に取って代わられる）[96]。南華医院と平章会館とは密接な関係を保持し、一八九五年九月に山東・河南・直隷三省において水害が発生した際、南華医院は広東の広済医院の呼びかけに応えて、平章会館と共に賑災活動を展開していたのである[97]。

表4は各都市における民弁華人医院の設立年及び商務総会設立年を示したものである。上からの社会統合に先だって慈善を軸とした自生的結集がなされていたことがわかる。

一九世紀末期における民弁華人医院の歴史を見てみると、中医知識の交流が香港と東南アジア地域に集中していたことが知られる。ところが近年、中国大陸を対象とした中医知識の交流が活発化してきているのである。

クアラルンプールの同善医院では東南アジア各地の民弁医院の組織・活動・管理制度を研究し、かつ医療設備を実地に考察するためこれまで何回か代表団を派遣している。一九六〇年、シンガポールの広慶肇留医院および香港の東華三院を訪問した。東華三院では、同善医院主席の張士元が次のような挨拶を述べた。

表4　華人医院の創設年

華人医院名	創設年（前身設立年）	商務総会設立年（名称）
鏡湖医院（澳門）	1871	1913（澳門商会）
東華医院（香港）	1870（広福義祠 1851）	1896（中華会館）1900（華商公局）1913（華商総会）
南華医院（檳城）	1884	1903（華人商務局）1907（中華商務総会）
同済医院（新加坡）	1885（同済医社 1867）	1906（中華商務総会）
同善医院（吉隆坡）	1894（培善堂 1881）	1904（商務局）
方便医院（広州）	1901（方便所 1894）	1905（商務総会）

此次来港、乃為専誠参観東華三院各項設備、俾作同善医院興革之借鏡。尤対該三院除収容病者留医外、兼贈医施薬・派米、在風災・水災・火災発生事施賑、寒流襲港、分発寒衣・寒氈等工作、殊堪頌揚、謹代表同善医院向東華三院歴年協助、代為招考中医、深感謝意。[98]

同善医院・東華三院ともに重要な民弁医院として発展してきたが、その活動範囲の広範さや中医技術水準など東南アジア華人社会において東華医院の声望は特に高かったことが知られる。さらに一九八〇年、同善医院は、東南アジア各地の民弁医院に訪問団を派遣している。それは、タイ（華僑医院）・フィリピン（中華崇仁総医院暨医学中心）・台湾（馬偕紀念医院・仁済医院・国泰医院・中山医院）・香港（東華三院）。そして、近年では中医薬学の技術向上を図るため、中国の中医専門家を招聘して学術交流を進めている。また、駐在医師の技術向上のためにマレーシア中医師公会および広州中医薬大学と提携して研究課程を設置した。また、医師二名を北京広安門医院へ派遣して高級中医専科学を進修させている。さらに南京中医薬大学との間にリハビリテーションセンター設立のための協議がなされている。[99]

さらにシンガポールの同済医院も奨学金制度を設けて、在職医師が中国へ赴き中医技術を向上させるように支援している。また、中国から中医専門家を招聘して教育指導を依頼するなども行っている。[100] 一貫して中医薬による医療を提供してきた同済医院にとって、中国や台湾との交流を深めることは、実績ある中国や台湾の中医師試験の利用が可能となり、それによってシンガポール政府に中医師の資格を認定させることにつながるという事情が存在していた。

ペナンの南華医院もまた海外からの中医団体（中国福建中医学院・新加坡中医師公会属下中華針灸組及医薬組・新加坡同済医院属下医薬研究学院等）の訪問を受け入れ、積極的に中医技術の交流に努めている[101]。

一九世紀末の東アジア・東南アジアの開港都市では、移民の増加にともない、様々な社会問題が発生したが、とりわけ伝染病の流行は為政者のみならず、移民自身にとっても恐怖であった。植民地における伝染病流行に対する措置は、もっぱら熱帯医学の形成など、帝国主義支配を跡付けるような歴史研究が多かった。そして、伝統医学など現地社会の側からの対応の有効性については、資料的な制約から十分に検討されてこなかった。華人医院のネットワークの形成は、疫病治療に関する知識が伝達され、国境を越えて中医師が活躍していた事実を示している。

第四節　華商ビジネスと慈善

東華医院の歴代董事には、外国商社の買弁や貿易商が任命されてきた。とくに初期の董事にはアヘン商人も名前を連ねている。東華医院の董事職は香港華人社会ではエリートの証しであった。一体、彼らは何故慈善活動に尽力したのであろうか。単に善なる行いを通じて社会的名望を獲得しようとしていたのであろうか。私的利益を広く社会に還元しようというある種の商業倫理も機能したであろうが、本節では彼らの交際活動の分析を通じて、慈善とビジネスとの関連性を考察してみる。

１　カナダ華商のビジネス展開

都市への出稼ぎに始まり、出国準備（渡航費の工面、船舶チケットの手配など）、入国審査、住居や就業の斡旋、親族呼び寄せ、故郷への送金、死後の面倒に至る華僑の生活循環はさまざまな個人、組織によって担われ、それらは有機的に関連した一連の社会システムを構成していた。慈善と見なされた活動もそうした社会システムの一環として理解する必要がある。以下では、カナダの一華僑商人の活動から、慈善活動の社会的位相を検討してみたい。

カナダのビクトリアには一八五八年から始まったゴールドラッシュ、および一八八〇年の太平洋鉄道（Canadian Pacific Railway）の敷設工事に要する労働力として、多くの中国人労働者がカリフォルニアや香港などから連れてこられた。彼らの多くは中国人請負商によって地縁関係を利用して組織的に集められた広東人であり、四邑出身、特に台山人が多かった[102]。

早期の華僑商人は自己の商売以外に、新たに来た同郷者に対する住居や就職の斡旋など各種の便宜を図ることで、華僑社会における社会的地位を築いた。それは中国人社会における社会規範として、私益を公益に転換させる一種の社会規範にもとづくものと思われるが、同時に自己のビジネスの発展にも寄与するような工夫がなされていた点は重要である。

以下、バンクーバーの初期華僑社会を代表する二つの商社の事例を取り上げ、ビジネス活動と慈善との関係を考察する。

①三記号

三記号（Sam Kee）は、二〇世紀初期のバンクーバーにおいて、最も成功した華僑商社の一つである[103]。創立者である陳才は一八五七年、広東省番禺県の貧しい客家農民の家に生まれた。早くに父を亡くし、カナダ渡航後、魚の缶詰工場での労働で借金を返済する。後にバンクーバーに移り、洗濯業を経て、輸出入業、小売業、材木・漁業・製糖業における労働斡旋、蒸気船チケット販売、不動産などの仕事に従事する。三記の商店は客家や番禺出身者が買い物をしたり、仕事を探しに訪れる場所であった。輸入品は米・茶・乾物・衣類・食料品などが主で、金・小麦・大麦・水銀・塩・魚の干物などを中国へ輸出した。貿易にあたって、三記は香港や横浜の商社との関係が密であった。特に香港の新同昌（Sun Tong Chong）との関係に大きく依存していた。新同昌は代理商として中国で商品を買い付け、カナダへと輸出した。三記から支払いとして新同昌に送られた資金またはカナダ物産は中国のバイヤーに売却された。三記は多くを信用買いで行った。

三記と中国移民たちとのコミュニケーションはブリティッシュ・コロンビア州各地に広がっていた。移民たちの故郷への送金に際し、三記はその窓口として機能した。移民からお金を預かると三記はそれを個人の手荷物または手紙として香港の新同昌、あるいは広東の商売仲間に託した。そして、それらの商社が受取人へと届けるという仕組みであった。

カナダのブリティッシュ・コロンビア州には早くから日本人が移住し、漁業などに従事していたが、三記は日本人の漁師や工場にとって、資金融資者、大口買付け業者、政府へのロビイストであった。

蒸気船チケットの販売において、三記は移民が必要とする物資とサービスの提供を通して、移民と白人とを媒介する役割を果たした。一九〇五年、三記はBlue Funnel Lineと日本郵船のチャイナタウンでの代理店となり、中国人旅行者にチケットを販売し、バンクーバーで出航を待つ間の宿泊の手配も行った。当時、太平洋横断の汽船会社間の競争は激しく、カナダ各地のチャイナタウンにそれぞれの汽船会社が代理店を有した。一九〇九年、三記は、Blue Funnel Lineのために、モントリオール・オタワ・ハミルトン・ウィニペグなどカナダ一三都市に中国人による二七の準代理店を任命していた。

また、チャイナタウンの領袖として、陳才は華僑教育に関心を持っていた。一九〇五年、彼は所有する建物のワンフロアーを中国語教育を行う愛国学堂とバンクーバーを訪れた学者のための宿舎として提供した。愛国学堂は梁啓超らの保皇会と密接な関係を有した。

労働者斡旋と中国雑貨小売業によって中国人顧客を呼び寄せ、そこで蒸気船チケットを販売する。また、カナダと中国・香港とを結ぶ船舶会社とのコネクションを活用して、華僑送金やニシンなど貿易商品の輸出を促進した。安価な中国人労働者は伐木搬出業にも投入され、その関連で石炭が生産され、木材とともに販売された。

三記のビジネスの特徴は、移民斡旋ビジネスを中核にして、相互に関連する事業を多角的に展開した点にある。また、エスニック集団の枠を越えて、媒介機能を発揮することで、そのネットワークはカナダ全域に拡大した。一面、それは債務や低賃金などで中国人労働者を搾取したという評価もできるが、初期移民の適応を促進し、異国でのトラウマを減少させたとも言える。新来移民の人種差別による障壁を低減し、経済活動に専念できる環境を整えたのである。

②永生公司

永生公司（Wing Sang Ltd.）の創立者葉春田は一八四五年、広東省台山県生まれ。一八六四年、サンフランシスコへ渡航、皿洗い、コックなど肉体労働を経て、一八八一年にバンクーバーに移る。翌年、Canadian Pacific Railroad Supply Company に雇用される。一八八五年に一旦帰国後、一八八八年再びバンクーバーに戻り、永生公司を設立。永生はバンクーバーで最も成功した貿易商社として、中国および日本との輸出入貿易、塩干ニシン工場経営および中国への輸出、さらにバンクーバーから香港への華僑送金といったビジネスを展開した。また、

Canadian Pacific Railroad Company のために中国人労働者の斡旋を行い、また Canadian Pacific Steamships Ltd. の代理店として中国人乗客へのサービスを請負った。永生公司は一九五〇年に葉生公司と改名された。

葉春田自身は四人の妻を持ち、二三人の子がいた。一八九一年にイギリス国籍を取得。彼はカナダ華僑社会の領袖として、中華会館、学校（愛国学堂）、病院の創設に尽力した。また、故郷広東では台山中学、嶺南学校、広東公立医院、広州市市立図書館などの設立にも貢献した。政治活動としては、中華会館の董事として中国領事と協力して白人社会との紛糾解決に奔走し、また孫文や康有為らの政治家とも親交があり、自らの子を同盟会に加入させるなどをした。一九二七年、八二歳で逝去している。(104)

このように、一九世紀末のバンクーバーを拠点に香港・広東において多方面にわたる社会活動を展開して成功

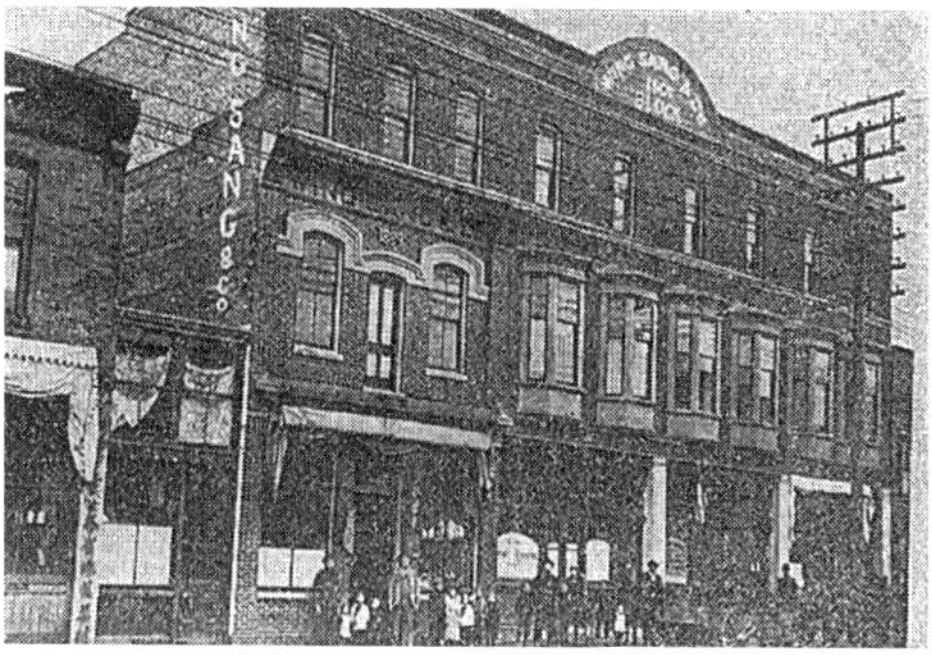

永生公司　1889 年、葉春田は現在の 51 East Pender St. に三階建ての店舗を建てた。（Biography of Yip Sang〈葉春田公傳記〉, 1973. The City of Vancouver Archives 所蔵）

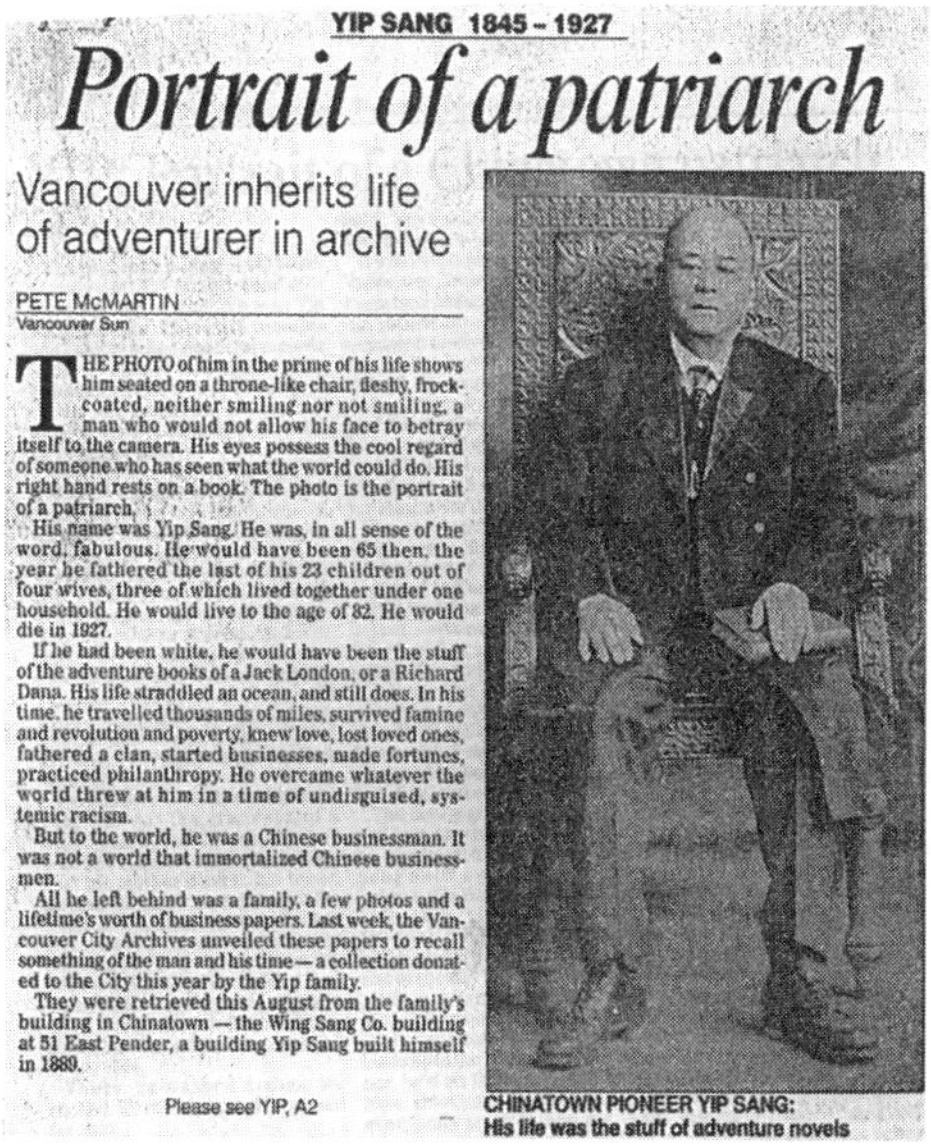

YIP SANG 1845 – 1927

Portrait of a patriarch

Vancouver inherits life of adventurer in archive

PETE McMARTIN
Vancouver Sun

THE PHOTO of him in the prime of his life shows him seated on a throne-like chair, fleshy, frock-coated, neither smiling nor not smiling, a man who would not allow his face to betray itself to the camera. His eyes possess the cool regard of someone who has seen what the world could do. His right hand rests on a book. The photo is the portrait of a patriarch.

His name was Yip Sang. He was, in all sense of the word, fabulous. He would have been 65 then, the year he fathered the last of his 23 children out of four wives, three of which lived together under one household. He would live to the age of 82. He would die in 1927.

If he had been white, he would have been the stuff of the adventure books of a Jack London, or a Richard Dana. His life straddled an ocean, and still does. In his time, he travelled thousands of miles, survived famine and revolution and poverty, knew love, lost loved ones, fathered a clan, started businesses, made fortunes, practiced philanthropy. He overcame whatever the world threw at him in a time of undisguised, systemic racism.

But to the world, he was a Chinese businessman. It was not a world that immortalized Chinese businessmen.

All he left behind was a family, a few photos and a lifetime's worth of business papers. Last week, the Vancouver City Archives unveiled these papers to recall something of the man and his time — a collection donated to the City this year by the Yip family.

They were retrieved this August from the family's building in Chinatown — the Wing Sang Co. building at 51 East Pender, a building Yip Sang built himself in 1889.

Please see YIP, A2

CHINATOWN PIONEER YIP SANG:
His life was the stuff of adventure novels

葉氏の史料提供を報じた新聞記事　バンクーバー市の初期の歴史において華人が果たした役割の大きさをその史料から知ることができる。（The City of Vancouver Archives 所蔵）

を収めた葉氏は初期華僑社会の領袖の一典型であり、一九世紀末の広東華僑のビジネスの特徴を知る上で格好の人物であると言える。

２　手紙の伝達と葉氏のビジネスネットワーク

電信技術が日常生活の中に十分普及していなかった時代、華僑のネットワークをつなぐ基本的な連絡手段は手紙のやり取りであった。中国東南沿岸都市や海外のチャイナタウンでは代書業が発達し、庶民の需要に応えていた。香港でも郵便局の近くに代書屋が座っている光景は戦後しばらく見られたという。

近代中国における郵便事業は、列強各国が開港場にそれぞれ独自の郵便制度を導入したことに始まる。中国は一九一四年に万国郵便連合に加盟するが、一般中国人の荷物や手紙の配達は長いこと民間業者によって担われていた。中国と連携のない郵便制度を持つ国に暮らす華僑への手紙は、香港の知人や水客と呼ばれた移民ブローカーなどの手を経て、転送されていた。海外からの手紙も故郷の家族への華僑送金とともに託されることが多かった。すなわち、近代中国における手紙のやり取りは海外貿易や送金といったビジネス活動と表裏一体、或いは付随した行為として存在し、さらに異なる制度を越境する関係上、香港などを中継されて行われていたのであった。

これまで華僑商人が残した商業文書の中のビジネスレターの分析を通じて華商の貿易ネットワークや経営の構造については詳細な研究がなされている[105]。しかし、私的な書簡が体系的に分析されることは少なかった。

以下で取り上げる対象はバンクーバーの有力華僑商人であった葉春田のもとに残された大量の書簡である。その一部は葉氏宛のものであるが、多くは第三者へ宛てた手紙である。手紙は、故郷である中国広東省、中継地香港、そして海外はアメリカ（ニューヨーク、シアトル、オレゴン、シカゴ、カリフォルニア）、カナダ（ニューファンドランド、ノバスコシア、モントリオール、トロント、ウィニペグ、ゲインズボラ、リジャイナ、ビクトリア、ポートムーディ）、メキシコから送られていた。

論点は二つある。一つは、手紙の文面である。主な内容には、残された家族の生活苦を述べ、海外に渡った者の消息を問い、帰国を求めるもの、年老いた父親が息子に帰国して家業を継ぐよう求めたもの、送金の催促、送金できない理由の説明、バンクーバーで身体を壊した父親に対して帰国を求めたもの、バンクーバーからの入国手続きを問うもの、新たなビジネスのための資金貸与の可能性を問うもの、僑郷での出来事（戦争、自然災害、物価高騰など）を伝えたもの、などがある。

新たな移民に対しては、親族や友人からの、渡航費用支払済みの通知や新天地での安否を問う手紙がほとんどである。そして、バンクーバーなどに移民して数年経ったような者に対しては、広東の家族や親戚から家計維持のための送金を要請する手紙が香港経由で送られていた。総じて、生活苦に直面した家族が事態の改善をはかるべく書いた手紙が多く、きわめて切迫した状況が文面から伝わってくる。

どのようなルートによって手紙の転送を依頼するかの指示は、封筒（多くは縦一〇センチ、横五センチ位の小型封筒、一通のエアメールにこれが数通入る）の表書きに毛筆で記されている。たとえば、「祈交斗山源盛大宝、轉付香港東興隆、即付咸水埠永生号陳祥光收入　由大湾村陳聯錦付」は、広東省内で大湾村の陳聯錦から、斗山の商店源盛へ、そして香港の商店東興隆を経由してバンクーバーの永生公司の陳祥光へ、と幾人もの手を経て転送されるはずのものであった。

また、次々頁の写真はそのような封筒の一つで、

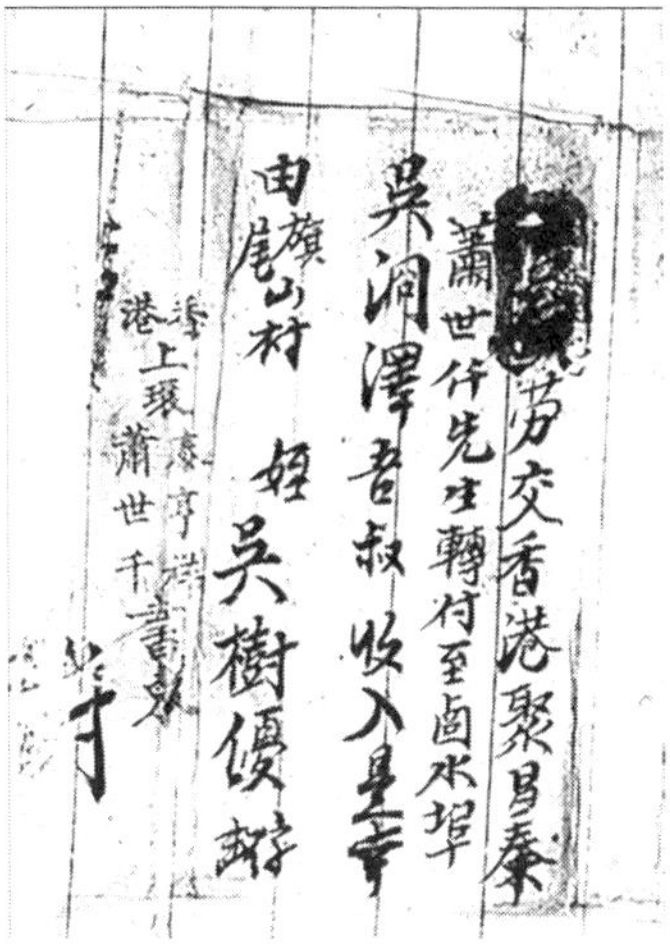

手紙の転送依頼の書き付け　広東の親族から香港の商店を経由してバンクーバーへの転送を依頼している。広東人の商業ネットワークが信用によって維持されていたことが窺える。（The City of Vancouver Archives 所蔵）

「要信煩台駕至金山咸水埠、祈交与永生大宝　労轉交、何章大収入開拆由前山梅花村何宅付」とあり、広東の前山梅花村にある何姓の者から、バンクーバーの永生を経由して、親族の何章大に転送するように指示されている[106]。

もう一つの論点はこうした切実な願いを込めた手紙が結局、宛て先に届かなかったという事実に関わる。文面の分析も重要な論点となるが、ここで注目すべきは、何故かくも大量の書簡が葉春田のもとに保管されることになったのかということである。問題は手紙のほとんどが第三者に転送されることを期待して、葉の経営する「永生公司」に送られたものであったことに関わる。しかし、転送不能となった手紙は未開封のまま、葉のもとに保管され、その後、一九九三年にアーキビストによってようやく開封されたのである。

ここで考えられることは、宛先者の消息不明のために配達不能となったケースである。華僑社会の領袖である葉氏をしても移民の消息がつかめないほど、当時の移民は流動的であり、厳しい生活状況であったことが推測される。そして、もう一つは残された書簡の数量以上の手紙が葉氏の手を経由して華僑の手紙がやり取りされたのではないかということである。広東人の同郷ネットワークにおいて葉氏が果たしていた役割を次に見てみよう。

次の事例は、ホノルルの永和泰号の謝卓棠からバンクーバーの葉氏に宛てられた手紙である。

今、両広学務処がアメリカに派遣する留学生謝作楷は香港にいますが、高麗船からの手紙によると、五月九日に香港を発ち、インド皇后号でそちらバンクーバーに向かい、その後、サンフランシスコへ行き、二ヶ月滞在の後、再び汽車でニューヨークでの勉学に向かい、同行者は数名で皆、両広学務処の派遣によるといいます。もとより、バンクーバーには知り合いもなく、ここホノルルの源昌号の李賛尭に相談したところ、貴殿が同郷者の面倒をよく見ておられるとのこと、そこで不躾ながら、どうか子弟が貴埠に到着しました際にはご指導を賜りますよう、お願い申し上げます。彼は海外が初めてで見識もまだ浅い次第です。(107)

ハワイ在住の広東商人である謝卓棠は同じホノルルの同郷商人のつてを頼り、自らの子弟のアメリカ留学に際する支援を葉氏に依頼したのである。広東幇のネットワーク内における葉氏の知名度がうかがえる。ちなみに同書簡封筒にはサンフランシスコの消印が押されており、謝卓棠が知人などに託して、サンフランシスコから投函されたものと推測される。これも郵便制度とは別に存在した伝達手段として広東幇のネットワークが機能したことの表れであろう。

また、葉氏は同族ネットワークの中においても重要な位置を占めていた。次の事例は、宗族族人による起業に関わる出資依頼の手紙である。カナダのオンタリオ在住の族人葉茂森は香港の商人と図って、広東省新会県に精米工場を設置するために葉氏に対して招股を依頼してきた。欽差出使美国大臣から一〇年間の事業独占の批准を得たこと、達善堂（族産運営団体と思われる）に総理・司事を置いて監査を担当させて犯罪を防止すること、出使美国賽会正監督溥倫貝子を通して清朝政府による商務保護を依頼したこと、などを列挙して出資を依頼していた。書面の宛名には「南陽堂　葉氏父兄妹侄列位大人」とあることから、同じ葉一族でも異なる系譜関係にあったと思われる。(108)

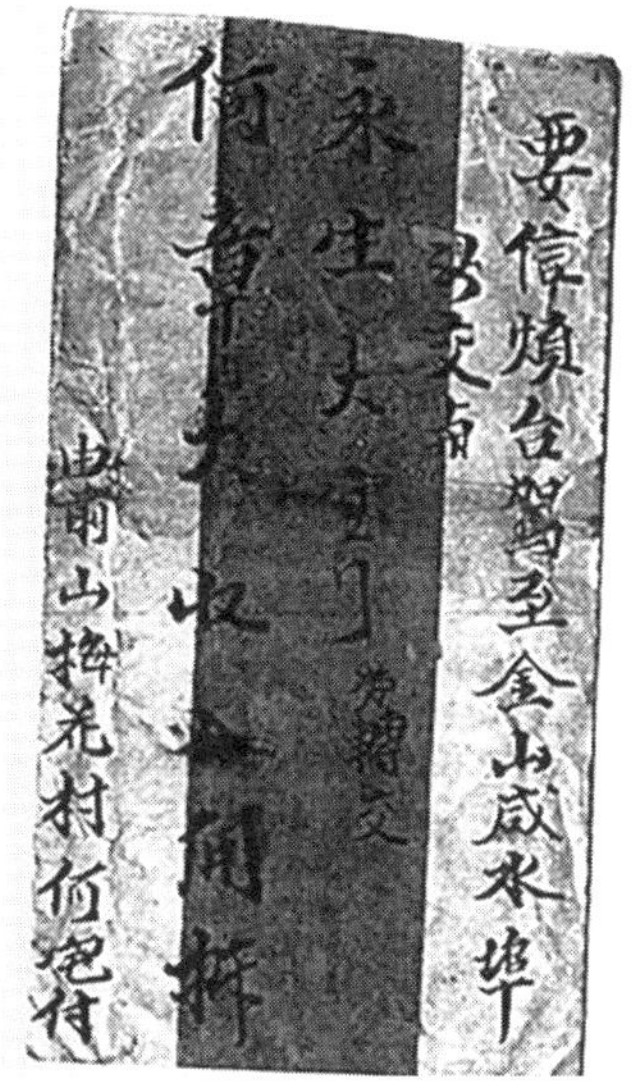

葉氏に転送を託された書簡　故郷広東からバンクーバーまで運ばれるも結局宛先には届かずに葉氏の手元に大量の書簡が保管されていた。(The City of Vancouver Archives 所蔵)

また、この事例からは、二〇世紀初頭、新政を経て、民族主義が高揚し、清朝政府による商業保護、華僑資金への注目という政策変更が明らかとなる中、華僑の経済と国内の経済発展とが連動していく一局面を見てとることができる。

それでは、このように同族・同郷のネットワークの結節点として重要な位置を占めていた葉氏のビジネスの中において、手紙の中継はいかなる意味を持ったのであろうか。

３　移民管理と葉氏：慈善とビジネス

中国人移民が最初に直面する難関は入境である。ゴールド・ラッシュなど労働力需要が増大し、移民が歓迎された時期はきわめて限られ、経済不況・疫病流行・人種観念などに起因する排他的な対応が移民政策の基調であった。サンフランシスコやバンクーバーなどでは太平洋航路から入境しようとする中国人に対して差別的な入国審査が行われ、結果を待つ間、劣悪な環境の収容所に入れられた。そうした収容所で暮らす親戚や友人に宛てられた手紙が永生に託されていた。その内容は、審査時に医師の診察によって入国を拒否されたが、賄賂を使えば上陸できるという情報を知らせるものなど安否を気遣うものがほとんどであった。

そして、中国や北米各地の華僑からカナダ入国に関する依頼の手紙が葉氏のところに届けられた。次の書簡はニューヨークでタバコ輸入業に従事する鍾脩炳が甥のために入国の便宜を葉氏に依頼したものである。文面から葉氏が中国人のカナダ入国に関して何らかの影響力を有していたことが窺える。

拝啓　小生の甥である鍾吉祥はアメリカの書類を持って七月に中国からニューヨークに商売のために戻ったところ、アメリカの税関で供述が不一致とされました。李奕饒に交渉を頼んだのですが無理でした。八月十日の船便で中国に帰国しますが、途中そちらを経由するはずです。そのため電話でもお話したように、貴殿にバンクーバーに滞在できるよう取り計らっていただきたく存じます。しかる後に良計を講ずればと思います。もし、彼がそのまま中国に帰国することになった場合、どうか彼に良策をお教えいただき、大計が図れれば望外の喜びです。現在、小生は広隆源で働いておらず、メキシコとの貿易に従事しております。どうかよろしくお願いします。(109)

葉氏は親戚や友人の子弟など新移民のカナダ入国に際して各種の便宜を図った。例えば、華僑間の手紙の伝達を行うと同時に、故郷への仕送りや交通費などの送金の仲介も行っていた。次の書簡はカナダのレジーナに住む胡如邦からバンクーバーに到着した新移民の任炳金への交通費が永生を介して引き渡された事例である。

（略）あなたが入港後に尋ねてきた交通費の件、直ちに言われたように、汽車にて銀五十元を永生号に送り、あなたに渡すように託しました。この手紙を受領して、永生号に問い合わせればわかります。(110)

さらに葉氏は新移民の身元保証人になったばかりか、入国に必要な人頭税五〇〇ドルを立て替えた。移民審査の結果、入国許可が下りずに収容所に入れられた中国人も葉氏が人頭税を支払うことで保釈されたこともあった。とくに、鉄道建設のための中国人労働者の斡旋を委託されていたカナダ太平洋鉄道会社（Canadian Pacific Railway）に対して、葉は入国中国人の人頭税支払いを保証していた。(111) また、あらかじめ中国人移民審査官（Controller of Chinese Immigration）に人頭税を支払うことで、出国前の移民はその領収書を汽船会社に提示することでバンクーバーへの上陸許可の証明と見なされていたようである。(112)

さらに、永生公司は、一八九一年頃より三〇年間あまりも、中国人移民収容所へのケータリングサービスを移民局より請け負っていた[113]。また、葉氏の息子である Yip Kew Him は移民局に雇われ、中国人入国審査の通訳を一九一六年から一九三〇年まで務めていた[114]。そして、トロントの現地法律事務所からは、中国人クライアントからの依頼として人頭税に関する問い合わせがくるなど、その移民エージェントとしての現地社会からの信頼度は相当高かった[115]。

このように葉氏はカナダの入国管理に関して白人社会との間に密接な関係を保持していたという事実は葉氏のビジネスを考える上で重要である。移民当局や鉄道会社などは中国人移民の円滑な導入と管理のために葉氏が持つ華僑ネットワークは有用であり、広東華僑は現地社会と太いパイプを持つ葉氏に様々な便宜を依頼することで経済的地位の向上を目指したのであった。そして、葉氏自身は各方面にネットワークを拡大することによって、自らのビジネス展開を有利にしていった。同郷の華僑に対する各種の便宜提供は単なる道義的行為ではなく、彼のビジネス活動と表裏の関係にあったと考えられる。

一九世紀後半にアメリカ大陸や東南アジアへと渡った華僑の大多数は農民か職人であった。移民後に経済的に成功した華僑にしても、移民前に中国で何か特別なビジネスの教育を受けるということはなかった。故郷で培われたものといえば、社会上昇を願い、厳しい労働を厭わない忍耐力、そしてお金の運用能力であろう。一九世紀末に華南を訪れた欧米人は、いかに多くの、ごく普通の中国人が人に金を貸していると同時に、金を借りているか、ということを観察している。彼らの人生は慢性的に債務状態に置かれていたのだ。小さい頃から、貸し借りの関係を学び、その中で育ち、死んでいく。債務は決して恥ずべきことではないという。箪笥預金よりは、小額でも運用することで利益を生むことを好むのである[116]。早くから商品経済が浸透した結果、このような商業文化が形成されたのである。海外への移民手段として多く用いられるクレジット・チケット制（地元出身のブローカーが親戚や友人の保証のもと、渡航費を信用貸しし、移民は費用返済後は自由になれた）は、貸し借りのネットワークが海外へと伸張していったものと理解できる。

さらに、庶民の日常生活において恒常的に行われる資金調達システムには、「合会」「銀会」「義会」「標会」などと呼ばれるものがある。これは一種の頼母子講で、親族・地域・職場などで設立され、家庭主婦一人で三、四個に参加するという例もあった。もとは民間の互助組織で、後に投機目的に利用されるようにもなった。時として、大金の調達が可能であり、海外移民の資金調達としても利用された。そして広東・福建から東南アジア、アメリカ大陸など華僑社会に移植されていった。

バンクーバーにおいても初期の華僑たちがビジネスを拡大する上でそのような組織が重要な役割を果たした。アヘンなどの貿易で財を成し、バンクーバーの有力華僑商社であった利原号（Lee Yuen Company）は李一族による合資企業で数多くの会に参加していた。一九〇四年から一九一一年の間に四五個の会が存在していたが、利原号は三九の会に名を連ねていた。前述した永生公司も二六の会に参加していた。[117]これは、成功した華僑商社は安定した投資者として機能していたことが伺える。そして、多くの個人参加者がそこからビジネス資金を調達していたのである。銀行など近代的金融機関が普及していない状況において、非制度的な庶民金融組織が地縁・血縁ベースで有効に機能していたのである。

そして、先に富を蓄えた華僑は親戚や同郷者の移住のために尽力する。しかも、それをビジネスとして展開する工夫がなされた。労働者斡旋と中国雑貨小売業によって中国人顧客を呼び寄せ、そこで蒸気船チケットを販売する。また、カナダと中国・香港とを結ぶ船舶会社とのコネクションを活用して、華僑送金やニシンなど貿易商品の輸出を促進した。広東華僑のビジネスの特徴は、相互に関連する事業の多角展開であり、エスニック集団の

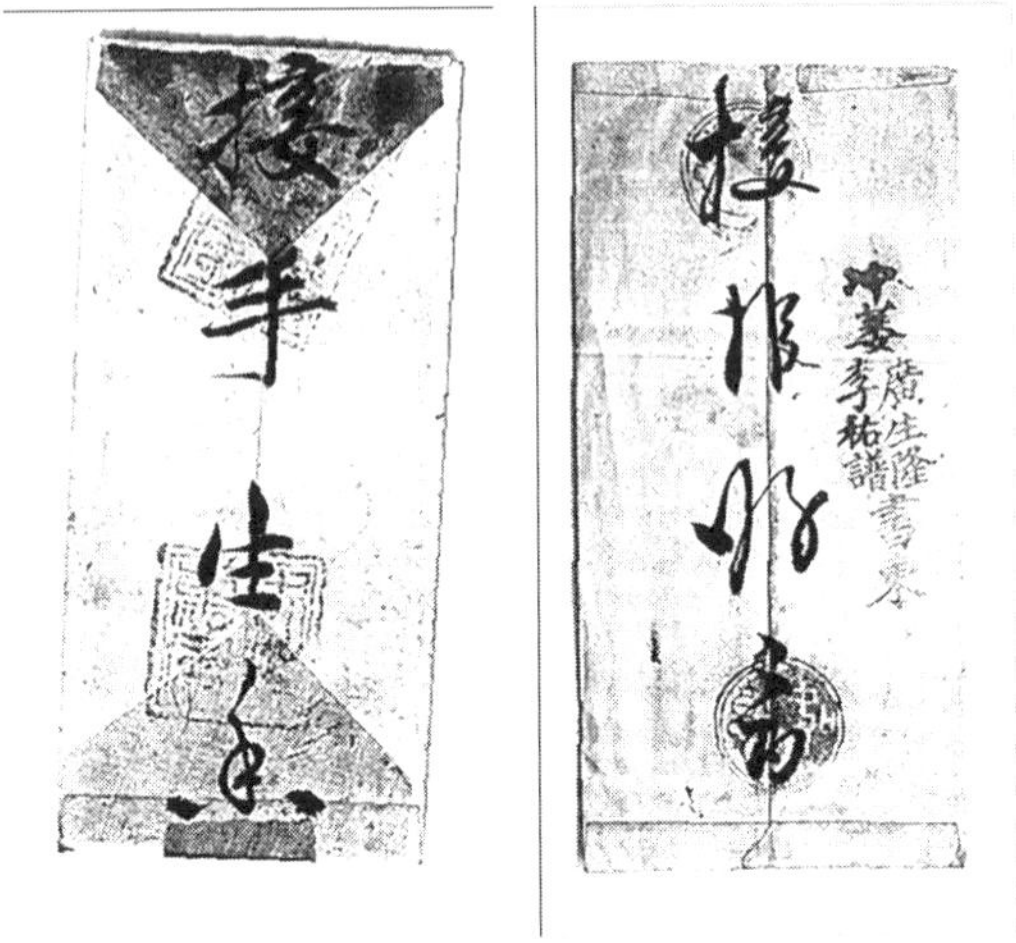

「接手生香」「接報好音」　手紙が無事に届くように願って記されたことば。しかし、実際に「つなぐと儲かる」ことや、「良い知らせを受け取る」ことは少なかっただろう。（The City of Vancouver Archives 所蔵）

枠を越え、媒介機能を発揮することよって、そのネットワークはさらに拡大してゆく。債務や低賃金などで中国人労働者を搾取したという側面もあるが、初期移民の適応を促進し、異国でのトラウマを減少させる役割を果たした。新来移民の人種差別による障壁を低減し、経済活動に専念できる環境を整えた[118]。一般論として、原産地から遠く離れるほど、商品の価値は上がるが、これとは反対に故郷を離れた移民の地位は低下する。華僑社会に見られた慈善はこうした移民の価値低下を、その死後に至るまで、防ぐために工夫された社会システムであった。

　葉氏に手紙の転送を依頼したいくつかの封筒（写真参照）の裏には「つなぐと儲かる」（「接手生香」、「接手生財」）という言葉が決まり文句のごとく書かれていた。これは媒介することの労（転送する手間）は将来的には利益を生むのだという社会規範を示しているように思われる。

　近代時期における個人が海外移民やビジネス活動などの「越境」行動を行う場合、依然としてブローカーを必要としたことは事実であろう。しかし、同時に媒介が関係性の維持や開拓に意味があったという側面もある。遺骨送還という極めて労の多い活動もそうした社会規範にもとづき、世代を超えてつながる血縁系譜の連続性（タテの関係性）と地縁をベースとする相互扶助のネットワーク（ヨコの関係性）を維持すべく実践された、一九世紀華僑ネットワークの重要な一環節であった。

注

(1) 香港東華医院庚戌年董事局編『香港東華三院百年史略』(上) 一九七〇年、九四―九五頁。
(2) 香港東華医院庚戌年董事局編『香港東華三院百年史略』(下) 一九七〇年、二〇九頁。
(3) 『香港東華三院百年史略』(上)、二二六―二二八頁。
(4) 『香港東華三院百年史略』(上)、二二八―二三〇頁。
(5) Edgar Wickberg ed. , *From China to Canada: A History of the Chinese Communities in Canada*, Toronto: McClelland and Stewart, 1982, pp.25-26. 李春輝・楊生茂主編『美洲華僑華人史』東方出版社、一九九〇年、三三七―三五三頁。招工を請け負った華商聯昌公司の李天沛は広東台山人で、以前アメリカでも招工業務に携わっていた。一八八四年のカナダ華人の六二・六%が四邑出身であった。
(6) 『美洲華僑華人史』四七五―四八二頁、四九四―五〇四頁。
(7) 「古巴華工事務各節」第一冊、陳翰笙主編『華工出国史料匯編』第一輯、第二冊、中華書局、一九八五年、六四〇―六四一頁。
(8) 『美洲華僑華人史』六四九―六五三頁。
(9) 東華三院文物館所蔵『外埠運回先友各処来信簿(一九三二―三六)』(以下『外埠運回一九三二』と省略する)。横浜中華会館発、東華医院宛書簡(民国二二年二月一〇日)。原文：香港東華医院執事先生鈞鑑。逕啓者、茲拠本埠華僑鮑応彪到称、擬将其先伯鮑焜及其先伯母鮑孔氏遺骸両具、准於本月十三日由横浜搭乗美国大来公司汽船哥力芝総統経由香港運回原籍中山県安葬。為此特請弊会館転懇貴院於該船抵港時、代其起上設法暫厝待該僑函着其堂兄鮑明常(已故者之子)前赴貴院領取。所有代墊費用祈向領取者索回等情到館相応専函貴院懇祈准予辧理実為慈便、専此並頌

善安

代理慈務理事　黄焯民

中華民国二十二年二月十日

(10) 東華三院文物館所蔵『外埠運回先友各処来信部(簿)(一九二九―三一)』(以下『外埠運回』と省略する)。紐約中華公所発、東華医院宛書簡(中華民国一九年七月二七日)。原文：東華医院院長暨列位善董均鑑。敬啓者、現拠梁子康君面称、其胞弟梁声寧、別字雲階于本月二十一日在紐約身故五十三歳。茲将其霊柩附搭夏利慎総統船、運回香港東華医院、転運南海九江原籍安葬。該船本月三十一日由紐約啓程、預計九月二十日到港。請代函懇東華医院善董等届時妥為照料等情前来、用特拠情函達

台端、俟先友梁声寧抵港時、希為照料転運原籍安葬以妥先霊実為徳便。専此即頌
義祺
紐約中華公所　主席李青一
中華民国十九年七月二十七日
(11)『東華致外界信件』(一九二一・七・二二・～一九二一・一二・二二)、原文：台山商会　列位先生台鑑、敬啓者、金山寧陽会館付来弊院先友骸骨一百五十四具、着弊院転運上寧城義荘、候先友親属到領等語。素仰貴商会慈善為懐□□在抱、用特専函奉懇請将該骸殖一百五十四具、由貴商会挙行代為転運、以妥先霊実為徳便之至……。
(12)『外埠運回』、黄江夏堂慈善会発、東華医院宛書簡(民国一九年七月七日)。原文：弊会去歳籌運第一帮先友骨殖三十三具已起運貴処義庄暫存。又云貴院定章向未有代運返各県郷、祇可代通知各県商会或善堂代領。此挙亦善。……現拠中山県各先友之親属来函報告収領妥当、其余各県之先友親属未有函報知順此査詢。茲七月七号由総統船附上先友三十八具共□□大箱、到時請為査収、仰即通知各県商会善堂俾得早日収領、以正首邱而安先霊、……。
(13)『外埠運回』旅港順徳商務局発、東華医院宛書簡(民国一八年旧暦五月一一日)。懐遠義荘は光緒二一年、海外で逝去し、東華医院で一時保管された後に故郷に送還された順徳人の遺骸を安置する目的で香港の順徳商人の義捐金によって創設された(『順徳県志二十四巻』民国一八年。巻二建置)。
(14)『外埠運回』僑港新会商会発、東華医院宛書簡(二月一六日)。「……由弊会抄該先友骨殖葬費之憑単一本、疎忽誤将李才祁一名混入別埠、以致該葬費未有照交。茲由弊会将該縁因、備函会城仁育善堂、並請将葬費伍元補交李才祁親属。……」
(15)『外埠運回』新会仁育善堂発、東華医院宛書簡(民国一九年二月二八日)。
(16)僑港新会商会『僑港新会商会八十週年紀念特刊　一九〇九―一九八九』一九八九年。
(17)『外埠運回』永興祥発、東華医院宛書簡(民国二〇年四月一二日)。原文「……前由小号蓋章取領。現交本港要明会寧工商局料理此葬費。煩交此工商局収領是荷。因小号生意細小、本月初三収盆、及各辦事人早日上省、不能収領負責、早日托要明会寧工商局辦理出香港船運、妥請早日将貴院応交之葬費、交他代支運費等用可也」。
(18)『外埠運回』紐約中華公所発、東華医院宛書簡(民国一九年七月二七日)。
(19)『外埠運回』差厘賛記発、東華医院宛書簡(七月二三日)。
(20)『外埠運回』彭仕発、東華医院宛書簡(六月八日)。
(21)『各界来信』(一九二五・一二・三一～一九二九・一二・一)「東華医院大値理先生大鑑　敬啓者、接澳洲新広生公司関洪裕君来函称説、有仙友骨骸十二具由太平火船寄交　貴院代収、内十名是香山人氏、煩代転寄石岐交與善堂収領、又一名是増城人氏、

一名是新安人氏、均請転給其家属収領……」。

(22)『外埠運回』孫祖祐公司容蔭祥（ブリスベン）発、東華医院宛書簡（旧暦八月十四日）、黄善余（シドニー）発、東華医院宛書簡（一月八日）。

(23)『外埠運回』鄧夏利発、東華医院宛書簡（七月一八日）。

(24)『外埠運回』方便医院発、東華医院宛書簡（民国二〇年三月一八日）。「現接到越南東京海防河内広善堂普済医局運回第十二期先友骸骨総共参百弐拾五具、弊院暫代収貯、候各該親属到領。貴医院占弐具、用特函請通知各先友親属携帯由越南原発憑単、到院査対給領」。

(25)『外埠運回』加拿大域多利台山寧陽総会館発、東華医院宛書簡（民国二〇年一〇月一〇日）。「本総会館前八月一日由俄国皇后船付回各先友起落費銀伍佰大元、諒已妥収並各邑先友　壱仟捌佰余具、想亦妥為安置。惟転駁運返各邑善堂一切費用帰各邑善堂自行料理、但経両閲月余未得貴院回音賜教本総会館執事等殊為焦慮。望貴院善董従速賜函指示俾得領教……」。

(26)『外埠運回』加拿大域多利恩平同福堂支部発、東華医院宛書簡（民国一九年四月一九日）。

(27)『外埠運回』張伯郷発、東華医院宛書簡（民国一八年旧暦五月三〇日）。敬啓者、弟去冬疊接由古巴亜湾李祁穠来函報称、先兄張矩会骸箱経蒙在古巴各梓里解嚢相助、搭在溯源堂運回　貴院転逓各属、函内声称：本年正・二月乃能到港、至時務要提収、足感各界慈善盛徳。但本年旧暦弐月家嫂梁氏親到貴院詢問、意欲親自帯回。佢知家嫂梁氏到港之日正係先一日貴院交与盛地陳洪記帯回会城仁育善堂之時。経家嫂親到陳洪記詢問、蒙他賜回□□批明声言約遅月余運到。舉知又経数属到会城仁育善堂詢問、皆曰未到。究竟如何。乞飭陳洪記如何運回、俾得安葬存没均感鴻、慈於九鼎也。……

(28)『外埠運回』雷鯤池発、東華医院宛書簡（民国一九年七月二一日）「凡自雲南寄回広東之一般遺骨、其必経香港由貴院転船運穂。」

(29)『外埠運回一九三二』愛群善院発、東華医院宛書簡（民国二二年九月二〇日）。……弊院善董陸焯南君所開、陸豪勝葵扇庄向来貨運鎮江発售、適去年五月間該庄店伴陳伯伊（新会城人）在鎮染病身故、現該庄将伯伊霊柩経由鎮付怡和公司吉和号長江輪船　運申転港、所有運柩一切手続已接拠函報妥辧、想該柩不日運到／貴処素仰／貴医院博愛為懐辧事完善、用特具函布達、如先友陳伯伊霊柩運到時、務懇／貴執事妥為照料、並希賜発護照証書俾得転運回籍帰葬用慰幽魂不勝感祷之至。

(30)『外埠運回一九三二』鎮江陸豪勝葵扇庄発、東華医院宛書簡（民国二二年九月二一日）。執事先生台鑑。敬啓者、小庄有伴陳伯伊君、因去年病故於鎮江弘仁医院。今因其子陳国擬将該棺運回広東新会城原籍安葬。現由鎮江怡和公司装吉和号長江輪船運滬、再装該公司輪船来港。該棺提単随船呈上及有鎮江海関監督発出護照、鎮江弘仁医院所発之死亡診断書弐件、亦交該船随帯押運、該棺到香港時、懇請貴医院検収代為転運新会城愛群善院収存貯、並希将護照及診断書弐要件取回、以便装運新会愛群善院、前経函呈貴院諒邀洞鑑該陳国亦経向愛群善院理妥一切、誠恐未及週知用特再呈稟上想貴医院熱心慈善、誉満中外必能一視同仁代為辦理実存歿感激矣謹呈／東華医院諸大善董鈞鑑／鎮江陸豪勝葵扇庄／中華民国二十三年九月二十二日

(31)『外埠運回一九三二』愛群善院発、東華医院宛書簡（民国二三年一〇月一三日）。敬復者現奉／大函敬悉一切先友陳伯伊霊柩経蒙／貴院料理停厝義庄至深頌感。弊院已転飭該親属赴港覓商店蓋章担保請領。惟査伯伊後嗣幼稚、港中又無相　熟商店、一時未能前来覓保、拠該親属苦請代為設法救済情殊可憫、用特具函奉懇／貴院俯賜矜憐可否於／貴院下次有先友骨□運到弊院時、順将伯伊霊柩一併附回俾簡手続。至該柩附運一切費用当由弊院如数奉還。

(32)阪神大震災時の神戸華僑の救済活動については以下を参照した。安井三吉・陳来幸・過放編『阪神大震災と華僑』一九九六年。過放「阪神大震災と在日中国人コミュニティ」神戸大学社会学研究会『社会学雑誌』第一四号、一九九六年。陳来幸「中国系住民と阪神大震災」『阪神・淡路大震災における外国人住民と地域コミュニティ――他文化共生社会への課題』神戸商大、一九九七年。

(33)関東大震災時の横浜華僑社会に関する全般的問題については、伊藤泉美「関東大震災と横浜華僑」(『横浜開港資料館紀要』一五、一九九七)が詳しい。伊藤氏は被災華僑の本国送還を支えた強固な同郷ネットワークの存在を指摘しているが、本稿では香港側の民間資料を用いることで送還のより具体的な状況を解明し、華人ネットワークのメカニズムを考察する。
また、関東大震災と在日華僑については、日本人による中国人虐殺事件を扱った論著が多い。最近のものとして例えば、仁木ふみ子『震災下の中国人虐殺』青木書店、一九九三年がある。同書では多くの虐殺者を出した浙江省温州出身の出稼ぎ労働者の中国送還に触れ、上海に避難した温州人が当地の同郷組織（四明公所、温州同郷会）の援助を受けて故郷へと送還されたことが紹介されている（六八―七六頁）。日本人による華僑虐殺の事実は東華医院に宛てられた被災民による手記の中で厳しく指弾されており、香港の華人エリートの知るところであった。東華医院の董事局会議においては、勧捐の継続をめぐって議論となり、神戸中華会館に事実関係の照会がなされていた（『董事局会議紀録』（一九二二―二三）癸亥八月初四日）。

(34)山田賢「伝統中国における同族結合・同郷結合に関する覚書――四川省雲陽県訪問記」『史朋』二三、一九八九年（後に『移住民の秩序――清代四川地域社会史研究』名古屋大学出版会、一九九五、に所収）。

(35)日本・香港関係史については、陳湛頤『日本人與香港――十九世紀見聞録』香港教育図書公司、一九九五年、及び濱下武志「香港と日本」『香港――アジアのネットワーク都市』ちくま新書、一九九六年を参照。

(36)伊藤泉美「関東大震災と横浜華僑」四―五頁。

(37)伊藤泉美「関東大震災と横浜華僑」一一―二二頁。

(38)東華三院文物館所蔵『各界来信』（一九二二―二三）神戸大阪中華会館発、東華医院宛電報。

(39) 東華三院文物館所蔵『董事局会議紀録』(一九二二―二三) 癸亥七月二六日。
(40) 東華三院文物館所蔵『東華致外界信件』(一九二三・八・一四―一九二三・一一・二二) 東華医院発、神戸中華会館宛書簡 (癸亥七月二八)。
(41)『各界来信』(一九二三) 神阪中華会館発、東華医院宛書簡 (九月六日)。
(42)『東華致外界信件』(一九二三・八・一四―一九二三・一一・二二) 東華医院・華商総会発、兆棠仁翁宛書簡 (癸亥八月一八日)。神戸から香港への送還人数は伊藤論文が用いた資料では二二五四人となっている。
(43)『各界来信』(一九二三) 駐港香邑僑商会所発、東華医院宛書簡 (癸亥八月五日)。
(44)『東華致外界信件』(一九二三・八・一四―一九二三・一一・二二) 東華医院発、宝泰号宛書簡 (癸亥八月二三日)。
(45)『董事局会議紀録』(一九二二―二三) 癸亥一一月二九日。
(46)『東華致外界信件』(一九二三・八・一四―一九二三・一一・二二) 東華医院発、横浜華僑賑災善後会宛書簡 (癸亥一〇月九日)。
(47)『各界来信』(一九二三) 曽楚雲発、東華医院宛書簡 (九月七日)。
(48)『各界来信』(一九二三) 河南賛育医社値理麦公敏発、東華医院宛書簡 (癸亥八月一八日)。
(49)『東華致外界信件』(一九二三・八・一四―一九二三・一一・二二) 東華医院発、易子荘宛書簡 (癸亥八月二〇日)。
(50)『各界来信』(一九二三) 河南賛育医社値理麦公敏発、東華医院宛書簡 (癸亥八月二六日)。
(51) 横浜華僑の籍貫 (出身地) は圧倒的に広東省が多く、県別に見ると中山・高明・南海と続く――山室周平・河村十寸穂「横浜在留華僑の特質に関する若干の考察 (その一)」『横浜国立大学人文紀要　第一類哲学社会科学』九、一九六三年。また、近年行われた地蔵王廟の位牌調査によれば、一四本 (男のみ、八八〇本中) の譚姓の位牌が確認されている (地蔵王廟調査団・横浜市教育委員会「地蔵王廟調査報告書」一九九三年三月)。
(52)『各界来信』(一九二三) 広東高明譚族救済旅日同宗会発、東華医院宛書簡 (癸亥八月二〇日)。
(53)『東華致外界信件』(一九二三・八・一四―一九二三・一一・二二) 東華医院発、神戸中華会館宛書簡 (癸亥九月一二日)。
(54)『東華致外界信件』(一九二三・八・一四―一九二三・一一・二二) 東華医院発、神戸中華会館宛書簡 (癸亥九月一三日)。
(55)『董事局会議紀録』(一九二二―二三) 癸亥八月初一日。
(56)『各界来信』(一九二三) 蘇州輪船発、東華医院宛書簡 (癸亥八月二一日)。
(57)『各界来信』(一九二三) 駐港香邑僑商会所発、東華医院宛書簡 (一〇月一三日)。
(58)『各界来信』(一九二三) 駐港香邑僑商会所発、東華医院宛書簡 (一〇月一三日)。
(59)『董事局会議紀録』(一九二二―二三) 癸亥七月二九日。なお、客桟の同業ギルドは被災華僑収容に要した賃料を二割引とすることを決定している。被災華僑を収容していない客桟に対しては寄付簿が送付されて義捐金が募られた（『董事局会議紀録』（一九二三）癸亥八月二六日）。

(60)『東華致外界信件』（一九二三・八・一四—一九二三・一一・二二）東華医院発、廖仲愷宛書簡。『各界来信』（一九二三）廖仲磊発、東華医院宛書簡（九月一三日）。

(61)『各界来信』（一九二三）広東籌賑日災総会発、東華医院宛書簡（九月一四日）。

(62)『董事局会議紀録』癸亥八月初五日。

(63)『各界来信』（一九二三）広東籌賑日災総会発、東華医院宛書簡（九月二二日）。

(64) 可児弘明『近代中国の苦力と「豬花」』岩波書店、一九七九年。

(65)『東華三院百年史略』（上）一九七〇。九三頁。

(66)『各界来信』（一九二三）「加拿大皇后輪乗客船員援救日本災僑経過紀略」（「梁均黙述」、手書き）。日本地震災僑救済会発、香港東華医院宛書簡（九月七日）。

(67)『各界来信』（一九二三）エンプレス・オブ・カナダ号中国人船員乗客発、香港東華医院宛電報。

(68)『各界来信』（一九二三）日本地震災僑救済会発、香港東華医院宛書簡（九月一〇日）。

(69)『各界来信』（一九二三）日本地震災僑救済会王泰発、東華医院・華商総会宛書簡（九月一八日）。

(70)『東華致外界信件』（一九二三・八・一四—一九二三・一一・二二）東華医院・華商総会発、昌興公司宛書簡（癸亥八月六日）。東華医院・華商総会発、加拿大皇后船・均黙・春泉・王泰先生宛書簡（癸亥八月六日）。『各界来信』（一九二三）日本地震災僑救済会王泰発、東華医院・華商総会宛書簡（九月一八日）。

(71)『各界来信』（一九二三）横浜中華会館発、東華医院宛書簡（九月二九日）。

(72) 香港東華医院の選考を経て、一九四〇年サイゴンの広肇医院の主任医師となった馮風は次のように記している。「当時の人はとても迷信深かったので、病気になっても医院へ行って私を訪ねようとはしなかった。医院の前身が広肇善堂であったことを恐れていたのである。」馮風『西貢三十年』香港、華風書局有限公司、一九八七年、一九頁。

(73) こうした事情からホノルルの恵華医院は一九〇六年には閉鎖されている。Clarence E. Glick, *Sojourners and Settlers: Chinese Migrants in Hawaii*, The University Press of Hawaii, 1980, pp.232-235.

(74) 鄧雨生編『全粤社会実録初編』宣統二年、調査全粤社会処。陸羽「広州的方便医院」『広東文史資料』八輯、一九六三年六月。

(75) 鏡湖医院慈善会『鏡湖医院一一五週年紀念特刊』一九八六年。

(76)『鏡湖医院徴信録』民国壬戌年。

(77) 陳振亜「追尋史料、査証史実」他、『同済医院一百二十周年　歴史専集』同済医院、一九八九年。

(78) 『同善医院特刊』クアラルンプール、一九六二年。『同善医院百齢寿慶紀念特刊』クアラルンプール、一九八一年。

(79) 『同善医院百齢寿慶紀念特刊』。「先賢史略」『雪蘭莪広東会館金禧紀念特刊』雪蘭莪広東会館、一九九一年。

(80) 『南華医院新院奠基紀念特刊』南華医院董事会、一九七九年。『梹城南華医院紀念館落成曁蘇桔紀念堂開幕紀念特刊』南華医院董事会、一九八七年。

(81) これに先立つ一八八一年、ペナンの華人領袖は植民地政府の許可のもと、平章公館（後に平章会館と改称。現在のペナン華人大会堂）を創設し、広福宮に代わるペナン華人社会の指導機関とした。この平章公館は広福宮の構成に倣い、福建・広東両省のエリートから構成された。南華医院もこれに従う必要が生じたものと考えられる。陳剣虹「平章会館的歴史発展輪郭　一八八一―一九七四」『檳州華人大会堂慶祝成立一百週年　新厦落成開幕紀念特刊』ペナン、一九八五年。

(82) 内田直作『東南アジア華僑の社会と経済』千倉書房、一九八二年。一九三頁。

(83) G. T. Hare, ed. , *A Textbook of Documentary Chinese Selected and Designed for the Special use of the Member of the Civil Service of the Straits Settlements and the Protected Native States*, part 1, Vol.1.（『三州府文件修集』）(Singapore, 1894)。従来、この公啓をもって同済医社創設の証拠とされたが（陳育崧「同済医院創弁史」）、これより早く一八六七年には貧民医院が存在していた可能性が高い（陳振亜「追尋史料、査証史実」）。両論文ともに『同済医院一百二十周年　歴史専集』（一九八九）所収。なお、一八四四年、陳篤生・胡凝澤・掉有進らによって西洋医学にもとづく陳篤生医院が設立されたが、中国人は伝統的中医の方を選択したと思われる。

(84) 『全粤社会実録初編』「方便医院」。

(85) 『増訂験方新編縮本』（光緒三十一年歳次乙巳冬月鉛刻）。

(86) 一九一〇年広州・恵州・肇慶人士によって設立。同済医院創建者である「七家頭」の一部が関与している。『大巴窰中華医院落成紀念特刊』シンガポール、一九七九年。

(87) 東華三院文物館所蔵『外界来信』（一九二二）民国一一年三月二日。

(88) 東華三院文物館所蔵『外界来信』（一九二五―二六）民国一五年五月三日。

(89) 楊表東「本院史略」『同善医院特刊』クアラルンプール、一九六二年。『梹城南華医院紀念館落成曁蘇桔紀念堂開幕紀念特刊』一八頁。

(90) 『華字日報』一九〇九年九月二日。

(91) 『華字日報』一九〇五年九月一八日。

(92) 『全粤社会実録初編』「方便医院」
(93) 陸羽「広州的方便医院」、一四三—一四四頁。
(94) 保良局文物館所蔵『各埠来信簿』(一九一一)二頁。陳恵普発、保良局宛書簡。
(95) Yen Ching-hwang, "Ch'ing China and the Singapore Chinese Chamber of Commerce, 1906-1911", in Leo Suryadinata ed. , *Southeast Asian Chinese and China: The Potitico- Economic Dimension*, Times Academis Press, 1995.
(96) 陳剣虹「檳榔嶼広福宮史話」『檳榔嶼広福宮慶祝建廟一八八周年暨観音菩薩出遊紀念特刊』檳城、一九八九。
(97) 陳剣虹「平章会館的歴史発展輪郭」『檳州華人大会堂慶祝成立一百週年　新廈落成開幕紀念特刊』檳城、一九八五。
(98) 「雪蘭莪同善医院赴港考察東華三院暨慈善福利機構代表団報告書」『同善医院特刊』吉隆坡、一九六二。
(99) 『同善医院一九九六常年院務報告書』一九九七。
(100) 『新加坡同済医院常年会員大会一九九五』『新加坡同済医院常年会員大会一九九七』
(101) 『檳城南華医院成立一百零八週年　新院創建十週年　紀念特刊』一九九二年。
(102) Edgar Wickberg ed. , *From China to Canada: A History of the Chinese Communities in Canada*, Toronto: McClelland and Stewart, 1982, pp.25-26. 李春輝・楊生茂主編『美洲華僑華人史』東方出版社、一九九〇年。三三七—三五三頁。招工を請け負った華商聯昌公司の李天沛は広東台山人で、以前アメリカでも招工業務に携わっていた。一八八四年のカナダ華僑の六三・六％が四邑出身であった。
(103) Paul Yee, "Sam Kee: A Chinese Business in Early Vancouver", *BC Studies* No.69/70 spring/summer 1986.
(104) City of Vancouver Archives (hereafter CVA), Yip Sang Biography, 1845-1927, DS 763 Y39 L53 1973.
(105) 朱徳蘭『長崎華商貿易の史的研究』芙蓉書房出版、一九九七年。廖赤陽『長崎華商と東アジア交易網の形成』汲古書院、二〇〇〇年。商業書簡で交換された情報は、商況ばかりでなく、政治や戦争、地理や天候といった内容をも含んでいた点は、華商間の信用醸成のあり方を考える上で重要な点である(廖、一二〇頁)。
(106) CVA, The Yip family and Yip Sang Ltd. , Add. MSS 1108, Older letters in Chinese, Loc. 613-F-2, File 2
(107) CVA, The Yip family and Yip Sang Ltd. , Add. MSS 1108, Older letters in Chinese, Loc. 613-F-2, File 3, Letters, 謝卓棠より葉氏宛て書簡、一九〇四。
(108) CVA, The Yip family and Yip Sang Ltd. , Add. MSS 1108, Older letters in Chinese, Loc. 613-F-2, File 3, Letters, 葉茂森より葉氏宛て書簡、一九〇四。「溥倫貝子」は、愛新覚羅溥倫で、一九〇四年のセントルイス万国博覧会に清朝代表団を率いて訪米した。
(109) City of Vancouver Archives (hereafter CVA), The Yip family and Yip Sang Ltd. , Add. MSS 1108, Older letters in Chinese, Loc. 613-F-

2, File 2, 鍾脩炳より葉来饒宛書簡、一九〇三年一〇月。

(110) CVA, The Yip family and Yip Sang Ltd. , Add. MSS 1108, Older letters in Chinese, Loc. 613-F-2, File 2, 胡如邦より、任炳金宛書簡。

(111) University of British Columbia, Chung Collection(hereafter UBCCC), Yip Sang Record, CC-Folder 00557, Correspondence regarding Canadian Pacific Railway and steamship business, 1912-1920, letter from Wing Sang & Co. to Canadian Pacific Railway to General Passenger Agent.

(112) UBCCC, Yip Sang Records, Correspondence and the other documents regarding Chinese immigration 1915-1939, CC-FOLDR-00489, letter from Controller of Chinese Immigration to Mr. Lin Kee, 18 Feb. 1918.

(113) UBCCC, Yip Sang Records, Correspondence and the other documents regarding Chinese immigration 1915-1939, CC-FOLDR-00489, letter from Wing Sang & Co. to Chief Controller of Chinese Immigration, 8 June 1915.

(114) UBCCC, Yip Sang Records, Files of business and personal records, Yip Sang (family), Wing Sang Company Limited, Invoices of Yip Kew Him, Canadian Pacific and Department of Immigration interpreter, 1916-1941, CC-FOLDR-00491, FOLDR-0016.

(115) CVA, The Yip family and Yip Sang Ltd. , Add. MSS 1108, Older letters in Chinese, Loc. 613-F-2, File 2, Letter from Jones Smith & Hollinrake to Chinese Immigration Agent, 23 Oct. 1903.

(116) Maurice Freedman, “The Handling of Money : A Note on the Background to the Economic Sophistication of Overseas Chinese”, in *The Study of Chinese Society*. Stanford University press 1979. pp.22-26.

(117) Paul Yee, “Business Devices from Two Worlds: The Chinese in Early Vancouver”, *BC Studies*. 62. Summer 1984.

(118) Paul Yee, “Sam Kee: A Chinese Business in Early Vancouver”, *BC Studies* 69/70 spring/summer 1986. p.95.

第四章　疫病流行と中国人社会

はじめに

明清期の中国では経済発展を契機に、商人の台頭が顕著で、都市のインフラ整備や慈善活動などへの尽力を通じて社会的影響力を強めていた。同時に彼らは遠距離交易の安定化のため、拠点都市に同郷会館を設立し、ヒト・モノ・カネ・情報が往来する同郷ネットワークを拡大していった。そうした同郷会館の中には、近代の開港後も発展を遂げていったものもあった。その代表は外国商人と密接な関係を持つ商業を展開した寧波商人や広東商人であろう。寧波商人は開港後の上海において一大勢力を形成、民国期を通じて政治・経済を支配した。広東商人は香港を拠点にして、国内都市のみならず海外華僑社会にその商業ネットワークを拡大させていった。

そのような寧波幇と広東幇の同郷ネットワークの形成期は、同時に帝国主義列強が租界や植民地香港に進出の拠点を建設していく時期でもあった。そのため、中国人社会との間で摩擦は避けられなかった。民族主義的色彩を帯びた大規模な政治対立は二〇世紀以降、顕著になるが、それ以前は具体的利害関係や文化的な相違に起因する衝突が多かった。中でも、都市の「衛生」をめぐる問題は摩擦を引き起こす契機となることが多かった。折しも、交易の拡大や移民増大によって各種の疫病が東アジア全域で断続的な流行を見せ、列強も疫病対策を重要な政策課題とせざるを得なくなっていたのである。そして、列強は医療・衛生問題の改善を通してアジアを効果的に支配する「帝国医療」を実践するようになる。

一方、疫病の流行に対して、中国はいかなる対応を示したのか。清朝政府は飢饉や洪水といった自然災害に比べて、疫病の被害地域が限定的であったことなどから、疫病流行に対して、恒常的な対策を講じることはなかった。むしろ、都市の商人エリート層を中心に善堂が設立され、施薬や施棺などの慈善活動が展開された。このような民間による公共活動は清末の新しい動きとして評価されているが、後に医療・衛生という「近代」的領域に公共性が付与され、公共衛生として近代国家が行うべき統治行為となったことから、国家中心主義の歴史叙述では、中国における非制度的な医療活動には低い評価しか与えられてこなかった[1]。善堂や慈善団体による医療活動（西洋医学、中国医学ともに）は、広範な民衆の健康維持に多大な貢献を果たしてきたのであり、正当な評価がなされるべきであろう。

本章では、中国人の移動を生死にわたって支えていた同郷会館や慈善医院の活動が衛生行政の制度化や疫病の流行によって、どのような変容を強いられたかを検討する。西洋医学の普及、衛生行政の制度化が進み、中国民衆との軋轢が強まるが、その中で中国人エリート層は摩擦・妥協・協力といった複雑な動きを見せた。また、西洋医学が正統な医学体系としての地位を確立していく中、中国医学は非科学的だと批判されながらも、中国人社会の中で広く実践され、実際上、都市衛生の維持に貢献していたことは間違いない。

第一節　風水思想と都市衛生――上海四明公所の運棺

近代香港の東華医院が行った各種慈善活動やそのネットワークは、おそらく歴史上、他に類を見ない規模（金額や広がり）であったと思われる。しかし、その形態は近代広東華僑に特有のものではなく、明清期中国の同郷会館に共通して見られたものであった。本節では、近代上海を拠点に商業ネットワークを展開した寧波人による同郷組織、四明公所の慈善活動を取り上げる。およそ遠隔地交易に従事した商人グループは、各拠点都市に同郷会館を設置し、各種の慈善活動を行っていた。明清期の商業発展にともなう国内移住の活性化の延長線上に、近代の海外移民を位置づけることができるのだ。そして、近代の中国移住民の基本パターンは「出稼ぎ」であったことから、一定期間後の帰郷が想定されていた。従って、自ら帰郷できない者（遺体を含む）に対して同郷会館が慈善活動を行ったのは当然であった。また、死後には故郷の地に埋葬されたいという願いは中国の伝統的な風水思想にもとづく発想であり、それを援助することは善なる行いとされたのだ。

上海の狭隘な都市空間における租界の拡張という条件下で、同郷組織による遺体に対する善挙が租界当局による公共衛生の圧力の中でどのように展開していったかを主として跡づける。そもそも風水思想は、居住環境の改善によって、繁栄を獲得しようという環境科学的な側面を持っている。中国固有の環境思想である風水は、人口過密という近代的状況の中、西洋の衛生思想によって批判されていった。

一九世紀後半以降の都市上海の繁栄は言うまでもなく対外貿易の発展に大きく拠っている。こうした対外貿易はもちろん、明清期以来の中国沿岸および長江流域における商業活動も中国の客商によって支えられていた。彼らは地縁原理にもとづいて同郷組織を結成し、或いは取引商品別に同業組織を組織し（客商は往々にして郷里の特産品を扱うため、同郷かつ同業であることが多い）、全国にそのネットワークを広げていた。一八六〇年代には、茶や生糸を輸出する外国貿易商人の同業組織が、内地流通を掌握し、価格操作を行うなど、「中国商人の優勢」といわれる状況が見られた。[2] それを可能にさせた条件の一つは中国商人の組織的結束の強さにあると言われた。しかし、清朝末期に至り、外国商人の団結とそれに対する中国商人の分散という清朝の状況認識のもと、中国商人の統合を求める議論が沸き起こる。そして、清朝中央に商部が設置され（一九〇三年九月）、各都市には商人団体としての商会が創設されていった。[3] このような都市の社会経済環境の変化にともない、都市における社会組織の結合形態は地縁・血縁関係から業縁関係へと重心移動し、狭い地域主義は克服され、客商が本来持っていた同郷意識は徐々に希薄化してゆくと理解されてきた。しかし、清末の新しい動きの中、同郷者のための慈善活動を積極的に行なっていた同郷組織があった。[4] 上海の寧波人同郷組織の四明公所である。[5] 彼らはフランス租界内で同郷者の遺体を収めた棺柩の保管や共同墓地への埋葬、さらには棺柩を故郷に送り還すといった、一見中世的とも取れるような活動を専らにしていたのである。折しも当時の上海にあって、公共租界工部局およびフランス租界公董局は道路・街路灯・上水道などの設置、河川の浚渫、鉄道の開設など、近代都市建設に取り組んでいた。そして、彼らは四明公所の保管する棺柩が都市衛生の妨げになるとして、その排除を要求し、ついに四明公所側と武力衝突するに至ったのである。結果として、四明公所はその圧力に応じ、保管していた棺柩を租界外へ遷移させ、さらに故郷寧波に送還することで事態の収拾を図ったのであった。

この事件は政治外交問題とみなすことも可能であるが、社会や文化の問題として考えた場合、中国の都市化・都市文化に関するいくつかの重要な論点を引き出すことができると思われる。[6] まず、中国都市において同郷組織が果たしていた役割・機能に関する問題である。そもそも、なぜ四明公所などの同郷組織が遺体に対する慈善活動を行なっていたのかという問題自体、従来は十分に説明されてこなかった。この問題は、中国の風水思想にもとづく伝統的遺体処理方法や同郷意識といった文化生態的背景と唐宋時代以来の中国の都市化の特徴（行政力の浸透というよりは商業発達を原動力とする市場網の拡大）という社会経済的要素とを関連付けて説明する必要がある。すなわち、同郷組織の生成・発展を中国の都市化過程に位置付けた場合、遺体に対する慈善活動は同郷組織の基本的機能であり、中国都市に特徴的な都市文化の一つであったと考えられるのである。

次に、同郷組織の現地化に関する問題がある。伝統中国において故郷は個人アイデンティティーの不可欠な要素であり、同郷意識はなかなか減退することはなかった。例えば、富と名声を求めて外地へ出た若い男は、結婚・親族の葬儀・退職という人生の節目に帰郷することが期待されていたし、これが実現されなくとも、移住民の息子は父の籍貫を継承したのである。現地化の進行は移住先の政治社会環境により左右されるが、主には故郷との交流関係（例えば、寧波と上海を市場圏に含む寧波人による商品流通網の形成、祖墳への定期的墓参など）において考察されるべきであろう。中国の都市化の特徴に即して見た場合、現地化の問題は遺体への慈善活動の停止如何に関わってくると思われる。四明公所の場合、その活動は創設以来、人民共和国成立前後まで一貫して行なわれており、故郷との紐帯を維持する役割を果たしていたのである[7]。

その意味で、四明公所事件での仏租界当局の圧力は同郷組織の基本機能に対する挑戦であったと言える。上海において、遺体処理問題が「近代」的意味で都市問題となったのは、疫病の流行を契機に西洋から流入してきた近代の衛生観念が争点として登場して以降である。都市社会史研究において、疾病（特に疫病）の歴史は一つの焦点であるが、そこでは衛生の発展および公権力による身体の規律化が問題にされ、その到達の程度から、「近代化」ないしは社会の進歩の程度を見ようとしてきた[8]。確かに一九世紀中葉以降、キリスト教宣教師によって中国に西洋の医学知識が大量に伝えられ、各地に西洋式医院や医学校の設立が相次ぎ、中国人医師が養成されていった[9]。しかし、果たして都市内部からの棺柩の追放が、近代上海における遺体処理問題の根源的解決、さらに言えば同郷組織衰退の要因になりえたであろうか、という疑問が残るのである。都市を基盤に発展した公共衛生自体、ヨーロッパの都市化過程において成立した一つの文化のあり方だと考えられ[10]、同郷組織の盛衰も中国独自の都市化過程をふまえて考察される必要がある。

なお、同郷組織が行なった遺体に対する慈善活動に関連する用語について、説明しておく。棺を無料で施すことを「施棺」、棺代を後払い・掛け値で売買することを「賒棺」、棺柩を安置する建物を「殯舎」、「殯舎」に棺柩を預けることを「寄棺」または「寄柩」、そして、貧乏で墓を造れない者や行き倒れなどのための共同墓地を「義塚」という。

1　四明公所の設立と中国における遺体処理

浙江省寧波は唐末以来十世紀余り、市舶港として栄え、明代中期には江蘇・天津方面の浅海に就航する沙船を主とする北幇（北号）と広東・福建・浙江岸の深海に就航する大型ジャンクを主とする南幇（南号）が荷を積み替え、或いは運河や内陸河川就航の船隻に荷を移す回漕拠点であり、内外の商業が集散する中心地であった。しかし、寧波平野の開発の進展に伴い、水利灌漑のための労力の負担増加、土地保有の零細化といった問題があらわれ、「生歯日盛、地之所産、不給於用、四出営生、商旅遍於天下」[11]といわれるように、土地・人口比率が悪化した明末以来、寧波人たちは積極的に国内・国外移住に窮状打開の途を求め始めた[12]。近隣は杭州・紹興・蘇州・上海・呉城、長江中流の漢口に及び、遠くは華北の牛荘・膠州、華南の福建・広東にまで勢力を拡大し、日本・ルソン・シンガポール・スマトラ・セイロンなどの海外に赴く者もいた[13]。

「四明襟山帯海、地狭民稠。郷人耕読外、多出而営什一之利。……上海為東南一大都会、海船雲屯、商賈輻輳、而四明同郷旅居尤多[14]」とあるように寧波人の最大の移住先は、杭州湾を隔て、海路で二五二キロの対岸に位置し、沿岸貿易で賑わう商業都市の上海であった。上海において寧波人が同郷者のために共同行動をとったのは、一七九七年（嘉慶二年）が最初のことである。寧波人の銭隨・費元圭・潘鳳占・王忠烈らは上海在住寧波人から「一文善願」という名目で、毎日一文ずつ一年に三六〇文の寄付を募り、上海県城の北郊二十五保四図に三十畝の土地を購入した。それは、「旅櫬」（故郷を離れ、異郷の地にある棺柩）を安置するための殯舎を建造して、亡くなった同郷者の魂を安らかにするためであった。翌年、殯舎が完成、余った土地は義塚にされた。棺柩は殯舎に安置され、しかるべき時に故郷寧波に送還されることが予定された。しかし、引き取り手が現われない場合は三年後、義塚に仮埋葬された(15)。

上海に移住した寧波人は同郷の誼や同業の縁に依り、共同の神を祀り、商務を協議し、宴会を開き、その中には小団体を結成したものもあったであろう。しかし、彼らにとって最も困難なことは同郷者の遺体を故郷の祖先の地に葬ることであった。個人や小団体の力では不可能であり、そこで職業の別なく寧波府属（鄞・慈谿・奉化・鎮海・象山・定海）の者を結集し、その目的を達成しようとしたことが四明公所創建のそもそもの契機であった(16)。以下に太平天国の乱に至るまでの四明公所の沿革を記す。

一八〇八年（嘉慶一四年）、周囲の土地を買収し、殯舎の増築および義塚の拡張が行われ、さらに土地祠が建てられる。一八三六年（道光一六年）にも殯舎と義塚の規模が拡大され、新たに「賒材局」が設けられて貧窮者に対する優先的な棺材の支給が実現し、その代金は経済力に応じて随時納めることが認められた。一八四四年、寧波府定海県人である藍蔚琦が上海知県となり、四明公所の地産に免税措置が採られる。五年後の一八四九年、フランス租界の成立により、四明公所はフランス租界内に編入される。一八五三年（咸豊三年）、小刀会が上海県城を占領した際、公所の建物が破壊されるが、五年後董事の方仁照・方椿・邵炳らの醵金により建物は再建されて旧観に復す。一八六〇年、太平天国軍の侵攻時、常勝軍が公所に駐屯したが、四年後に常勝軍は撤兵した。

その後、施薬局や病院などが設けられ、同郷の貧病者に薬餌・医治を施し、さらに学校を設立するなど公共活動にも乗り出すようになる。「四明公所義塚誌」にある「久客他郷、死生莫必、或年老殂謝、或遘疾暴亡、一旦

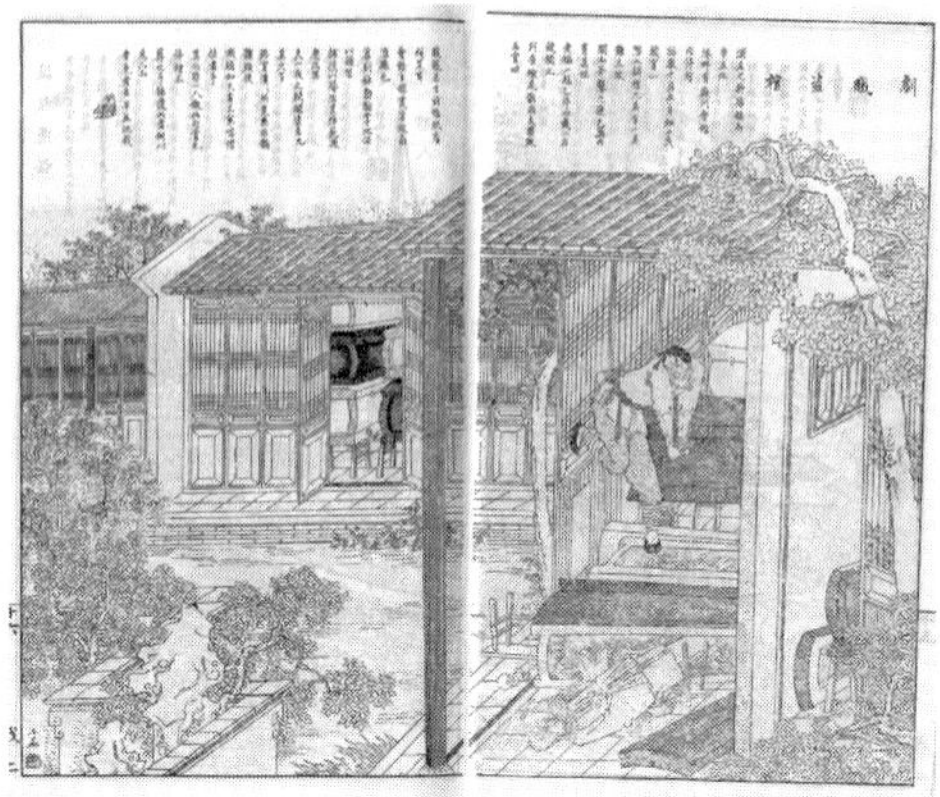

清末上海の徽州会館の殯舎　副葬品めあての強盗が押し入る様子が描かれているが、他の同郷会館でも同様に大量の棺が保管されていたと思われる。（『点石斎画報』）

物化、而殢魄無依。歴年既遠、子若孫莫知其所、良可悼歎。[17]」という言葉が異郷上海で客死して遺体（魄）が故郷の地へ戻れず、子孫にも忘れられてしまうことへの不安と悲しみを表しているように、四明公所の主たる活動は「死後の始末の共同」にあったと言える。[18]

上海には四明公所以外に、潮州会館・山東会館などの同郷組織が三十以上あらわれ[19]、いずれも四明公所と同じように、殯舎での遺体の安置、義塚への埋葬、施棺、賒棺などを行っていた。また、遺体の故郷への送還についても徽寧会館[20]や建汀会館[21]など一部の組織は同郷者に経済的補助を行っていた。しかし、その規模や組織化の程度において、四明公所の慈善活動は群を抜いていたのである。

文献史料に残された遺体処理に関する言論の中には、火葬および「停棺不葬」という習俗に対する批判を多く見ることができる。火葬は、仏教の中国伝来以後、仏教寺院を中心に受け入れられ、宋代の儒者たちによって悪俗として非難されたが、明清期には「火葬之俗盛行於江南」とあるように民間に流行していた。[22]一方、「停棺不葬」とは、埋葬のための一番良い日・良い墓地を選ぶ必要上、柩をすぐには埋葬せずに家或いは寺院、草叢などに放置したまま、埋葬を延期することをいう。これは、「墓地環境の善悪を判断し、できるだけ吉地に父母（祖先）の死体を安葬して、それにより子孫の発達幸福に効果をあげようとする」墓地風水の影響を受けたものである。[23]すでに三、四世紀の記録にはその弊害を禁ずる文章が載っており[24]、また宋の司馬光は、死者から見苦しくない適時の埋葬を奪い取っているとの理由で風水思想を批判した。[25]歴代王朝は、火葬や停棺不葬という習俗が親族の遺体を粗末に扱うもの、すなわち儒教的社会秩序を乱すものであるとして、禁令を出す一方、各州県に義塚の設置を命じ、停棺不葬状態の棺柩を埋葬させた。[26]義塚の設置は停棺不葬問題の解決のために採られた政策であった。

『大清律例』は、「すべての喪家は礼にならい埋葬しなければならない。もし風水に惑わされ、口実を設け柩を家にとどめ、雨ざらしのまま何年も埋葬しない者は杖八十。尊長の遺言に従い、屍を焼化するもの、及び水中に棄置する者は杖一百。……もし遠方で死去し、子孫が帰葬できずに焼化する者はゆるして、その便宜をはからせる」と規定している。なお、同一箇所にある補足の条文には、「旗民の喪葬はすべて火化を許さない。遠郷の貧人で柩を助け持ち、里に帰ることができず、やむを得ず骨を携えて帰葬する者はゆるして禁止しないが、その他は違反とみなす」とある。[27]ここでは火葬及び停棺不葬を禁止しているが、遺体を供養する一族や祖先の墓地から遠く離れた所に埋葬するよりも、むしろ火葬の方を選択したという事実を示しており、興味深い。火葬が流行したことの理由としては、仏教の影響や経済的貧窮も考えられるが、異国の地に埋葬することに対する反感があり、それが遺体の火葬という方向へ傾かせたとも言えよう。[28]親族などの遺体を故郷の地に埋葬するという大目標があり、その便宜のために火葬や停棺不葬といった行為を選択したのである。こうした点を配慮してか、政府は官僚の死去、及び官僚在任中の父母の死去に対しては、柩を守って故郷に葬送させる目的で人夫・車馬・路費の給付を認めていた。[29]政府も遺体を故郷に持ちかえる限りにおいてこれらの習俗をある程度容認せざるをえなかったのである。

このように、伝統中国社会において遺体を祖先が祀ってある故郷の地に埋葬することがいかに重要であったかということがわかる。こうした行為は「反葬」「還葬」「帰葬」、または棺柩を故郷に運搬するという意味から「運棺」とも呼ばれる。火葬や停棺不葬は祖先を冒瀆するものとして原則的には禁止されたが、運棺という大目標の実現のためには容認された。そして運棺が不可能と判断された時点でその遺体は客地の義塚に埋葬されたのである。こうした善なる行いは伝統的な文化ではあるが、同時に社会経済的な背景にも着目する必要がある。具体的に言えば、中国の都市形成および移住の問題と深く関わっていた。中国の伝統都市は行政的ファクターにもとづく政治・軍事都市であったが、唐宋時代以降の商工業の発展は全国的な規模での都市化を促進した。すなわち、従来の政治的都市においては商工業的機能の比重が増加し、都市中心地たる都市の下層では鎮・市などが成長していった。そして、商人や渡り職人などが村や町ないし都市間を移動する状況が生まれる。さらに、辺地開拓のための政府主導の移住はもとより、人口過剰・戦争・飢饉・疫病・自然災害などによって私的移住が生じた。やがて、定住の方向で都市が形成されるが、都市農村人口の自由往来という状況は都市の性格形成に重要な意味を付与した。すなわち、都市住民の構成は各都市で異なるものの、移住民が多数を占め、地縁・血縁原理にもとづく統合や生存のための競合が見られたのである。しかし、移住先における同族の人数は相互扶助を行なうのに必要な規模を備えた組織の形成には不十分であるため、往々にして同郷結集が選択された。運棺も、本来は家族または宗族が行なうべきものであったが、同郷組織が代行したのである。こうして商工業者や移住民の都市農村間および都市間移動を背景に同郷組織が発展していった。商工会館ではなく、首都・省都に設置された同郷の科挙受験者のために各種の便宜をはかっていた同郷会館（「試館」とも言う）も慈善活動の一つとして助葬を行なっていた[30]。同郷会館が「本来、科挙立身と商工立身という、互いにリンクする都市志向の社会移動の文脈から派生した制度[31]」だとすれば、同郷会館の遺体に対する慈善活動は、そうした社会移動を支えていた都市文化の一つの表れだったのである。

２　太平天国後の上海の遺体処理問題と四明公所

一八四五年、上海に外国租界が設置される以前、その南側すなわち上海県城とその東側の黄浦江沿いの一帯にはすでに清代中期以降の国内貿易によって繁栄する港町が存在していた。それは東北・山東産の大豆や福建・広東産の砂糖を上海に運び込み、江南の綿花を持ち帰るという交易で、上海・福建・広東の商人がその主たる担い手であった。しかし、その後、大量の寧波人が移住戦略にもとづき上海へ移住する。南京条約による五港開港後、上海は寧波・広東を追い越し、中国最大の貿易港となり、さらに太平天国時期、上海租界が寧波を含む江浙一帯における唯一の安全地帯であったことが移住を促進した[32]。一八五二年の時点で、上海で最大の勢力を誇った広東人が八万人であるのに対し、寧波人は六万人であったのが、一九世紀末から二〇世紀初頭に至り、広東人が五万人前後に減少し、寧波人は約一〇万人に増加して最大勢力となる[33]。一九〇五年の公共租界とフランス租界を合わせた人口が約五五万人、一九〇九年の華界人口が約六七万人であることを考えると、いかに大量の寧波人が移住していたかがわかる[34]。そして、その多くはフランス租界および黄埔江に沿った南市の北部に集住していた[35]。

開港後の様子を新聞『申報』は、城外には田圃が広がり人影もまばらであったが、開港後に租界が成立すると、人は溢れ地価は高騰し、都会となり、そこへ太平天国の侵攻から逃れ、江蘇・浙江両省の「富商巨族」が安全を求めて上海に移住したと報じた[36]。

一八五三年の小刀会による県城占領は租界への中国人の流入を招き、「華洋雑居」の様相を呈するに至る。一八七〇年の公共租界における人口構成は、中国人が七万五〇四七人であるのに対し、外国人は一六六六人であり、以後一九一〇年まで一貫して中国人の比率は九七―九八%を占め続ける[37]。さらに、その内の八割以上が非上海籍中国人であった[38]。人口構成から見る限り、租界は圧倒的多数の客籍中国人によって占められていたのである。

こうした状況に対し、中国の地方政府は「城廂内外」において保甲制度の実施や「施医」「施粥」(医療や粥の提供)といった救済策によって、移住民の管理を図った。また、租界でも巡捕が治安維持の任に当たったが、いずれも移住民の高い流動性のために実効性は低かった。そのような中、太平天国後の上海に復活或いは新しく誕生してきたものが善堂と呼ばれる民間の慈善組織であり、租界と城廂内外において名称が確認できる善堂は四〇を数えることができる（うち、租界内は一〇箇所）[39]。

上海善堂の「巨擘」である同仁輔元堂は、寡婦・老人・孤児などに対する救恤や施棺・施薬を行なっていた（こうした行いは「善挙」と呼ばれ、本来は官憲がなすべき社会事業を、民間人士が社会的名声を得るために無償で行っていた）[40]。当初、租界には善堂がなく、同仁輔元堂が租界内の遺体の収容・埋葬を行なっていた。しかし、輔元堂と租界とは、距離が離れている上、城壁で隔てられ、遺体の納棺に手間取るため、一八六二年、公共租界内の南京路に同仁保安堂という善堂が成立する[41]。都市上海の膨張に対応して、善堂の規模・機能が拡大していったのである。また、租界には中国人が流入した後を追って、妓院・煙館・茶館・戯園などが次々と誕生した。租界の拡張は西洋勢力の中国への浸透であると同時に、中国人の都市空間の拡大をも意味していたのである。上海における移住民の増加は当然のことながら、死亡者数の増加、行き倒れの遺体の増加を招致し、遺体処理が問題化していく。次に、生者ではなく、死者の増加に対する地方政府の対応を見てみよう。

先に指摘した火葬・停棺不葬の習俗はこうした太平天国後の江南地方の社会秩序の悪化に拍車をかけた。「有知愚民於父母屍棺無力安葬、毎歳清明前後相率焚焼、名為火葬、此俗各属皆有、蘇松太三府為最盛」という状況を憂い、一八六八年、江蘇巡撫の丁日昌は、祖父母や父母の遺体を焼き壊したり、祖先の墓を掘り起こした者は斬刑に処す旨、布告を発した。また、地方官に対しては、善堂の紳董とともに資金を準備し、義塚を多く設置して遺体の暴露を防ぐよう命じた。そして、期限を超過し、なお停棺不葬の風潮が見られた場合、当該府・庁・県の責任を問うとされたのである[42]。

また、一八八〇年（光緒六年）江蘇巡撫の譚鈞培は以下のような停棺不葬禁止の告示を出した[43]。

太平天国の乱の後、風俗は乱れ、無知な愚民の中には棺柩を十数年も放置したまま埋葬しない者がいる。それは風水好適地に遺体を埋葬すれば福が得られる、という風水師の言葉に惑わされている間に貧窮化し、埋葬しようにもできなくなったからである。棺は腐敗し遺体は雨ざらしで、見るに堪えない状態だ。祖先の遺体は幸福と栄華を求めるための道具と化してしまった。停棺期限は旧例にならい一年間とし、超過してなお埋葬しない者は厳重に処罰する。経済力なき者および身寄りなき者には、地方官が義地・善堂を設置し、代葬や資金給付を行なうこと。

しかし、一八九一年に再び禁令が出されていることから考え、停棺不葬の習俗は根強く存続していたのである。[44]政府が各地の停棺不葬の実態を詳細に把握し、適切に処理することは困難であり、実際にこうした任務にあたったのは郷紳や紳董といった地方エリート層であった。「呉中停柩極繁」という状況を改善すべく、江蘇布政使の黄彭年が定めた章程に、その対応策が示されている。すなわち、以下の四条を各州県に指示したのである。

一「按圖造冊」（各郷の紳董をして、地保を監督引率の上、停棺不葬の棺柩を番号順に並べ、男女に分け、目印となる札を挿ませる。さらに喪主の有無、喪主の経済力・墓地の有無、本籍・客籍の区別などを台帳に載せ、県に送らせ調査する。州県の官は翌年の清明節の後に、城廂・近郷に埋葬した棺柩及び未埋葬の棺柩の数を布政使に報告する）。

一「宜籌設義塚」（官紳は義塚を増設すること。喪主は存在するが経済力のない者や喪主不在の棺柩は董保の調査を経た上、男女別・番号順に埋葬する）。

一「宜籌定経費」（墓地はあるが経済力のない場合には補助金を与える。各州県の善堂による援助の他、官紳は相談の上、預金があれば出金し、なければ勧捐を行う）。

一「葬期勿更遅延」（翌年三月までに、放置されている棺柩は埋葬する。経済力があり墓地も所有する家には埋葬を促し、経済力があり墓地を持たない家には墓地の購入を命じる。客籍で喪主不在、或いは遠方に故郷がある者の棺柩は一時的に安置させる。また、客籍で喪主は存在するがすぐには故郷に帰葬できない棺柩も一時的に安置させる。しかし、喪主も存在し、経済力もある家が三月を過ぎても埋葬しない場合、董保が調査して、家族に埋葬の時期を県に報告させて、後に再調査を行う）[45]。

このように中国の地方政府は停棺不葬状態の改善のために、保甲制度による遺体の身元確認およびその管理、親族が存在する場合には埋葬の督促、遺体安置期間の制限、義塚の設置、埋葬費用の補助など、具体的打開策を打ち出したのである。ここで注目されるのは、遺体の身元確認が重要視されていたこと、さらに客籍の者の遺体の扱いが慎重であったことである。移住民に対しては将来における故郷への運棺に配慮を示して、一時的安置が認められていた。これは移住民の遺体は誰かに埋葬されない限り、停棺不葬状態に置かれ続けるであろうことを政府自身も認めていたのである。移住民が多数を占めた上海における遺体処理問題の深刻さが窺えよう。

遺体処理は善堂の重要な仕事の一つとして期待され、善堂は貧窮者や身寄りのない遺体に対する施棺、義塚への埋葬という便宜を提供した。路上で行き倒れが発見された時、その遺体はどのように処理されたのか。『申報』の記事「路斃堪憐」からいくつかの例をみてみたい[46]。

一昨日（一八八〇年七月二日）、イギリス租界内、鄭家木橋の道端に歳格好三十位の者が死んでいた。江北人のようであるが、誰も顧みなかった。そこで巡捕が捕長に報告し、ただちに地保に通知されたが親族不在とのことで、善堂に報告され、納棺後、弔われた。同日、二十余歳の者が息絶え絶えで苦しんでいた。通行人は飢渇しているのだと思い、銭二百文を恵み、他の者も憐れんで銭を与えた。全部で千文になったが、その者に金を拾う余力はなかった。そこへ地保が到着し棲流所に移送するが途中で息絶えた。すぐに善堂に報告し、棺を運んだが再び蘇生した。しかし、助かる見込みなしと判断し、人に看病させ死を待って納棺させた。七月三日、二十余歳の者が人力車に乗り、巡捕房の前を通行中、突然出血して息絶えた。車夫は巡捕に報告、捕長は地保に通報したところ、その者は寧波人で現在友人宅に客寓の身で、病に罹ったため体仁院に向う途中であったという。上海在住の親族に連絡し遺体を納棺させた。」（「棲流所」は、一八七九年に設立された滬北棲流公所という善堂で、「収養失業貧病流民」を主な事業としていた。）[47]

この記事から租界内における遺体処理活動の一端を窺い知ることができる。すなわち、貧者は滬北棲流公所へ、病人は体仁院へと運ばれるが、行き倒れが発見されるや、まず身元確認のため地保（保甲制度でいう「保長」）に通報がなされ、身元不明であれば善堂が納棺を行なったのである。[48]遺体の親族が存在する場合は彼らに引き取らせたが、同業者・同郷者が棺柩を引き取ることも多かった。[49]租界内においても中国の伝統的遺体処理活動が機能していたのである。

上海の遺体は大部分が移住民のものであるため、善堂も遺体と故郷との繋がりにある程度の配慮を示した。[50]果育堂は一八五八年、城内に設立された善堂である。「茲因匪擾、蘇太各郡県、避地者紛来滬、兵燹之余、死亡甚衆、既難帰骨故郷、又欠乏安厝善地」[51]とあるように、太平天国の乱のため蘇州府・太倉州の各地から上海に流れてきた移民の多くは上海で死去したが、故郷にも送られず、上海に埋葬する墓地もない状態であった。そこで、果育堂は一八六一年に蘇州の紳士らの要請に応えて、「城廂内外」に住む常熟・昭文・震沢・新陽・昆山・鎮洋など「蘇太」各県出身者で経済力のない者や身寄りのいない者の棺柩を埋葬するために「蘇太誼園」という義塚を設置したのである。[52]

次の例は一九〇〇年のことである。上海の善堂の一つ、放生局は従来、放生（生きものを放してやること）・義塾・

施医・給薬・恤嫠（寡婦への救恤）・施棺・惜字（字が書かれたものを大切にすること）などの善挙を行なってきたが、さらに殯舎を建築して棺柩の保管も行なうに至り、身元不明の棺柩が五〇余具にのぼった。放生局の職董である沈嵩齢は以前広東在住時に旋吉公所（善堂の一種であろう）を創設した。当時、旋吉公所が保管する同郷者の棺柩が相当数に達したため、彼は総督に援助金を請い、さらに招商局と輸送代金の値引きを交渉し、棺柩を上海に運搬し、一時的に放生局で預かることとなったのである。放生局が保管する棺柩はその大部分が引取られていったが、なお二〇余具が残り、旧い棺は腐朽していた。そこで職董たちは親族に棺柩を引取らせるべく、上海知県に上申した。そして、知県は「該殯舎に棺柩を安置している親族は、冬至前後に早急に墓地を選定し棺柩を埋葬すべし。期限を超過しても埋葬しない場合、すべて放生局が代わって埋葬する」旨、告示するに至ったのである。(53)さらに光緒年間には、「滬上善堂会館、雖亦不少、然向不以為念、故喪家毎因此而躊躇者甚多、……継起設立殯房為生財計者不下六七家云」とあるように、遺体処理問題の深刻化によって、遺体の一時保管を専門業務とする「殯房」という施設までが誕生した。(54)

善堂が移住民の遺体の故郷への送還に配慮を示したとしても、遺体処理についての慈善活動は基本的に貧窮者への施棺や義塚への埋葬までであり、遺体処理活動の最終的目標である運棺は、その活動範囲外であった。なぜなら、善堂が行なう活動は基本的には特定地域内部におけるものであり、当地の社会秩序の維持が目的だったからである。移住民の遺体の故郷への送還は同郷組織による慈善活動を待たねばならなかった。しかし、こうした遺体処理問題に直面した租界の西洋人は公衆衛生というヨーロッパの新たな都市文化で対抗していったのである。

3　四明公所事件と上海の衛生・疫病

租界成立後、一部の善堂や同郷組織の義塚や殯舎は租界内に存在することとなり、これをめぐって中国人と租界当局は往々衝突を起した[55]。こうした衝突の代表例として、二度にわたる四明公所事件が挙げられる。従来、この事件は西洋の侵略に対する上海民衆の抵抗の側面のみが強調されてきたが[56]、近代上海の都市化の観点から見た場合、事件の真相はそう単純ではないことがわかる。この衝突の背景には疫病の流行があった[57]。コレラの流行は遺体処理問題をめぐる中国と西洋の対応の違いを浮き彫りにしたのである。具体的には先に触れた停棺不葬という習俗が問題となった。

先にも述べたが中国の為政者は、停棺不葬を儒教の教えに反する行為として禁じた。そこでは、埋葬されない遺体を哀れみ、好い風水を追求する子孫の行為を批判しており、「不孝」であるという側面、すなわち停棺不葬の道徳面が問題視されていたのである。したがって、同じ停棺不葬状態とはいえ、「暴露屍棺」と同郷組織に安置してある棺柩とはその性質上異なるものと考えられていた。同郷組織における棺柩の保管は将来の「帰葬」を予定している限りにおいて、為政者の容認するところであった。これに対し、当時の西洋人は停棺不葬を租界で猛威を奮っていた疫病の発生原因の一つとみなし[58]、その排除を要求していった。すなわち、停棺不葬の衛生面が問題視されたのである。したがって、路上に遺棄された棺柩も同郷組織に保管されている棺柩も西洋人にとっては同じく衛生上危険な存在だったのである。以下、本稿との関連において事件経過を紹介する。

一八七四年、フランス租界公董局は四明公所の義塚の上を横切る道路の築造を計画、これを聞いた四明公所の董事は計画の変更を求める請願書を送った。そこでは、もし墓地の上を道路が横切ることになれば「必ずや死者の上を車馬が通行し、死者の霊魂をして不安たらしめるであろう。……本会は決して貴局に難癖をつけようというのではない。ただ祖宗の墓地が辱めを受けず、遺体が乱されてはならないということを求めているだけである[59]」と述べられていた。同時に四明公所は、計画を四明公所の北側に隣接する同仁堂（善堂の一つ）の空地の上に道路を通すよう提案を行う[60]。しかし、公董局は「死者は郊外の静寂な地に葬るのが適当である。そのために、かつて西洋人の墓地は租界の外に移したのである。人家が稠密なところは騒々しくて魂を安ませるようなところではない[61]」と改葬を求めてこれに応じようとはしなかった。また、四明公所は「実際、我々の公所と同仁堂は同じものではない。同仁堂が収葬する遺体は大体が道路で拾って来たもので、省籍は問わず、勝手に埋葬し、当然のことながら、後でその遺体を探しに来る人はいないのである。我々が埋葬するのはすべて寧波同郷であり、朋友あるいは親戚である。もし（遺体を）移動して改葬すれば、必ず混乱して将来家族が探しにきた時に我々はどのように対応したらよいというのか[62]」と善堂との違いを強調して善処を求めた。対立は武力衝突に発展、中国人死者七名を出した。これが第一次四明公所事件である。

一八七八年、清朝政府が賠償金三万七六五〇両を支払う形で事件は一応の解決をみる。この時、フランス公董局董事会はこの解決案を受け入れたが、フランス公使に対し、租界の衛生に関わることなので、以後四明公所の棺柩の保管を禁止するよう中国当局に提議すべきであると要求を行なった。

一八八五年九月に公董局董事会が出した請願に答え、一〇月、フランス駐上海代理総領事は上海道台に書簡を送る。文面は「四明公所には現在二千百具もの棺柩が安置されているが、租界内の衛生にとって非常に危険な影響がある[63]」という内容で、これに対し上海道台は、委員を派遣して調査中であるという回答をしただけであった。

一八九〇年の夏、上海でコレラが大流行した。七月から八月にかけて租界に住む中国人の五〇〇〇人が死亡し、その内の大多数が寧波人であったという[64]。西洋人はこのコレラ大流行以前から、中国人の死亡率の高さに注目している。その根拠として、葬儀の行列が毎日続くこと、道路に接する空き地に数多くの棺柩が野ざらしで周辺の空気を汚染していること、粗製の廉い棺を急造する葬儀屋および寧波ギルド・広東ギルドへの調査結果などが挙げられているが、いかに当時の租界で中国人の死をめぐる光景が日常的に繰り広げられていたかが窺える[65]。こうした場面に遭遇した西洋人が視覚的な判断にもとづき、疫病の流行をこうした中国の遺体処理の習慣に結びつけていったであろうことは容易に想像できる。そしてコレラの流行や中国人の死亡率の高さの理由は中国人社会における不衛生な習慣（具体的には停棺不葬）に求められていく。ノース・チャイナ・ヘラルドの記事は、四明公所には二〇〇〇～三〇〇〇具もの棺柩が保管されており、いずれも薄い板を用いた隙間だらけの粗悪な造りの棺で、その中に病原菌をもった遺体が収められているのだ、などと述べて西洋人の恐怖心を煽っていたのである。[66] この後、フランス租界当局は四明公所そして中国の地方政府に対して、停棺不葬状態の棺柩の租界外への搬出を強固に求めていった。

租界当局のこうした動きの背景には、当時の西洋人社会における衛生問題に関する二つの事件があった。一つは一八八〇年代に西洋医学界において伝染病の細菌学説が定着したことである。一八八四年にコレラ菌はコッホによって発見され、翌年上海においてその有機的組織体が明らかにされた。[67] それまで風土伝染病は、特定地域における高温多湿の気候条件のもとで腐敗した動植物から発生する毒気によって引き起こされると考えられていた。そのため、一八七〇年代までは当該地域の気候調査を重視する医学研究が盛んだったのである。[68] 細菌学説の登場以後、伝染病の病因を特定できるようになり、「病原菌に満ちた遺体を収めた棺柩」（"coffins with bodies full of germs of epidemic disease"[69]）の安置（停棺不葬）はより一層激しく非難されることになったのである。

「公衆衛生は政府の主要な関心である。」——一八九五年八月二五日、上海の英字紙ノース・チャイナ・ヘラルドの編集者はこう述べている。二つめの事件は公衆衛生が租界当局の主要な政策課題となったことに関わる。租界に暮らす西洋人たちは、公衆衛生の改善に果たす租界当局の役割に対し、より一層期待するに至った。外国人と上海との関わりが以前のように一時的なものでなくなったため、健康に関する優先順位は従来の「生存」（戦乱や強盗から身を守ること）から「生活の質の改善」（衛生改善による病気などの予防など）へと移行したのである。[70]

一八九〇年、コレラの発生源として四明公所が保管する棺柩が問題視された時、ある西洋人は、四明公所を管轄する権利は共同租界工部局にないため、四明公所に干渉できる立場にある上海道台に対して領事から棺柩の処分要求を提出させることを求めていた[71]。このようにして、停棺不葬の習俗は都市の公衆衛生の敵となり、租界当局は積極的に介入していったのである。

一八九七年一一月、公董局董事会は租界の近辺での棺柩の保管を禁止するよう領事に要求することを議決する。そして、一八九八年一月六日、駐上海総領事は、租界章程第七款が規定するところの、隣家の嫌悪を買い、人を害し病気にさせる一切の腥臭の物はこれを屋内屋外を問わず保管してはならないという条項にもとづき、租界の近辺での棺柩の保管を厳禁とし、既存の棺柩は一八九八年一月一日から六ヶ月以内にすべて搬出すべきことを命令した。フランス租界当局は、即刻この命令を四明公所に伝えるとともに、人を派遣し四明公所からの棺柩の搬出状況を報告させたのである[72]。

フランス公董局董事会は、次に四明公所の土地財産を接収しようと画策する。一八九八年三月、フランス総領事は上海道台蔡鈞に租界の拡張を要求したが、蔡鈞はこれを拒否する。五月、公董局は学校と病院及び屠殺場を建設するため、四明公所の土地財産の接収を要求した。しかし、四明公所側はフランス側がすでに四明公所の所有権を承認していることを主張して抵抗した[73]。そして七月、フランス軍艦の陸戦隊が上陸、四明公所の塀三ヶ所を破壊しこれを占領した。興奮した群衆とフランス軍が衝突し、二人の中国人が死亡し、怪我人が多数出た。四明公所は伝単を発し、すべての寧波商人に貿易停止を呼び掛けると、上海南市の信局は一斉に営業を停止し、寧波人の各商店もみな罷市（ストライキ）を行なった。七月二〇日、江蘇布政使の聶緝槼は事件を解決すべく上海に乗り込み、フランス総領事と交渉を開始し、九月二日、フランス公使は清朝政府と以下の四項目で合意を得るに至る。一、租界を拡張することを確定する。二、四明公所は土地所有権を維持する。三、四明公所内に新しく遺体を埋葬したり柩を保管したりしてはならない。旧来からの棺柩は故郷に送る。四、四明公所の土地の上に交通上必要な道路を開通することができる。そして、一九〇〇年一月、フランス租界の第二次拡張が実現され、同時に四明公所事件も一応の解決をみた。これが第二次四明公所事件である。

　疫病の流行および西洋の医学知識の中国への伝播は一部の中国人の伝統的な遺体観を徐々に変化させていった。一八九〇年のコレラ大流行を経て、翌年に江蘇布政使鄧華熙によって出された「通飭埋葬暴露屍棺」という命令の中では「甚至郷村田野沿路停厝、日曬雨淋以致屍骨暴露、惨目傷心」「亟応一律埋葬、以安幽魂而挽頽風」と述べられており、依然として道徳に訴える方法で遺体の放置を禁じている。しかし、同時に「現在巳《ママ》届夏令烈日炎天、不免穢気薫蒸、易生疫癘」とあるように、「暴露屍棺」が疫病の原因となるであろうことをも指摘していた。(74) すなわち、ここでは停棺不葬の禁止にあたり、衛生面からと道徳面からとの新旧二つの理由づけがなされていたのである。

　一九〇二年のコレラ流行の際には、より一層衛生面が強調されていった。八月一日付『申報』は「本年自春徂夏、疫癘流行、死亡相継。論者咸帰於民間積槽太多、穢気薫蒸所致。本館曾著為論説、勧地方官設法為之埋葬、著積穢清則疫気自消也」(75) と報じているが、これは当時、埋葬されていない棺柩がコレラ流行の元凶であるとの認識が言論人の間にある程度定着していたことを窺わせる。さらに上海知県は当時の状況を「近日城廂内外疫気流行、伝染之速甚為憐憫。城内居民往往将新死之棺木停放橋面三五日不等、沿城垃圾堆上、恒有数具之多、患疫而死者、其気甚□最易感觸致成疾病」と説明し、遺体の早期埋葬を命令した。(76) このように、停棺不葬禁止の理由付けは道徳的観点から、疫病防止という都市衛生の観点へと移っていったのである。

　しかし、棺の保管（停棺不葬）が重要な任務の一つである同郷組織およびそこに結集する移住民の立場からは、安置された棺柩の処分は困難な問題であった。中国人の間にも同郷組織に対して善処を求める声は高まっていたと思われる。

一九〇二年五月一九日から二五日の『申報』には「勧各省会館運回旅櫬説」という意見公告が掲載されている。「私は数省を遊歴し、各処に各省の会館があり、棺柩が山の如く累積されているのを見た。見るに忍びなく理由を尋ねれば、みな『有力の家には（故郷への棺柩の）送還を要求できるが、無力の家は故郷に帰すことが難しい。沿海都市や河沿いの港には輪船があって運搬が可能だが、その費用は巨額である。故に無力な者は（棺柩を）各省の会館に一時預けているのだ』と言う」。そして、その意見公告には、招商局に船賃の減額を懇願して招商局の碼頭がある港から棺柩を送還すること、「運柩章程」は広東の旋吉公所のものに倣うことが具体的に提案されている。この公告の中に「各正首邱、鬼有所帰、則癘疫不作」という一節があるが、コレラ防止を念頭に置いた公告であろう。

同じ年の八月三日の『申報』には蘇州出身者が一八八一年につくった同郷組織である平江公所[77]が出した告示が掲載されている。先に公所は一年以上経過した棺柩はその親族が故郷に送還するよう求める告示を新聞に載せたが、依然として引き取り手のいない棺柩があるため、再び九月一日までに取りにくるよう求めたのであった。そして、期限を過ぎた棺柩は公所が蘇州に所有する義塚に埋葬する旨を伝えていた。コレラの流行を契機とした租界当局の圧力、中国人自身の遺体観の変化によって、同郷組織はその保管している棺柩を郷里に送還する必要に迫られていったのである。

このように一九世紀後半以降、上海の都市化過程で新たに登場した公衆衛生の要求は結果的に同郷組織の運棺を促進することになったのである。ところで、もう一つ近代上海の都市化で注目すべきことは、対外貿易の発展や外国資本による投資の増加などによって、周辺都市と比較して上海に多くの就業機会が存在し、これが寧波からの労働力を引き寄せる要因となっていたことである。西洋人の召使・大工職人・水上商売・クリーニングなどの職種が上海の都市化過程で生まれた。次に上海へ移住した寧波人の構成と運棺事業の進展との関わりについて考察する。

4　四明公所の運棺ネットワーク

①上海から寧波へ

一八八二年（光緒八年）、租界内の義塚が第一次四明公所事件の原因となったことに鑑み、四明公所董事の方継善らは、寧波の甬江北岸に土地を購入し、「甬公所」という棺柩の安置所を設けた。上海で一年間安置した棺柩を清明節と冬至の時にここに運び、さらに一年経過しても親族が受け取りに来ない場合には義山に埋葬することとされた。一八八八年には、上海の𪾢家橋（現在の西蔵南路あたり）の西南に「西廠」と呼ばれる殯舎が建てられた。運搬される棺柩の数が増加し、甬公所も手狭になったため、一八九〇年、慈谿県の小隠山にも義山が設置された。一八九九年には、第二次四明公所事件（一八九八年）の結果、フランス租界内の四明公所では棺柩の保管ができなくなり、しかも西廠は狭いため、𪾢家橋の東に「東廠」が建築された[78]。

従来、上海の四明公所の棺柩は春と冬の二回、帆船によって内河を通り杭州経由で寧波に送ることになっていた。しかし、寧波に送られる棺柩の数が毎年一二〇〇から一三〇〇具に達し、しかも寧波に到る道程は危険が伴い、事故が憂慮されたため、一九〇一年に袁詠笙と費鴻生は招商・太古の両輪船公司との間に契約を結び、清明節と冬至の二期にそれぞれ四〇〇具を輪船で運ぶことを取り決めた。しかし、棺柩の三分の一は依然として内河を帆船によって運搬していたという。一九〇三年、フランス租界の第二次拡張（一九〇〇年）に伴い、新しく設けられた西廠・東廠が再び租界内に入ってしまったため、「一文善願」によって寄付を募り、滬南の日暉港に「南廠」が建造された。

四明公所が扱う棺柩の数量が増加したため、一九〇五年、「進廠」（殯舎に棺柩を預け入れること）及び運棺に関する章程が制定される。そこでは以下のように規定されていた[79]。（［　］は筆者が補ったもの、以下同様。）

一、すべて棺柩の進廠は、保証人として［四明公所に］寄付を行なっている者がいることを確認する。一具につき封口代二角、開門費二百文を経材帳房に納める。南廠到着後の予定外の支払いはないものとする。かつぎ賃は棺柩の大小、道程の遠近に応じて、別の章程に従う。土地神への祭祀や客人のもてなしは喪主の決定に従う。

一、本廠［上海の南廠］での棺柩の安置は一年を期限とする。満期後も受領なき場合は、本所［四明公所］から甬廠［寧波の甬公所］に移送し、さらに一年間安置して依然として受領なき場合は本所が棺柩を義山に遷して埋葬し、滞留は許さない。

一、すべて入堂する棺柩は一具につき四元を納め、一年を期限とする。受領しない場合、その親族は本所で切符を書き替え、さらに納金すること。延期の手続きがない場合、本所が寧波に運搬する。決して期限を越えてはならない。

一、運棺は従来、内河経由であったが、［光緒］二十七年冬、袁詠笙君と費鴻生君が招商・太古と契約してから、毎年清明節と冬至の二期に各公司が四百具の運棺を請負った。輪船輸送の他に、なお杭州経由［の帆船輸送］もあった。［光緒］三十年春、内河で嘉興へ向う途中、参拝者を載せた船と衝突して参拝者に溺死者を出す人命事件が発生。内河運搬は安全を期すも、堰越えや水涸れなど艱難辛苦が多く、予定通りに行かず、実に不便であるため、同年冬、輪船輸送の他に、鴨屁股船による運搬が許可された。一艚あたり三十具を限度とし、それ以上搭載してはならない。

一、貧困のため上海の殯舎にある棺柩を受領できない親族は清明節・冬至前後に切符を本所に持参し、原籍地・

住所を報告すること。事前に受取人を依頼し、文書を公所に提出すれば、鴨屁股船で〔原籍地の〕埠頭まで輸送し、文書を照会し引継ぎを行い、その者からは一文も取らない。棺柩が埠頭に到着後、受取人なき場合は保証人を追及して罰する。棺柩の運搬先が山里深い場合には輸送しない。もし自費で公所に運搬を依頼する場合、埠頭まで、従来四元であったが、今は一具あたり三元五角に減額する。山里深い所までの運搬は、もともと甬廠に安置してある柩が二元五角、公所によって〔甬廠に〕運搬されている柩も二元五角を支払うこととする。

一、甬廠にある棺柩の受領にあたり、親族は一具につき、開門費として二百八十文を支払う。かつぎ人夫は六名、賖材の場合は四名とし、〔運棺先が〕前江下河の時はかつぎ賃一人あたり八十文、中河は六十文、後江は四十文を支払うこと。

一、親族がすでに埋葬された棺柩を掘り起して持ち帰る場合、一具あたり四角および掘り起こし代や艀へのかつぎ賃として一元、甬公所への往復船賃一元五角を払う。そのまま甬廠に預ける場合はさらにかつぎ賃として二角を支払う。

一、経済力がないため甬廠の棺柩を受領できない者は、城内の店舗の保証があれば甬公所から旅費として二元を受け取ることができる。その棺柩は開門費を免除され、かつぎ賃も前江の下河は一人あたり六十文、中河は五十文、後江は三十文と軽減する。但し、代理受領は認めない。

一、子供の柩については別に小材廠が三間あり、他の幇の者も利用できる。一具に付き葬費二百文を持参のこと。柩は清明節・冬至に埋葬し、滞留は許さない。

このように詳細な章程が定められていたのであるが、果たして運棺事業は実際にどの程度実行されていたのであろうか。まず量的側面について検討してみたい。二〇世紀初頭、上海在住寧波人の人口は一〇万人と見積もられ、死亡率を二%と推定すると年間に二〇〇〇人が亡くなっていたことになる[80]。一九〇一年頃、年間に一二〇〇から一三〇〇具もの棺柩が寧波に送還されていたということは、死亡者の六割以上がその恩恵に与っていたことになり、四明公所の運棺事業が寧波人によって十分利用されていたことが窺える。

また、経済的負担の側面についてはどうか。四明公所の殯舎での一年間の保管代と上海から寧波までの運棺代はそれぞれ四元である。当時、労働者や苦力などの月収が四~六元、フランス租界公董局経営の中国人学校の中国籍教師の月給が一五~二五元であった[81]。また、中華料理の最も安いコース料金が一元、庶民の日常食である麺が四〇文であった[82]。諸物価と比較して運棺費用は廉価ではなかったが、下層労働者にとっても決して捻出不可能な額ではなかったのである。

章程制定の背景には、棺柩を四明公所に預けたままにしておく者が絶えなかったことが考えられるが、さらに、かつぎ人夫によるゆすり行為を防ぐという目的があったと思われる。中国では新婦の嫁入りの際に花嫁が乗る駕籠と葬儀の時に葬地まで運ばれる棺柩は、専門の人夫（「扛抬人」や「脚夫」と呼ばれた）がこれをかついでいた[83]。江南地方では、康熙・乾隆年間すでに県政府によって彼らの横領行為を禁ずる命令が発せられていた[84]。一八〇一年（嘉慶六年）、上海においても「住民の人口は稠密し、民間においておよそ婚礼や葬式に際して必要であるところの、かつぎ人夫・楽手・駕籠かき・爆竹の鳴らし手や小船などを、従来は（かつぎ人夫たちが）恣意的に決定し、その有利な立場を利用して暴利をむさぼるなどの弊害があった[85]」といわれる。

次に、かつぎ人夫たちが組合を作り、独自に運賃を決めていた例を見てみる。蘇州の城内外の「脚夫」たちは橋頭巷口に公所を設立し、その首領を「盤頭」と言った。彼らは、自分たちが雇い主のせいで損をさせられていると言い、勝手に縄張りを決めて利益を独占し、雇い主である当家が別の人夫を雇うことを許さなかった。棺柩一具を運ぶのに、距離の遠近に関わらず、ややもすれば人夫が七、八名から一〇余名も来て、一人当りの賃金も三、四〇〇文から五、六〇〇文と雇い主に強要して顧みなかったという。墓地に到着後も、様々な名目で金銭を要求し、ごく普通の家で棺柩一具を埋葬するまでに全部で二、三〇〇〇文も要求された。さらには、風水にいいがかりをつけて、埋葬の邪魔をすることもあったという[86]。そこで知県はこれら「脚夫」による横領・妨害行為を禁止する告示を出すに至った。すなわち、「民間の葬儀に必要なすべてのかつぎ人夫は、みな本家が自ら雇うにまかせ、その値段は道路の遠近を計って金額を定めることとする。一〇里以内は（棺）一具につき人夫は六名を越えてはならず、賃金は一人あたり一二〇文を越えてはならない。一〇里以上は一里ごとに一二文を加算する。船上からの荷降のみであれば、賃金は一人あたり六〇文を越えてはならない[87]」と棺柩の運搬に関して、具体的に金額を定め、違反者に対しては厳しく処罰を加えることになったのである。

上海の各埠頭や県城内に散在する人夫も幇組織を作り、縄張りを定めていた。地元の人夫たちは、上海在住の安徽省徽州・寧国両府出身の商人が結成した慈善組織である徽寧思恭堂の使用人夫が自らの縄張りを侵して棺柩を運搬していることで、思恭堂に苦情を申し入れた。そこで、思恭堂の董事は地方官に対して土着人夫の妨害を禁止するよう願い出たのであった。その結果、一八五一年（咸豊元年）、「思恭堂夫の棺柩運搬に対し、土着人夫の妨害を禁止する。地保甲人の職にある地方役人は、其取締を為せ。若し、之に違反する者あれば、直ちに堂夫・地保甲人より董事に報告し之を知県に告発せよ。証憑ある者は之を訊問し処罰する。地保甲人の隠立する者もまた之を処分する」旨、告示されたのである[88]（「地保甲人」とは郷村統治機構である保甲制度における保および甲の長のことである）。かつぎ人夫の幇組織の存在は、中国社会において個人が棺柩を運搬するに際して、相当のリスクがともなったことを示している。同郷組織は自己の利益を擁護するために運棺費用の統制を行なったのであり、一定の実効性を有していたものと思われる。

②外埠から上海へ

上海以外の都市でも寧波人組織はつくられ、殯舎が設けられ、同郷者の棺柩が安置されていた。しかし、寧波への棺柩の送還は困難をともない、運棺は制度化されていなかった。従って、親族が遺体を受け取りに行かなければ、その棺柩は永久に異郷の地に眠ることになるのであった。一九〇五年冬、上海と蘇州との間に位置する崑山の四明公所は、毎年若干の経費を寄付することを条件に棺柩を上海の四明公所が受け取り、さらに寧波の甬公所に回送することを依頼した。崑山にあった慈善施設は「志遠堂」と呼ばれ、一八一八年（嘉慶二三年）杭州・寧波・紹興の商人が同籍者の棺柩を埋葬するために共同で造ったものがその始まりである。建物は太平天国の乱で破壊されたが、一八六五年（同治四年）に再建され、義塚と殯舎を設置し施棺を行なっていた。[89]しかし、単独での寧波への運棺は経済的に困難であったため、上海の四明公所に協力を依頼したのであった。[90]こうした方法は上海以外の都市に客寓する寧波人に最大の便宜を提供するものであったため、天津・南京・漢口・温州・湖州・太倉・呉淞などに存在した寧波人組織もこれにならったのである。[91]

一九〇七年（光緒三三年）、棺柩を預けたまま受け取りに来ない者が後を絶たないため、経済力のない者は四明公所に原籍地と住所を報告すれば、本人に代わって棺柩を送還することが決められた。なお、独力で運棺する者に対しては補助金として二元が支給された。また、一九〇九年（宣統元年）、輪船による運棺は時間短縮・大量輸送が可能であるため、資本を募り、寧紹公司が所有する上海・寧波間の輪船によって、公所の棺柩を運搬することとなった。一九一〇年、殯舎が二〇間増築され、うち八間は高等入堂庁とされ、ここに入堂するには棺柩一具あたり一二元を納めねばならなかった。[92]

一九〇五年以来、各地の寧波人組織から上海に送られていた棺柩は四明公所の規則に従って処理されてきた。

しかし、各所に寧波人組織が組織され、そこからの運棺数も増加し、その度に商議して方法を講ずる状況に至り、一九一一年、新たに章程が議決され、寧波の甬公所に専門的に外埠の同郷組織からの棺柩を安置する義廠一八間が増築された。

その章程の概要は以下の通り。外埠から棺柩を上海に運んできた者は寧紹碼頭に到着後、必ず四明公所に報告し、その後、通関手続きを行い、棺柩を輪船に搭載する。費用は棺一具につき、艀への積込み及び陸揚げのかつぎ賃が一角、輪船運賃は四明公所の例に照らして二元、寧波の埠頭でのチップ代が四分。埠頭から甬公所に至るまでの経費は、はしけ賃が一角、義廠に運び込むかつぎ賃が八分、開門代が二八〇文、そして備葬費を預ける。義山までは、艀賃が一角、かつぎ賃が八分、葬工賃が六角、界石代が四角三分、門費が二八〇文。以上、上海から運棺を委託する場合に要する一具あたりの費用の合計は三元五角三分五六〇文である。もし、寧波の甬江から委託する場合は、上海から寧波までにかかる経費二元一角四分を差し引いた額、すなわち一元三角九分五六〇文が棺一具あたりの費用となる。代金は棺が到着した時、各同郷組織が全額四明公所の会計室に支払うこと。なお、棺の番号・籍貫・姓名を記した写しがあれば、備葬費は各同郷組織に返還する。(93)

一九一八年（民国七年）、南廠の修築工事が始まり、一九二〇年に完成。同年六月、閘北の横浜路に「北廠」を建造するため、寄付金が募集され、一九二一年に落成した。当時、黄浦江の東岸の浦東地区にもすでに寧波人が二万人住んでおり、死者が出た場合は四明公所に行き、棺を受領し、納棺後に南廠に運搬していた。これは経済的負担が大きいため、一九二二年、小呉家橋に「浦東四明分所」が建築された。(94) 一九二四年の時点で、四明公所が保管する棺柩数は五二〇九具に及び、この一年間だけで施棺七五八具、運棺二九七一具に達していた。(95) さて、四明公所の財政状況に関して、一九二四年および一九二六年の収支を検討してみる。(96) まず、支出であるが、施棺・運棺の援助費用、甬公所や南北東三廠および四明医院などへの補助費が多額を占め、経理以下司帳、司事ならびに堂丁などの使用人に対する俸給がこれに次いでいる。収入の内訳は四明公所の区分によると、捐総・租総・材総の三つである。捐総とは寄付金のことであり、これは、さらに①歳月常捐（大小商店の財産の多寡によって、毎月割り当てられたもので、事実上強制的性質を有する）、②一份願捐（毎日一人銀一分を寄付させるもので、強制ではないが、丁年以上の男子はこれを出すことが義務だと認められた）、③喜助（純粋な寄付金）、④入堂捐（殯舎での保管にかかる捐金）に分けることができる。租総は四明公所所有の家屋・土地・金銭などの利用によって生ずるもの。材総とは棺木の販売による収入である。四明公所は自ら棺製造所を設け、廉価で同郷者に販売し、同郷の貧窮者には施与していた。収入の内訳では租総が最大であるが、同郷者の負担となる捐総・材総もそれぞれ、これに匹敵する額である。[97]このように貧窮者に対しては慈善的な対応で臨んだものの、数十万人もの寧波人からの寄付金や棺木販売からの収益を主たる財源としており、基本的には受益者負担の原則を見ることができる。しかも、貧窮者といえども、四明公所の慈善活動に与るためには、寄付を行っている者の保証が必要とされたのであり、単なる奉仕活動とは異なる性格のものであった。

④寧波における運棺

寧波に送還された棺柩はその後どうなったであろうか。あるものは親族が受け取ったであろうが、依然として引き取り手のない棺柩に対しては、寧波府属の各県において地方エリートたちが慈善の対象として救済活動を行った。

まず、寧波府城（鄞県城でもある）の様子を見てみよう。一八九二年、張善仿など鄞・慈谿・鎮海三県の紳董は江北岸甬東九図に「成殮公所」の設立を計画した。[98]それは、寧波に向かった商船の中で死亡した者の遺体が上陸後に遺棄されて、無残な姿をさらし、伝染病の原因となることを防ぐため、棺柩を一時保管する施設であった。[99]

しかし、着工後はじめて施設の利用目的を知った寧波駐在のイギリス領事およびアメリカ領事は、その立地場所が西洋人の居住区に近く、疫病発生の恐れがあるとして猛反対を行った。これに対して浙海関道呉引孫は、領事公署から距離が離れている上、一年間に収容する棺柩は数具に過ぎず、路上に遺棄された遺体とは異なり、疫病を引き起こす心配はないし、しかも慈善事業であるため遷移はできないと反論したのであった。英・米の領事が「貴道と本領事とはいまだ意見の一致をみていない。本領事は死後の面倒をみることよりも衛生の方が重要だと考える」[100]と述べていたように、双方の遺体観の違いを浮き彫りにしたのである。

さて、その成殮公所の運営であるが、公正なる紳耆二名を選挙して董事とし、章程十二条が作成された。棺柩の保管期間は三ヶ月とし、期限を過ぎても親族が受け取りに来ない場合は義塚に埋葬されることとされた。その後、英・米領事の抵抗に配慮して、章程が若干修正され、保管に当たっては頑丈な棺木を用い、石灰も大量に使用することが決められ、保管期間も一ヶ月に短縮された。さらに、もし疫病が流行した場合、疫病で死亡した疑いのある遺体の公所での保管の可否については、当局の査察を要することとされたのである。遺体はその親族が受け取りに来ることが一応の前提となっていることからすると、外埠に出稼ぎに出て、船で帰郷途中で亡くなった寧波人が主な収容対象であったと思われる。また、発起メンバーの一人に四明公所の董事である朱佩珍の名が見える上、その章程が上海の善堂のものを参考にして作成されたことから、上海在住の寧波人が成殮公所設立に関与していたことがわかる[101]。結局、成殮公所は空の棺柩の保管場所として使用することで領事と道台との間で妥協が成立、紛争は解決した[102]。

また、寧波府城には、奉化県出身者によって「仁済公所」が設立された。一八九六年（光緒二二年）、奉化人の孫徳昭らは、城外の扒沙巷甬東一図に二間半の平屋と埠頭一ヶ所を、さらに甬江北岸に四〇余間分の家屋を購入し、奉化県同郷者の「客柩」を仮安置する所とした。そして、章程が定められ、棺柩は帳簿に登録されて、司事が順番に死者の親族のもとに派遣され受領の催促がなされ、貧窮者には旅費が支給された。一年経過しても受領なき場合は原籍地を調べた上、棺柩は大橋・大埠頭・西鄔の三ヶ所の義山のいずれかに運ばれて埋葬された。そして後日親族が引取りに来た時の身元確認に備えて石碑が建てられた。殯舎や義塚の設置は古くから善挙の一つとされ、中国各城市でその存在が認められる。しかし、この仁済公所は「本邑において客柩を一時的に安置しておく所」と記されているように、県外から運搬されてきた棺柩を専門に仮安置するところであり、その目的が限定されていた。しかも、公所組織のもと、章程が制定され、帳簿の作成や司事と呼ばれる公所職員の存在などが見られるなど、恒常的な存在であったのである。(103) この背景には、故郷に送られてくる棺柩の数が飛躍的に増加したことが考えられる。そして、それは同時に県外や府外へ出稼ぎに向かう人間が急増したことを示しているのである。

次に寧波府属各県城の様子を見てみる。慈谿県城の東門の外には東門浦と呼ばれる入江があり、そこから西南方面に曲がると管山江という河と接続していた。満潮時、この管山江は東門浦につながり、さらに県城内のいくつかの河とも合流した。慈谿人が県外へ出かける場合、杭州経由あるいは寧波府城を経ていく場合でも、必ずこの管山江を通ることになっていた。すなわち、県外から帰ってくる者も必ずこの東門浦を通過することになるのである。従って、もし慈谿人が異郷で客死した時、送還された棺柩は必ず東門浦に到達したのであった。一八八一年（光緒七年）、慈谿県の郷紳である馮全墉と馮可鏞は資金を集めて、東門浦の東岸に「帰真堂」という寄棺所を設け、県外から故郷に還ってきた棺柩を仮安置する場所とした。慈谿人の客死者と異郷人の県内で客死した者が、そこでの安置を許され、その期限は三年とされた。期限切れの棺柩は義山に埋葬され、後日の改葬に備えて石碑が建てられ、帳簿に登録された。もともと、この東門浦の東岸には、飯仏禅院という寺があり、その前方の亭に県外から舟で運搬された棺柩が放置されていた。このように、ここでは運棺の路程が定まっており、送還された棺柩はすべてここに集中したのである。東門浦はいわば「棺柩の陸揚げ港」だったのである。故郷に還ってくる棺柩が増加して、東門浦の地に棺柩が大量に放置された時、郷紳たちはこれを慈善活動の対象と見なし、帰真堂の設立に尽力したのであろう[104]。

定海庁は寧波府属の他県と海を隔てた舟山群島を管轄区としていた。『定海庁志』には「定邑人の多くは上海にて商を営み、老いて死すとも帰ることを得ざる者あり、歳に冬至に届らば、悉く其の柩を載せ回籍し、之を四郊に葬る[105]」とあり、客死して帰郷できなくなった定海人が、毎年冬至になると船で運棺されていたことがわかる。一八七四年（同治一三年）、郷紳の沈有瀾らによって道隆山麓に「体仁局」という慈善施設が設けられた。体仁局はこれら送還されてきた棺柩を安置するための施設であった。正庁や義園、及び七間分の殯舎などを含め、計一八間分の家屋を有し、司事が事務を行い、規約も備えていた。一九二〇年には「旅滬邑人」の朱佩珍らの寄付により分廠が建造された[106]。

鎮海県では、方継徳・方継善・方義路らによって、「広仁堂」が一八七七年（光緒三年）に創設され、一八八〇年に建物が落成した。広仁堂は毎年春と冬に城郷内の引取り手のない棺柩や暴露されている遺骨を調べ、清明節と冬至に義山へ運搬して埋葬することを仕事としていた[107]。なお、方氏は銭荘を基盤に上海で財産を築き、四明公所においても歴代の董事職に名をつらねるなど、常に影響力を行使し続けた一族である[108]（方継善は同治期の董事）。

このように外埠（主として上海）から寧波へと送還された棺柩は各県レベルで設立された慈善組織によって救済されていったが、こうした慈善組織設立の担い手は大きく二つに分けられよう。まず、朱佩珍や方氏のように上海における商業活動で成功を収め、同時に上海四明公所の主導的人物でもあった寧波商人が挙げられる。彼らは郷里への投資（工場や学校の設立、慈善事業など）によって故郷寧波との関係を発展・強化させていたのである。もう一つのグループは地方紳士たちであるが、彼らは個人的には商業活動およびそれにともなう外埠との結びつきは認められず、むしろ科挙の資格を持ち、書院を主持し、地方志を編纂する知識人であった[109]。しかし、彼らが所

図1　「運棺」の流れ（異郷から故郷へ）

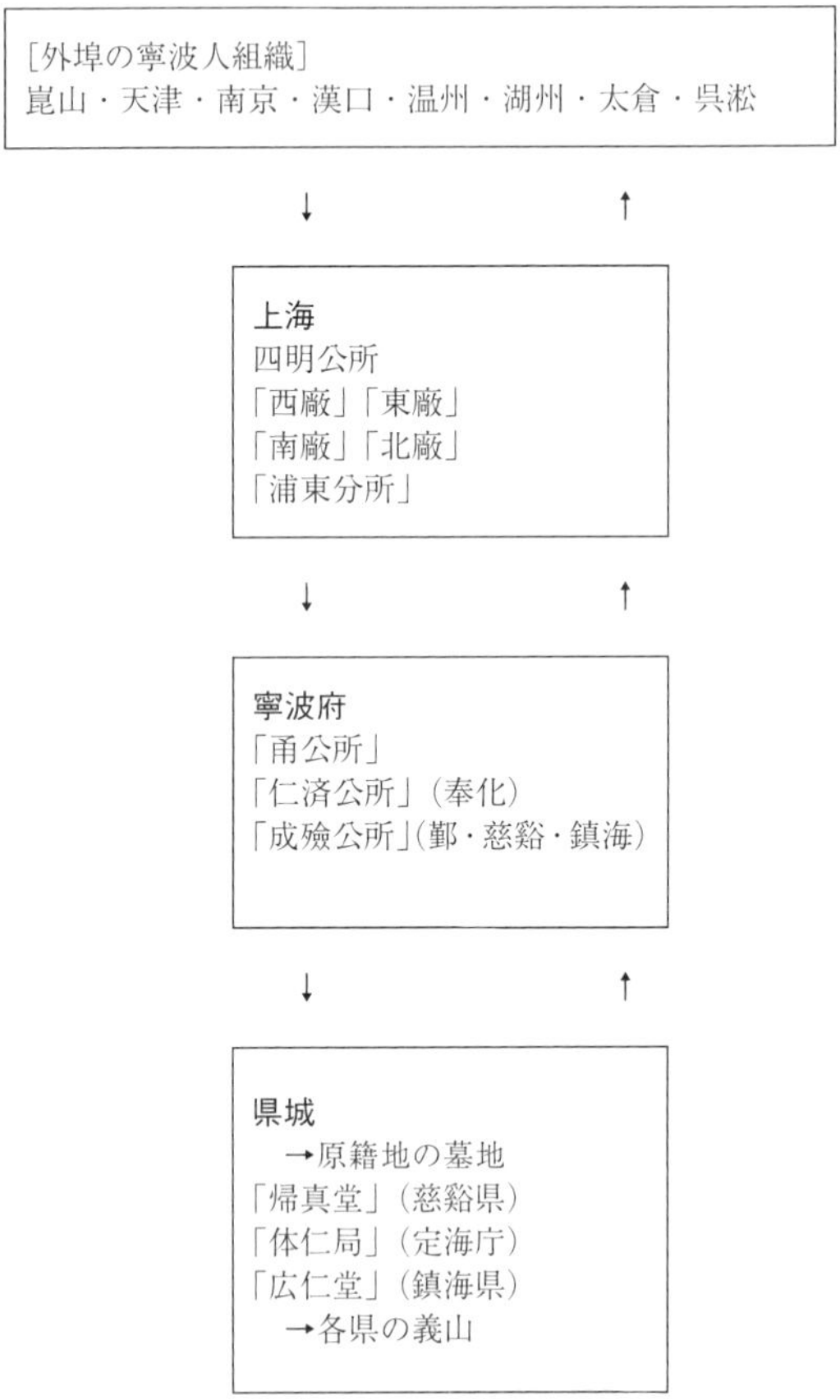

↓は四明公所又は善堂による運棺
↑は同族・同郷者によるリクルート

属する宗族に注目する時、郷里での慈善活動はそれなりに意味あるものとして理解できる。寧波は郷村に有力な宗族が布植している中国でも有数の地域である。財産のある宗族は族産を用いて、まず優れた子弟を教育し科挙を受験させたが、その一方で商才ある子弟を近隣の市鎮・県城・府城・あるいは上海における商業活動に従事させる戦略をとった。移住が個人でなされることはほとんどなかったのである。(110) ここに現われた郷紳たちはいずれも地域の有力宗族の一員であり、族人の中に上海へ出稼ぎに行った者が含まれていても不思議はないと思われる。(111) すなわち郷紳が個人として、こうした慈善活動を行なったというよりは、宗族全体として行なったものと見なす方が適切であろう。出稼ぎに行った族人が上海と寧波との間に築いたネットワークは将来における宗族の発展のために利用されるのであった。その意味で、宗族と同郷組織との接点を運棺という慈善活動の中に見いだすことができるであろう。

義塚はすでに宋代には為政者による奨励もあり、「漏沢園」の名称で各県に設置されていたが、[112]県外から運搬されてきた出稼ぎ者の棺柩を専門的に受け入れるべく設けられた慈善施設が大量に出現するのは一九世紀の後半以降のことであった。それはこの時期に運棺数が増加したことを意味するものと考えられる。官権力や有力な宗族という後ろ盾を持たない下層寧波人にあっても、同郷組織や慈善組織によって故郷への運棺が可能となったのである。運棺数の増加は、同時に郷里から県外へと出稼ぎに行く寧波人の数がこの時期に飛躍的に増加したことを証明している。すなわち、運棺と出稼ぎの経路は一致していたと見なすことができる。

以上の四明公所を中心とした運棺事業の拡大とそのしくみを示したのが図1である。

5　生活保障としての慈善ネットワーク

それでは、寧波人はどのようにして外地、とくに上海へ出稼ぎに行ったのであろうか。寧波人は生活水準の向上を図るべく、地縁・血縁の関係を利用し、より有利な職を求めて都市間或いは都市・農村間を移動した。上海で商店を経営する寧波人が店員を雇用する場合、基本的には親戚の中からリクルートしていたが、条件が満たされない場合は、同郷関係を利用して故郷の者を雇用していた。[113]以下にリクルートのいくつかの例を示してみたい。

鎮海県の貧困家庭に育った汪顕述は幼くして父親をなくし、母の紡織による稼ぎに頼って育てられた。一一才で学問を始めたが一五歳には学問をやめて働きはじめた。

前後して荘市・乍浦で雇われたが、店舗には姻戚の陳鉅美がおり、その才能を知って上海の義昌へ行き店員となるよう推薦してくれた。義昌は西洋人と貿易を行う店だったため、顕述は仕事の合間に洋務に気を配った。しばらくして西洋の言葉ができるようになると、同郷である葉澄衷観察の目に留まり、老順記桟の管理を委ねられた。後に漢口に派遣され、順記分荘が設立されると、始めは副弁に継いで経理に昇進した[114]。

この後、汪顕述は洋貨・洋油業の経営にも乗り出し、張之洞が創設した漢陽鉄政局の採弁員に任命され、清朝の官位を獲得するに至った。ここから、まず親戚の紹介で上海の商店に就職し、そこで西洋の言葉を身につけ、さらに同郷の有力者に認められ、支店の経営を任されるまで出世していった経緯が知られるのである。

開港後まもなく、上海に近代機械制工業が導入されたが、一八五〇年代、入港する外国船が増加するにともない、さきに香港・広州に設立された船舶修理工場が上海に移転した。そして、黄浦江沿岸には続々とドックや造船所が設立されていく。労働者として最初に雇われた者は外国人によって広州・香港・マカオから直接連れて来られた広東人熟練工たちである。彼らは広州・香港の外国企業で培った技術を持っていた。当初、寧波人の大多数は見習い非熟練工（「学徒」）であったが、次第に技術を身につけて広東人勢力に対抗していった。次に下層労働者がこうした外資系造船工場に雇用されてゆく時の状況を見てみよう。

私の父親である孫明遠と伯父の孫忠遠はともに貧農で、寧波の片田舎で農業をしていたが、田畑があまりに少なくて生活が維持できなかった。父の従兄が上海で紅幇（専ら西洋の衣服を扱う幇組織）の仕立屋をしており、祥生船廠の外国人をよく知っていた。その従兄の紹介によって私の父と伯父は学徒として祥生廠に入ることができた[115]。

外資船廠の機器部に学徒として入る者のほとんどが農村の中貧農・雇農および小規模手工業の家庭出身である。彼らはただ僅かばかりの田畑を耕し、ひどい時にはそれも叶わず、都市に出て活路を見いださねばならなかった。大量の人の流れが都市へと向かい、仕事不足・食料不足という労働力の過剰状況が現われたため、早い時期でも外資船廠で学徒の地位を占めることはかなり難しいことであった。親戚や同郷と外国商人および工場内の頭脳・領班あるいは師傅との関係を通してようやく紹介されて入ることができたのである。[116]

農業では生計が立たず、都市に出たものの就業難で、親戚や同郷者の紹介でようやく工場の「学徒」となった経過が窺える。ここに登場する「頭脳」「領班」とは外国人資本家に直接傭われた工場の生産現場の指導者を指すが、彼らこそ親戚・同郷の関係を利用して自らの責任で労働者を募集し、リスクを背負う代わりにマージンを受け取っていた請負人であった。安価で大量かつ、ある程度統制の取れた労働力を必要とする近代的工場の登場と中国社会における強い地縁的紐帯の存在とが相俟って、こうした労働請負制度（「包」と呼ばれ、時に大から小へと重層的に請負われることがあった）を成立させていた。[117] そのため、工場内のある工程は特定の地方出身者によって占められ、「頭脳」「領班」のもとで互助的関係を有する幇組織が形成されていった。

外資系造船工場の機械組立工程は最初、広東幇によって占められていたが、「学徒」であった寧波人が後に「頭脳」「領班」に昇任するや、寧波幇が人数および地位において広東幇を凌駕していった（一九世紀末には上海幇も頭角を現す）。例えば、祥生船廠（Boid & Co.）では「一九〇三年に寧波人の蔡振剛が頭脳であった時、機械組立工は五〇〇人に達したが、寧波人と上海人が多数を占め、無錫人も多くなく、広東人はすでにかなり少数になっていた」[118]といわれたのである。

さらに木船修理などにあたる大工も広東幇と寧波幇によって占められていた。広東幇はさらに台山出身の新寧幇とそれ以外の雑幇とに分かれ、前者は「栄記号」を設立して専ら船体部の仕事を請負い、後者は「仁徳堂」を設立して甲板上の仕事を請負うというように分業化がなされていた。上海に来た広東人大工は幇組織に加入しなければ仕事を行なうことができなかったというし、寧波人大工もみな「公輸子廟」という幇組織に参加していた。幇には厳しい「行規」（同業規則）があり、毎年一度、魯班と呼ばれる大工の神を祀り、施棺などの互助活動を行なっていたことから、幇組織が外地出身労働者の日常生活において重要な役割を果たしていたことがわかる(119)。

そして鉄工部門は、太平天国期に一部の無錫の鍛冶職人が上海で店を開いたことが契機となり、無錫人がこの業種を独占していた。祥生船廠の創設時に雇われ、「領班」となった無錫南門周新鎮出身の鍛冶職人張振元は工場で労働力が不足する度に故郷の周新鎮へ帰り、貧窮農民や鍛冶職人を集め、相前後して計六、七〇〇人もの無錫人を斡旋したという(120)。

最初に示した例のように、伝統的経営形態を持つ商店においては雇用人数も少ないため、地縁・血縁関係にもとづいて個別にリクルートが行われていた。一方、外国資本の近代的工場においては、「頭脳」「領班」といった労働請負人によって大量の労働力が組織的にリクルートされたのであるが、そこでもやはり同郷関係が利用されていたのである。そして、労働請負人は部門別に任命されていたため、彼のもとで結成される幇組織は結果として同業関係と同郷関係が重なりあっていた。一般的に客商は郷里の特産品を客地において販売することが多いため、そこで結成される商人組織は同業であり、かつ同郷という性格を有することが多い。同業と同郷はともに仲間的結合の機縁であるが、労働市場が閉鎖的な中国社会において労働者をリクルートする場合には、同郷の紐帯が重要な役割を果たしたのである。

先にも触れたが、造船工場で働く下層労働者の中に見られたような幇組織は、一九世紀末の上海寧波人社会において特に発達していた。すなわち、「長生会」「木業長興会」「肉業誠仁堂」「河輪永安会」「竹業同新会」など、主として職業別に組織され、寄付が募られ施棺・賒棺など相互扶助活動が行なわれていた（「社」あるいは「会」といった宗教・社交を契機として組織されたものもあった）。各幇組織の内部で解決できる問題については、その範囲内で解決されたと思われる（例えば、リクルート、棺柩の支給、同業者間の紛争など）が、運棺など相当規模を必要とする活動に関しては、四明公所の力に頼らざるを得なかったのであろう。四明公所の運棺事業が組織的に展開された背景には、労働請負人によって伝統的な同郷関係が利用されて客地上海にリクルートされながらも、宗族や店舗による個別的後ろ盾を持たず、死後の保障を失ってしまった多数の下層寧波人の存在があったのである。

寧波人の広範な同郷ネットワークが発達したことの外的条件を考えてみたい。まず挙げられるのは蒸気船の出現である。上海—寧波間は定期（平日毎日）の輪船が就航していた。一八七〇年代、夕刻四時に出航する輪船に乗れば、翌日の早朝には上海に到着したのである[121]。また、他の航路と比べて運賃も廉価であった。一八八〇年代に五〇銭であったのが、価格競争によって一八九一年には二五銭に下がっている。これに対して、上海から南に五二〇キロの沿岸にある温州から寧波までが三元、上海までが四元であった。寧波人にとって上海との往来がいかに容易であったかがわかる。そして、寧波から上海へ向かう輪船の乗客数と上海から寧波へと帰る乗客数とが拮抗していた事実が知られることから、帰郷者の恒常的存在が確認できる[122]。すなわち、当時寧波人の出稼ぎは上海での定住化にそのまま結びつかず、出稼ぎ者の定期的往来が活発であったことがわかるのである。

寧波人の商業活動の特徴として、外地における商業活動と寧波での商業活動とが密接に関連していたことも寧波人ネットワークを支える重要な外的条件である[123]。例えば、寧波人の銭荘は浙江省内では杭州・温州・紹興・金華に、省外では上海・武漢・天津・営口などの都市で見られ、特に開港後急速な経済発展を見た上海において最も発達していたのである。また、寧波は漢方薬の材料を扱う薬業の全国的市場として有名で、寧波药材商人は全国の都市に支店を開設し、薬材を売り捌いていた。さらに寧波沿海は漁業が盛んで、ここで獲れた魚介類は船で上海や漢口に輸送、販売された。寧波は商品流通の中継港としても機能し、外国製品や南洋からの砂糖を外地に運んでいたことは先に触れた通りである。このように寧波は古くからの商業都市としての地位を生かして、外部の諸都市と結びついていたのである。寧波人が増加した都市では同郷組織が設立され、同郷者のために助葬を中心とした活動がなされていた。そして、一九世紀後半以降は特に上海との結びつきが緊密になってゆく。当時の上海には対外貿易の発展や外国資本による投資の増加によって、農村と比較して多くの就業機会が存在していた。買弁・コック・大工職人・艀による輸送や水上商売を行う者・近代的工場での非熟練労働などの職種が租界を中心に新たな都市建設の過程で発生し、これが寧波からの労働力を引き寄せる要因となったことは先にも述べた通りである。

このような外的条件のもと、寧波幇は上海の様々な業種においてその勢力を拡大していった。同郷の紐帯が重要な意味を持った当時の中国社会において、水平的関係である同郷のつながりは、比較的容易に階級関係を超越するバネとなり得た。他地方出身者と比較した場合、就労に関する限りにおいて寧波人の優位は揺るぎないものであった。(124)例えば、上海で「江北人」と呼ばれ、蔑視され続けてきた揚州・鹽城など長江を境とした江蘇省北部の出身者は、人力車夫や港湾労働者といった極めて限定された、しかも最下層の労働にしか従事することができず、工場労働者になることさえ困難であった。(125)移住後のキャリアアップが望めない「江北人」と比べ、寧波人はそのリクルート・ネットワークの発達によって出稼ぎ者の職業選択の幅は広がり、サクセス・ストーリーも夢ではなかったのである。そして、このリクルート・ネットワークの背景には四明公所を中心に形成された運棺ネットワークの存在を見ることができるのである。上海に暮らす下層寧波人にとって、同郷の紐帯は、就労という現実生活と運棺という死後の生活をともに保障してくれる生命線であったと言えよう。

本節で明らかになった四明公所の運棺ネットワークは寧波人のリクルート・ネットワークとちょうど逆方向の

流れの経路を形成していたと言える。すなわち、中国社会において会館や公所の分布が「隔地商業の定常化」を示すように[126]、運棺ネットワークの形成は、寧波人の商業活動圏において、同郷関係にもとづく人間の組織的移動（それに付随するモノや金銭の移動も含む）を保障する安定した経路が形成されていたことを意味するのである[127]。その経路上を、往路は出稼ぎ目的の生者が、復路は帰葬のための棺柩（または帰郷および墓参目的の生者）が移動していたのであった。上海への出稼ぎ戦略によって生計の維持を図っていた寧波人にとって、こうした安定した往復経路を保証してくれる同郷結合は決定的に重要な戦略資源であった。本稿においては、中国の長期持続的社会システムであるところの、いわゆる同郷ネットワークと呼ばれるものの実相、すなわち、故郷と出稼ぎ先との間におけるリクルート・ネットワークと運棺ネットワークとの一致として実現された同郷者に対する社会生活の保障（生前と死後の両面）の事実を示すことができた。このようなネットワークは近代以前、明清期すでに開発されていたが[128]、人の移動において、その規模や範囲が拡大し、移住経路がより安定するのは一九世紀後半以降のことであろう。近代寧波商人は経営戦略としては伝統的同郷ネットワークに依拠しつつ、上海の労働力需要及び蒸汽船の普及など交通輸送手段の発達に支えられ、上海を中心とした商業圏において揺るぎない地位を築いていったのである。

一般に都市への急速な人口の集中は様々な「都市問題」を生み出すが、遺体処理問題もその一つである。中国の都市は唐宋以降、商工業者など移住民の農村都市間および都市間移動を背景に成長してきた結果、移住民が人口構成の大半を占めていた。そして、社会の高い流動性は地縁・血縁にもとづく統合を促し、明清期には同郷会館が成長する。「落葉帰根」ということばが示すように、移住民はその死後における遺体が故郷の地に埋葬されることを願っていたため、故郷に運棺されるまでの間、彼らの遺体は停棺不葬状態のまま、長期にわたって都市内部に滞留された。そして、このことが前近代の中国都市では儒教の教えに反するという点において「都市問題」

と見なされ、遺体に対する慈善活動が発展した。義塚の設置・施棺、そして運棺といった都市の遺体処理システムは、血縁制度を柱とする儒教社会の安定化に寄与した。政府はこれらを「善挙」として奨励し、民間では善堂・同郷会館などが自らの威信を高めるべくこれを行なったのである。組織原理としての同郷は、とくに経済活動の面において、階層を超越し、社会上昇を可能とするヨコの関係であるが、慈善活動の面においては、宗族とともに社会をタテに統合するパターナリズムの側面も有していたと言えよう。すなわち、同郷会館は政府による儒教道徳にもとづくタテの社会統合化とヨコの同郷関係を利用して社会上昇をはかろうとする移住戦略とが交差したところに誕生した都市文化であった。そして、遺体に対する慈善活動（とくに運棺）は中国社会におけるタテ・ヨコ双方向の秩序を整合化する役割を果たしていたのであり、中国の都市化の特徴を体現した長期持続的な都市文化の一つであったと言えよう。

一九世紀後半以降、対外貿易によって急激な都市化を遂げた上海は、疫病の流行を契機に、公衆衛生という近代ヨーロッパの都市発展過程で生まれた価値観の挑戦を受ける。この時はじめて、停棺不葬状態の遺体が「近代的意味において「都市問題」となったのである。したがって、二度にわたった四明公所事件は遺体処理問題をめぐる中国とヨーロッパの異なる都市文化の確執に起因したものと言えよう。フランス租界当局は無論のこと、清末以後は中国側行政機関も衛生を重視する立場から、都市内部からの遺体の追放を要求するに至った。確かに遺体を追放することによって、公衆衛生という次元での問題は解決したかもしれない。しかし、四明公所はこうした公衆衛生の要求に対して、中国の伝統的遺体処理システムに沿った運搬、すなわち運棺によって事態の打開をはかることが可能であったのである。このシステムを支えている移住先と故郷との社会的関係が断ち切られない限り、根本的な解決にはならなかったと思われる[129]。

また、寧波人の同郷結合の様態の変化に着目した時、清末期上海の都市化は、下層寧波人を本地化の方向ではなく、逆に地縁原理にもとづく結集へと向かわせたことがわかった。このことは、寧波人の生活空間にあって遺体に対する慈善活動という中国独自の都市文化が依然として機能し続けていたことを示している。さらに、同郷会館は伝統的郷党観念に支えられていたものの、個人の合理的選択に基づく任意参加が原則であり、同郷人であることは慈善活動の対象となるための十分条件ではなく、むしろ受益者負担の関係が見られたのである。

それでは、中国都市における遺体処理問題はいつ解決されたのであろうか。一九四九年の中華人民共和国成立以後、中国共産党は遺体処理の方法について、従来の土葬を止めて火葬を行うよう提唱した[130]。とくに庶民の葬送習慣を大きく変えていったのは「大躍進」政策である。大都市では火葬場が設けられ、健康管理システムの発達により、多くの人が自宅ではなく病院でその死を迎えるようになった。そして、病院のスタッフは遺体を新しく建設された殯儀館や火葬場へ送るよう説得することとされたのである。この時期、伝統的な葬送は希少な資源の無駄使いであるという議論が喧伝され、都市とその近郊の墳墓は没収され、都市部での土葬は原則として禁止された。そして、一九八三年、火葬率は都市は九〇％であるのに対し、農村では一五％であり、葬送習慣に関する限り、都市と農村との間に大きな格差を認めることができる。一九四九年以前、一部の都市住民の遺体は都市内部や近郊の墳墓に埋葬されたが、大多数は故郷の農村に運棺・帰葬されることを望んだ。さらに、都市住民は定期的に故郷での墓参りや家廟の儀式に参加していたのである。このように移住先と故郷（都市と農村の関係に置き換えることもできよう）とは人間の死によって、密接に結びついていたと言えよう。一九四九年以後の殯葬改革によって、都市では火葬が主流となり、故郷との結びつきも希薄化し、移住民の現地化が進行した時、都市の遺体処理問題は解決した。ここに至り、大陸においては同郷者の遺体を預かり、故郷への運棺を行なっていた同郷会館の歴史的役割も消滅したのである。

第二節　ペスト流行と近代西洋医学の導入

一九一一年秋、香港では大規模な祝賀活動が二度繰り広げられた。一つは武昌蜂起を契機とした辛亥革命の成功である。広東で共和が宣布されるや、香港では商店が臨時休業し、人々は街頭に出て爆竹を鳴らし、清朝の崩壊を祝った。もう一つは武昌蜂起前日、一〇月九日における広華医院の落成である。医院の正門には「倡建総理」が寄贈した次のような対聯が掲げられていた。

「蒼き黎民の火熱く水の深きを憫れみ、我が国魂を喚び、四百兆同胞の痼疾を除去す」
「中外の良医・妙薬を合わせ、君の佛手に頼り、二十世紀世界の沈痾を拯う」[131]

この広華医院の「倡建総理」主席であり、この二つの祝賀活動を心から喜んだであろう人物に何啓がいた。何啓（一八五九―一九一四）は、英国に留学し、法学および医学の学位を取得後、香港にもどり、香港政庁に重用され、立法局議員をはじめ、数々の役職に就いて活躍した、実質的に中国人統治を任されていた華人エリートである。同時に華人社会との摩擦を回避するための努力も行い、一八八七年には中国人の生活習慣に配慮しない、強引な「公共衛生条例」の導入に反対している。また、英国流自由主義の立場から中国の改革プランを提示したことでも知られている。[132]

一八九四年のペスト流行を契機に東華医院の衛生環境が標的とされ、存亡の危機に立たされた時に「近代西洋医学の導入」という方法でその存続に貢献したのも何啓だった。そして、九龍半島側の人口が増加し、一九〇七

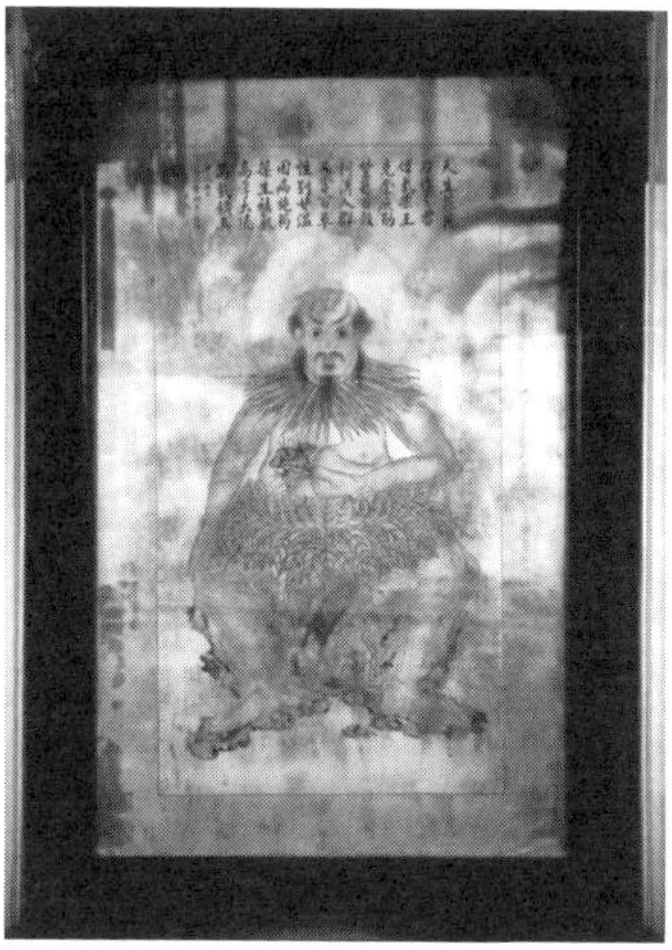

東華医院礼堂内の神農像　中国医学による治療を行う東華医院では医薬と農業の神とされる神農を祀っていた。（東華三院文物館提供）

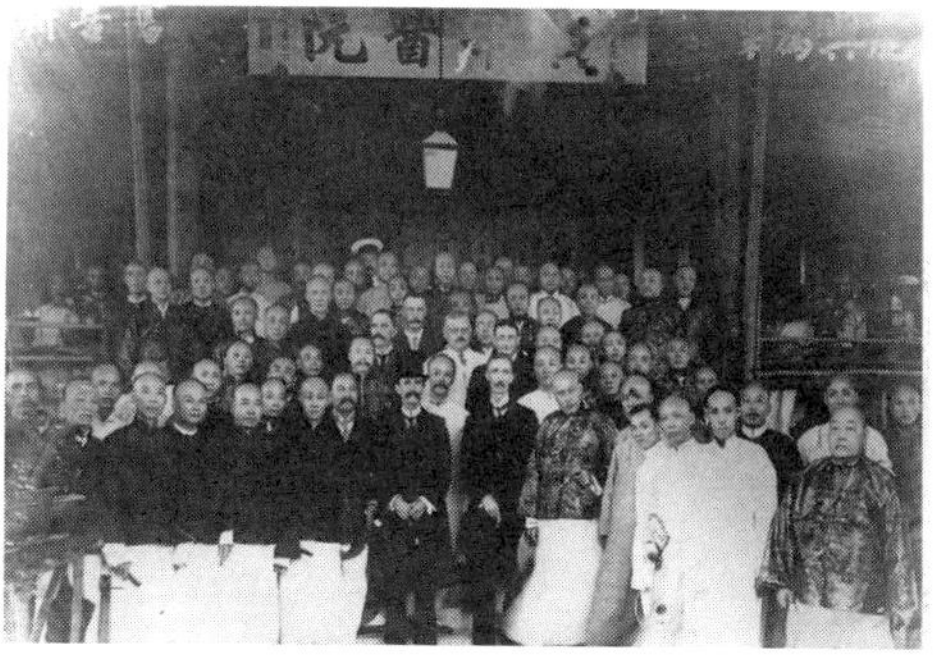

広華医院の開幕式典　辛亥革命前夜、華人董事たちはまだ辮髪で清朝スタイルである。香港総督ルガードが臨席し、その左後方の洋装している人物は何啓。（東華三院文物館提供）

年に東華医院の関連医院として広華医院の建設が計画された際、そこでは最初から中国医学と近代西洋医学の併用（「合中外良医妙薬」）がうたわれていたのである[133]。

これまでの研究において、一八九四年のペスト流行は香港史における一大転換点であったとされる。それは、ペストの防疫に対して伝統的中国医学が無力であったこと、そして、それに代わる西洋医学が効果を発揮し、その優位が確立したという評価である（ペスト菌は発見されたが、いまだ治療の特効薬はなく、むしろ隔離や戸別検査と感染住居の焼却など環境の改善といった組織的な衛生行政が効果的であったと考えられる）。しかし、こうした議論が依拠する資料は、おおむね行政資料か、植民地統治に関与した西洋人の論述であり、やや偏った議論であろう[134]。実際のペスト対策は、単純なサクセス・ストーリーではなく、中国人社会の協力が不可欠であり、また中国医学の治療効果やそれが果たした役割も評価されるべきであろう。

その後、ペストは国際中継貿易港であった香港から全世界へと流行が拡大した（中国沿海都市、日本、東南アジア、インド、アフリカ、太平洋諸島、南北アメリカ）。ここにおいて、衛生制度は国際的な拡張を遂げ、効果的な防疫体制を形成していく。こうした近代医療の組織化の面において、それを持ち得なかった伝統医学との差は大きかった。

また、中国医学による診療を行ってきた東華医院にとって、「近代西洋医学の受容」は単に技術的な問題ではなく、中国人社会の自主性、または華人社会の代表として「中国性」を維持できるか否かという、政治的な問題でもあった[135]。

「衛生の政治」に直面した東華医院が植民地社会という制度的枠組みの中で、どのように対応したか、検討していく。また、二〇世紀初頭、ナショナリズムによる政治動員の時代が到来すると、東華医院は香港華人社会における準政府的組織としての性格を弱め、政治の表舞台から身を引く傾向を示すことにも言及したい。

1　一八九四年ペスト流行

雲南省の風土病とされてきたペストが広東で流行したのは一八九四年二月であった。おりしも春節を故郷広東で祝おうとする中国人が香港から多数流入していた。そして、同年五月に香港で初めてペスト患者が確認され、直ちに感染地区と宣言された。政府の記録では六月二〇日時点ですでに一九〇〇人の死者が出たとされるが、街頭で死去し即時埋葬された例や隠匿などの可能性が高いため、実際の数字はもっと多かったと推測される[136]。

香港政庁の対応は遅く、広東での流行から三か月経過し、香港で流行が確認されてから、衛生行政が動き出した。五月一〇日に立法局に対し、官憲が病人宅への捜査・患者の隔離・家屋の消毒や封鎖を行えるよう草案が提出された。こうした強引な衛生行政は華人コミュニティーに対してのみ行われたが、それは当時の植民地医官が伝染病の原因を華人の劣悪な居住環境に求めていたためであった。また、すべての感染者は家族から離され、海上に停泊する病院船 Hygeia へと移送・隔離され、西洋医学による治療を受けさせられたことも華人の反発を買った。しかも、その治療はエーテルやカンフルの注射による心臓機能の維持、冷水浴による解熱などというように、最終的には自然治癒力に頼るものでしかなかった。

患者の隔離、まして西洋人医師の受診に対する違和感、嫌悪感から、病院船への移送には強い反発があった。家族の住む広東での治療を求める中国人たちは香港脱出を試みていた。当時、文武廟の関係者によって、雲南でペスト治療の効果を挙げた中医による診察・処方を載せたビラ一万部が配布され、民衆の間における中国医学への信頼は大きかった(137)。

政庁と東華医院との話合いの結果、西洋医の監督下という条件で中医の搭乗・診察が認められた。しかし、病院船への移送については、東華医院の内部でも意見の相違があった。当時の主席、劉渭川は、香港上海銀行の買弁で一八九一年に英国国籍を取得しており、潔浄局のメンバーとして、香港政庁の方針に賛成であった。しかし、他の董事の多くは中国人民衆の感情に配慮すべきという立場であった。

庶民の間で反英の機運は強まり、また中国人を保護すべき東華医院の無能さを批判する声も高まっていった。五月二〇日、主たる中国商人、および警察署長、植民地医官などが東華医院に集まり、患者の広東への移送をめぐって議論がなされた。その結果、香港総督および広東政府に対して移送許可を求める旨が決定された。会議後、主席の劉に対して、中国人群衆が投石を行うに至り、このことは東華医院の権威に陰が差してきたことを暗示していた。民衆の反英の抗議や暴動は広東で激しさを増し、外交問題にまで発展し、総理衙門は事態の穏便な解決を東華医院に求めた。そして、東華医院は、香港政庁の衛生行政は人々のため

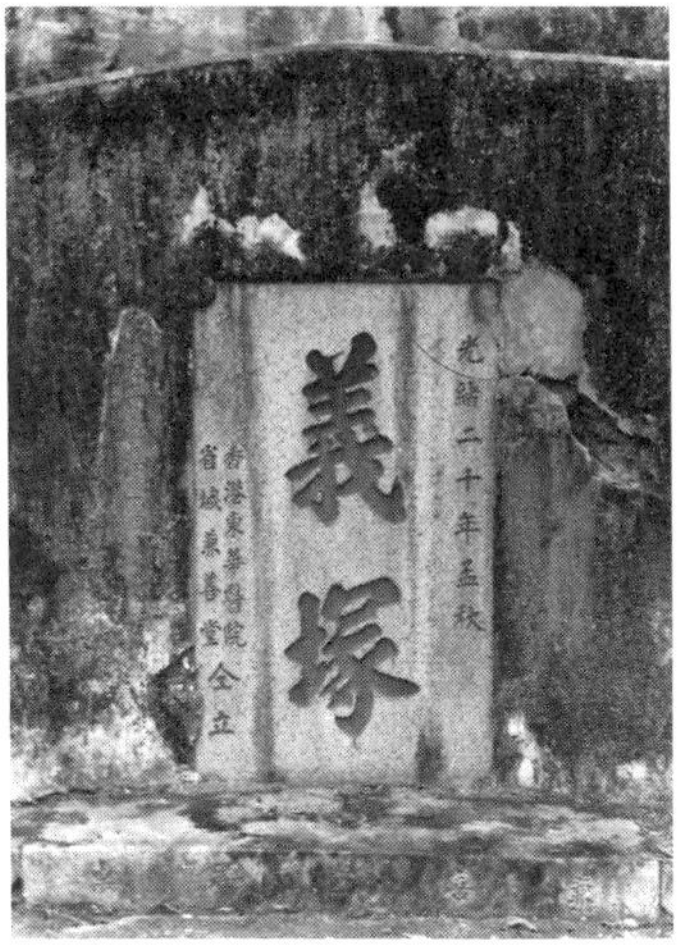

1894年のペストによる死者を祀った「疫症義塚」　他のアジア地域同様、疫病流行を契機に「衛生の政治」が動員され、植民地支配が強化されることが多いが、香港では華人エリートの貢献により東華医院は廃止を免れた。

に好意的になされており、中医・西医は一致して患者の治療にあたっており、誤った噂やビラに扇動されることがないよう求める旨の声明を発表し、事態の鎮静化を図ったのである[138]。

香港でのペスト流行は約二五〇〇人もの被害者を出したが、それを契機に導入された強制的な衛生行政によって、東華医院は歴史的な転換点を迎えた。政庁の援助によって、中国人が自主的に中国医学による診療を行う病院として創設された東華医院は、ペスト流行によって西洋人が危険に晒される局面に至るや、疫病の温床として攻撃されていく。

2　政庁の干渉と何啓の貢献

一八九四年のペスト流行を契機に東華医院は香港の衛生維持にとって障害であるとして近代西洋医学のイデオロギーから敵視され、監視の対象となる。中国医学にもとづく診療が行われていた以上に、遺体の保管などの活動が問題視されたのだ。そこで一八九六年、香港総督ロビンソン（William Robinson）は調査委員会（Tung Wa Hospital Commission）を組織し、東華医院の活動の実態を調査させることとなった。調査のポイントは東華医院がその組織の目的を達成しているかどうかに置かれ、医院の廃止も検討されていたのである[139]。

調査委員会は、ロックハート（J.H.Stewart Lockhart）（主席）、トムソン（A.M.Thomson）、チャーター（C.P.Chater）、ホワイトヘッド（T.H.Whitehead）、そして何啓（Dr. Ho Kai）の五人で構成された[140]。

調査では過去に東華医院と関わった経験を持つ一三人に対するインタビューが行われた。その構成は、①東華医院の総理経験者（三名）、現職総理（一名）および職員（一名）、②西洋人医師（五名）、③潔浄局員（二名）、④建築技師（一名）である。

議論の内容は多岐にわたり、出された意見も多様であった。とくに議論が集中したのは東華医院の衛生状況、そしてその改善策に関する点である。最終的に、香港社会において東華医院をどのような存在として認識するか、という点で結論は分かれた。それは認識の違いから大きく以下の三つに分けられよう。

①西洋中心的近代主義

一部の西洋人医師は、東華医院の設立を規定してある「条例」（The Chinese Hospital Ordinance）に記された目的（中国人に対する適切な治療）を達成していないので廃止すべきだと主張した。彼等は東華医院を「純粋な」医療機関として見なしたため、西洋における病院との比較において衛生環境の不充分さが目に付いたのであろう。また、中国医学に対する不信感が根強く存在していたのである。

②排外的中華思想

何阿美（一八八二年東華医院総理）など保守的華人は、東華医院を中国医学にもとづき、中国人によって治療が行われる華人医院とみなした。西洋人医師の採用などは論外であり、たとえ中国人医師であっても西洋医学の導入は許されない、という極端な排外主義を主張した。

③漸進的近代主義

近代西洋医学の漸進的採用による東華医院の改善を行い、医院の存続を図ろうとする立場。設備の近代化および、西洋医学の教育を受けた中国人の採用によって東華医院は植民地にとって有用な組織になりうるとする。これは多少の意見の相違こそあれ、穏健な西洋人から華人エリートにまで幅広く共有されていた認識であった。

実は最終的に総督に提出された報告書は三種類存在した。チャーターおよびホワイトヘッドはそれぞれ独自に報告書を作成していた（そこでは華民政務司をはじめとする政庁の中国人政策を批判するという別の視点も示されていた）。しかし、何啓、ロックハート、トムソンによって作成された報告書こそが決定版として東華医院の存続に寄与したのであり、それは③の立場と重なるものであった。そこで、この報告書で示された認識について検討してみる。

近代西洋医学の優越性を認め、中国人社会におけるその普及の必要性を認識していた点においては、①と③の立場は共通している（積極的か消極的かの相違はある）。しかし、東華医院に対する認識が大きく異なっていた。③の立場では、東華医院をヨーロッパにおける病院とは異なる存在として認識していた。「報告書」においても東華医院に来院するのはほとんど瀕死状態あるいは、治癒の見込みのない者が多く、どちらかといえば死後の処理が目的という側面があると指摘されている。[141] また、「条例」の〝a Public Free Hospital for the Treatment of the Indigent Sick among the Chinese Population〟という記述の中の、適切な「治療」の解釈をめぐって、証言者の一人アトキンソン（Dr. J.M. Atkinson, Acting Colonial Surgeon「植民地医官代理」）は、東華医院の患者が適当な治療（西洋の手法による）を受けていないとして医院の廃止を主張したのに対して、何啓、ロックハート、トムソンらは、東華医院はそもそも華人医院であり、中国人の方法による治療が採用されて当然であるとしたのである。

香港において東華医院の存在が不可欠であるという認識には二つの異なる利害があり、それがここでは一致したのである。一つは植民地統治の必要上、とりわけ衛生環境の維持においてである。植民地香港における衛生問題の責任者である植民地医官（Colonial Surgeon）のアイルス（Dr. P.B.C. Ayres）は、もし東華医院が廃止されたら中国人の死亡率は上昇するばかりか、伝染病の確認により支障を来すであろうと述べていた。伝染病患者が東華医院に搬送されなければ、彼等は自宅において死亡することとなり、さらなる衛生環境の悪化を招くとした。そして、ロックハートの「あなたの意見は東華医院の廃止が植民地の公衆衛生にとってマイナスであるということか？」という質問に対して、アイルスは「東華医院への来院患者を監視し、適切な治療のために移送、隔離が行われる限りにおいて有益である」と答えたのである。[142] このように東華医院の存続が容認されていった背景には、国家医院（Civil Hospital）を受診する中国人の存在、西洋文明に理解を示す東華医院総理の存在があり、東華医院の改革が容易であるという見通しがあったからであろう。また、シンガポールにおける貧民病院の患者のほとんどが中国人であるという他の英国植民地の経験も考慮されていたと思われる。[143]

香港において東華医院の存在が重要な役割を果たしているという事実のもう一つの側面は海外華僑との関係である。調査委員の間で調査の項目を議論している中で、何啓は次のように述べている。

「彼等（東華医院）がオーストラリアやカリフォルニアにおける海外華僑のためにどれほどの活動を行ってきたのか、またこれら華僑から如何なる利益や寄付を引き出しているのかについて調査する必要がある。これは実に興味深い問題である。（華僑の）遺骨を保管することによって彼等は何を獲得しているのであろうか。[144]」

東華医院が香港や海外の中国人社会において絶大な影響力を保持し、巨額の寄付金を獲得しつづけていたのはそれが単に病院であったからではなく、華僑のために広範な活動を展開する慈善団体であったからに他ならない。英国で高等教育を受け、植民地香港では特権階層に身を置いてきた何啓でも東華医院の名声とその背景についての認識はあったと思われる。

西洋医学の導入については、③の立場を取る者の間でも意見の相違が見られた。東華医院関係者は総じて消極的姿勢を示した。調査時の現職総理であった古輝山は病棟を巡回した際、しばしば患者に対して中国医学と西洋医学のどちらを希望するかを聞き、もし西洋医学を望むのであれば、政庁の病院に転送していたと述べた。しかし、彼は西洋医学導入の可能性を問われた際、それは政庁の判断にかかっているとして、植民地統治の現実を批判して、受身の姿勢を示した。[145]

また、元総理である韋玉は、[146] 東華医院の運営に支障がなければ、西洋医学の教育を受けた中国人医師の採用に賛意を示す一方、西洋医学が導入された場合、中国人社会から東華医院への寄付金がストップする可能性があるとも述べていた。さらに彼が総理を務めていた一〇年前と比べて、政庁の東華医院への干渉が強化されていることも指摘している。従来、東華医院は制度上、植民地医官の管理下におかれていたが、実際の介入はほとんどなかったのに対して、現在は西洋人医師が常に巡回しており、中国人医師や総理が患者の声を聞く前に命令を下していると彼は述べた。そして、さらに一八九四年以来、潔浄局から警官が派遣されており、来院患者のすべてに聞き取りが行われていると不満をぶつけたのである。[147] 韋玉は一八九九年北京条約による香港新界の租借を開明と繁栄の名のもとに歓迎しており、基本的に植民地統治を肯定していたが、西洋医学の導入が国家権力を背景にした警察とともに強制的に押し入ってくる事態に対しては明らかな嫌悪感を表明していたのである。

調査委員としての何啓は、西洋医学の導入は中国人社会の文明化のために不可欠ではあるが、それが同時に中国人社会の反発を招く可能性が高いことをよく認識していた。そのため、西洋医学を学んだ中国人医師の採用という方向で解決の道を開こうとしたのである。事実、彼は調査委員会の会議において、中国人西医師採用の可能性（医学水準の問題および中国人社会の受入如何）に関し、多くの証言者に対して熱心に質問を繰り返していた。そして、前年の総理であった盧芝田への尋問において、中国人西医師が駐院しても患者を診察する権限がなければ、中国人社会の反発はないだろうという回答を得るところまでたどり着いたのである。

そして最終的に以下の条件が東華医院に対して要請されたのである。

一　政庁が任命する中国人西医師が東華医院に常駐し、主として正確な死亡統計を作成し、植民地医官や太平紳士のために通訳を務める。要望のない限り彼は患者を診察しない。

二　声望ある中国人を用度係として建築物、下水、患者の清潔における衛生の維持を管理させる。

三　毎年選挙で選ばれる東華医院董事局の連続性の欠如を補うため、見識有る中国人を任命して政庁や東華医院の運営に関する事務を行わせる。

以上、一八九四年のペスト流行を契機に香港西洋人社会によって批判された東華医院は廃止の危機に直面しながらも、何啓や親華人の西洋人官僚の尽力によって存続することができた。しかし、それは西洋医学の導入が条件であり、東華医院への干渉・監視は強化されていったのである。

3　近代西洋医学の導入

では具体的に東華医院への西洋医学の導入はどのような形で行われ、それが東華医院の活動全般に如何なる影響を及ぼしたのであろうか。主として東華三院文物館所蔵の『董事局会議録』を用いて検討してみる。

一八九四年にペストが流行した際、東華医院では西洋医学にもとづいた死亡原因の統計が取られていないとの批判を受け、東華医院は直ちに中国人で西洋医学を学んだ胡爾楷（U I-kai）[148]に依頼して死亡統計を作成させた（所属は依然として国家医院）。その時、基層政治単位である街坊をはじめ、中国人社会からの反発や寄付金の減少は見られなかった。

そして一八九六年、先の調査委員会の提言にもとづき、何啓が創設したアリス記念病院で働いていた中国人西医師の鍾本初（Dr. Chung Boon-chor）が常駐医師として採用された。そして、西医書院で西洋医学を学ぶ中国人学生が助手として彼の業務を補助した。一八九九年には東華医院で初めての外科手術が鍾によって行われたのであった。一八九六年という年は近代医学の発展という観点にたてば、東華医院の近代的医療機関としてのスタートであると言える[149]。

さて、このようにして導入された西洋医学であったが、その治療効果は中国医学と比べて優れていたのであろうか。国家権力を背景に伝染病の抑制に効果をあげたであろう衛生政策とは異なり、臨床医学、とくに内科的な診療において西洋医学の中国医学に対する優位性はそれほど明白ではなかった。一八九四年のペスト流行では、二六七九人の感染患者のうち、二五五二人が死亡している。その後、ペスト流行は下火になるが、断続的に流行は見られ、その間の死亡率は一貫して九〇%以上であった。一九二四年にペストは突然消失したが、これは医療政策の結果ではなかった。個々の診察を基本とした中国医学による治療効果のデータはないが、多くのペスト対策の中医書籍が流布していた事実は一定程度の治療効果を類推できるであろう。東華医院に関する調査報告でも、問題関心は中国文化や東華医院の権威に集中し、中医の治療効果には全く関心が向けられていなかった。植民地初期の香港において、中国医学は、医学としてではなく、文化の問題として存在してきたことがわかる。

以下、医療活動における変化を見てみる。

［「洋痘」の接種］

もともと中国で発達した天然痘治療法の「人痘」技術が英国で改良されて、「逆輸入」され、西洋医学として紹介された「牛痘」、治療効果が見やすい外科手術（主に眼科）などは中国人社会に受け入れられやすい分野であった。

東華医院は撫華道（Registrar General）からの依頼を受けて、新界における無料での種痘（牛痘）を行っていた。撫華道は春の到来の前に新界へ種痘の医師を派遣して流行を予防する必要があると提案していたのである。[150] そして、接種に先立ち、新界各郷に布告を掲示して民衆に知らせ、実施にあたっては東華医院の西医師に相談することとされた。[151]「痘師」の養成については国家医院に赴き、技術を習得することとされたが、医学生の派遣による種痘も検討されていた[152]。また、西洋人医師ヘンリーは痘種を東華医院内に貯蔵して、広東の善堂の痘種購入に便宜を図って欲しいと要望を提出していた[153]。このように「洋痘」の接種によって天然痘予防が効果をあげたため、中国人社会にも広く受け入れられ、新界の郷民の側からも種痘の要請がなされていた[154]。

［眼科の開設］

一九〇五年、東華医院に眼科が開設され、週に一日（午後五時から八時）、診察が行われた。設置当初、患者数はわずかであったが、すぐに中国人の間に知られるようになり、多くの中国人患者が診察を受けに来るようになった。眼科設置の目的は一つには中国人患者の救済であるが、さらに中国人医学生が将来、同国人を診察できるように彼らに眼科臨床の実習を行わせることにあった。実際、東華医院の眼科で診療を担当していたDr. Harstonの助手を務めていたのは西医書院（College of Medicine for Chinese）を卒業したLeung Chik FanとTan Tek Sengらであった。Dr. Harstonは東華医院の眼科の診療器具の充実ぶりを評価し、中国人医学生の教育に対して確信を抱いていた。また、彼は日本が明治以降、西洋医学を全面的に採用して発展させたことに触れ、中国もそれが可能であるとも述べている。彼は最初の西洋医学による中国人眼科外科医の養成に関わったことに誇りを感じていたのであった[155]。

［西洋医学による診察と権限の拡大］

一八九六年の西洋医学導入後、徐々に西洋医学による診療件数は増加していった。一八九七年における入院患者の西洋医学による治療件数の比率は一五％前後であったが、一九〇〇年には三〇～五〇％にまで増えている[156]。二〇世紀に入り、西洋医学による治療を希望する中国人は確実に増加していく。西洋医学導入から一〇年が経過

表1　東華医院における中西医・疾病別（百件以上）入院者数（括弧は死亡者数）と死亡率（1906年）

	西洋医学の診療			中国医学の診療			合計		
赤痢	64	(20)	31%	68	(46)	68%	132	(66)	50%
ペスト	277	(110)	40%		-		277	(110)	40%
マラリア	152	(41)	27%	96	(55)	57%	248	(96)	39%
脚気	262	(109)	42%	255	(128)	50%	517	(237)	46%
循環器疾患	57	(23)	40%	74	(27)	36%	131	(50)	38%
呼吸器疾患	316	(183)	58%	352	(234)	66%	668	(417)	62%
消化器疾患	148	(62)	42%	167	(61)	37%	315	(123)	39%
皮膚疾患		76			44			119	
外傷（局部）	95	(2)	2%	142	(4)	3%	237	(6)	3%
…		…			…			…	
総計	1, 815	(599)	33%	1, 385	(604)	44%	3, 200	(1, 203)	38%
瀕死状態		− 199			− 120			− 319	
転院		− 194			-			− 194	
計	1, 422	(400)	28%	1, 265	(484)	38%	2, 687	(884)	33%

した一九〇六年における東華医院の診察状況を検討してみる[157]（表1）。

一九〇六年全体として、二六八七人の患者（瀕死、転院を除外）が実際に東華医院で入院治療を受け、うち五二・九％（一四二二人）が西洋医学の治療を受け、四七・一％（一二六五人）が中国医学の治療を受けた。西洋医学が導入されて一〇年後すでに入院治療者数に関しては西洋医学が中国医学を上回ったのである。しかし、外来診療では六万五五八八人の来院数のうち、六万三六四〇人（九七％）が中国医学の治療を受けていた。民衆が利用しやすい比較的軽微な疾病の場合は依然として中国医学が好まれたものと思われる。

疾患別に見てみると、ペストで入院した患者二七七人はすべて西洋医学の治療を受けており、マラリアも西洋医学の治療者数が中国医学のそれを大きく上回っている。これは、こうした急性感染症への対応こそが植民地における近代西洋医学の導入の契機であったことの結果であり、同時に中国人社会（東華医院）に対する植民地当局の政治的介入を示す証拠でもある。局部疾患については循環器・呼吸器・消化器などにおいて中国医学が西洋医学を上回り、皮膚・眼科（四一人の入院のうち、三六人が西洋医学の治療）などで西洋医学が多かった。

近代西洋医学による診療希望者の増加および、中国医学による治療に比べて、低い死亡率をどのように理解すべきであろうか。まずは西

表2　1906年における東華医院の活動

入院者総数	診療総件数	無料診療	死亡者数	入院者数（年末）
3, 200	3, 370	2, 003	1, 203	164

外来診療者数	牛痘接種	収容難民数	送還遺体数	無料墓地供与
65, 588	2, 448	1, 993	635	2, 386

洋医学に対する民衆の偏見が弱まったということは言えよう。しかし、相対的に低い死亡率を単純に近代科学の勝利と結論づけることは危険である。死亡率を比較した場合、全体として西洋医学の数値の方が低いことから、治療効果が希望者数増加の理由のように見える。しかし、当時の中国人にとって、いわゆる健康の維持は個人的な「養生」の問題であり、治療を目的として病院へ行くという習慣はまだ定着していなかったと思われる。そのため、重症になってから入院となることが多かった。また、西洋医学への抵抗感が少ない階層の中国人（例えば西洋人とのビジネスで成功した商人）の方が栄養状態を含めて治癒の可能性が高かったという推測は可能であろう。医療技術の進歩も否定はできないが、中西医学の死亡率に見られる一〇％の差は医療技術水準の優劣としてではなく、当時の香港における医学が有した政治性や患者自身の文化背景、階層など、広く「文化」の問題として解釈すべきだと思われる。

このように東華医院において西洋医学を求める者がほぼ半数を占める事態となり、医院では設備面での改善も進行していった。

西洋医学による治療が拡大するにつれて、西洋薬の需要も増大していった。一八九六年、ロビンソン（William Robinson）が総督の時、西洋医学普及のため、東華医院で必要とされる器具や西洋薬の経費として年額一五〇〇元を政庁が支給することとされた[158]。しかし、西洋薬の需要が増加し、支給額では賄いきれず東華医院が自ら購入することが増え、それは年額二〇〇〇元に及んだ。そのため一九〇一年、東華医院は撫華道に支給増を求めたところ[159]、政庁は二五〇〇元の支給を認めるに至った[160]。さらに、普段から多用している西洋薬はイギリスへ直接買いに行った方が安くなるという提案も西医師（西洋医学の医師）からなされていた。[161]従来、西洋薬の購入には総理の署名が必要とされたが、緊急で西洋薬が必要となった場合、西医師から西薬店に連絡して取り寄せることが許可された。[162]また、一九〇九年は東華医院において西洋医学が組織的にも設備的にも飛躍的に進歩した年であった。広大なペスト病棟が三棟、個人病棟が七棟建築され、一二月には総督ルガード（Luard）臨席のもと盛大に開幕式が挙行された。また、設備の整った実験室も設置されたのである。西医師は董事局に対して、喉・眼・膀胱などの病気治療に必要な西洋医学で用いる器具購入を要請したところ、董事局会議はこれを承認した。さらに、西医書院で西洋医学を学ぶ学生の医院での研修も認められたのである。[163]

このような西医師の権限拡大は患者への診療面においても見られた。従来は危篤状態の病人が出た際、他の病人への影響を考慮して別室に移すという方法が多く取られたが、それは却って死期を早める可能性があるという意見が出され、最終的には西医師に相談することになったのである。[164]このような状況下、董事局において西医師一名の採用増が提案され、現西医と相談の上、決定することとされた。[165]しかし、その後さらなる採用増の要求がなされるに及んで先の提案は取り消された。[166]

一九世紀末以降、東華医院に近代西洋医学が導入され、徐々に「近代的」病院としての機能が強化される傾向にあった。しかし、それは中国医学の否定を前提とした急激な価値観の転換によるものではなかった。中国医学を存続させつつ、近代西洋医学の有用な要素の導入が図られたのであった。また、中国医学による診療方法の改良も不断に進められていった。[167]

この時期、東華医院の衛生状況に関心が集中し、政治問題化したため、研究史においても東華医院による医療以外の慈善活動の重要性が顧みられない傾向がある。しかし、そのような活動は衰退していったわけではなく、表２にあるように、相当数の難民が収容され、広東華僑の遺体が故郷に送還され、そして墓地の提供がなされていたのである。

4　中国医学による疫病治療

疫病感染患者に対する中国医学による治療であるが、基本的に病状如何であった。華南は、古来、「瘴癘の地」と言われたように高温多湿気候に起因する急性伝染病が風土病として恐れられてきた。中国医学はこのような感染症の治療に長年の経験を持ち、多くの成果を生んできた。

明末清初の呉有性は、自己の臨床経験から、「戻気学説」を提起した。それは、疫病の原因は伝統的に言われている「四時不正之気」によるのではなく、「非風、非寒、非暑、非湿」という性質で、「天地間別有一種異気」だとした。依然として病気の原因を「気」に求めてはいたが、それが「戻気」「癘気」という物質であり、服薬によって治療できるとし、微生物を想定する理論に近づいており、大きな突破であったとされる[168]。高温湿潤の気候のもと、流行を繰り返す疫病に対処するため、傷寒学派とは別に温病学派が形成・発展した。清代の医学発展は人痘接種とこの温病学の発展に顕著であるが、いずれも疫病流行に関連していたのである。

南北朝時代に西域から伝来したとされる天然痘、明末に流入したペスト、一九世紀前半インドから華南の交易港へと伝播したコレラは、外来の疫病として中国に甚大な被害を与えた。とくに一九世紀末の華南地域でコレラが大流行し、多くの死者を出した。そうした中、広東省呉川県人の呉宣崇は中国最初のペスト治療書である『鼠疫匯編』(一八九一年)を著した。同じくペスト流行地域で長年治療に携わっていた羅汝蘭は、該書の処方の有効性を高く評価し、修訂版を発行して、広東の各県に広めていった。ペスト治療の専門書には、その他に黄煒元『辨疫真機』(一八九八年)、黎佩蘭『時症良方釈疑』(一九〇一年)、梁達樵『辨証求真』(一九〇五年)などがあり、それぞれペスト治療の経験を踏まえて、多くの処方を公表していた。

当時、疫病の治療で著名であった中医に広東省南海出身の梁達樵がいた。一八八二年にイギリスが北ボルネオを開港しようとした際、梁を医師として招聘しようとするなど、広東、香港・東南アジア一帯で外国人から治療依頼がなされるほどであった。彼は、広東の善堂の設立や治療に尽力した(169)。東華医院も度々、梁に対して、「分局」での疫病治療を依頼し、かなりの効果を上げていた(170)。

5　中国ナショナリズムの回避

近代中国における社会の制度化の動きは国内にとどまらず、海外華僑社会を含めた民間社会に対する上からの「近代」的管理・統制の強化をともなった。清朝政府は一八六〇年代から徐々に対華僑政策を変更していく。捐官制度の実施、領事館の設置、そして一八九三年には華僑に対する伝統的な懲罰規定が廃止された。さらに二〇世紀に入ると総商会の設置が奨励された。清朝政府は中国ナショナリズムを利用し、華僑の経済力を吸引するべく、華僑の保護・統制を柱とする僑務政策を実行していったのである。

他方、香港や海外華僑社会では中国ナショナリズムの高揚とともに階級利害、革命への対応などをめぐって社会分化が進行していた。香港では、一九〇九年、北米や豪州から帰国した四邑（開平、恩平、台山、新会）出身の労働者や職工によって「香港四邑商工総会」が結成された（翌年、商人が加わり「四邑商工総会」となる）が、これが香港華商の革命への対応をめぐる分裂を決定づけた。同盟会と緊密な関係を有した四邑グループに対抗して、多数派の香港華商は一九一三年「華商総会」を組織し、各邑商会・商店などを統合し、事実上、香港商界を代表する組織となったのである(171)。

香港の中国人社会が多元化していく中、東華医院は独自の道を模索していた。一九一一年、広州商務総会から東華医院に宛てられた書簡には、北京の農工商部からの電文で、日本が各省の実業家を招待するので商務に詳しい香港商人は申し出るようにとの連絡があった旨が記されていた。これに対して東華医院の董事局は会議において返答の必要なしと決定したのである。[172] その後、再び広州商務総会からの書簡には、広州の二名が決定したので香港からも一名を選ぶようにと記されていた。[173] 東華医院は香港中国人社会における政治的代表性を事実上放棄したのである。

また、辛亥革命への対応についても、きわめて消極的な姿勢がみられた。広州商務総会が共和制への対応を協議すべく代表を派遣するように依頼してきたが、東華医院は「未便干預」という態度を示し、同電文を四邑公所、報界公社、華商会所に転送、四邑公所における決定を返答してもらうこととされたのである。[174] また、南京方面から電報があり、広東での民軍が危機的状況にあるとの情報をもとに詳細を照会してきたのに対して、東華医院は香港と広東とは距離があるため、広東の広仁善堂の方が正確な情報を持っているとして善堂に電文を転送、南京への返信を依頼したのであった。[175] ここからは中国ナショナリズムを回避しようとする態度が窺えよう。東華医院が華僑救済を行う際、難民送還などにおいて外国との交渉は不可欠である。そのため、政治問題に深く関与することはそうした慈善活動に支障が生じる可能性があると認識していたと思われる。

東華医院の近代西洋医学の受容はかえって、その活動範囲を多元化させることにもつながった。西医師の東華医院への関与によって、そのネットワークに依拠して華僑を救済した例が見られた。一九一〇年、シラー（原文は「祈勒」）西医師から董事局への手紙が送られた。イギリスにあるロンドン医院には常に華僑の診察希望者がいるため、東華医院に経費の補助を依頼してきたのである。董事局会議では毎年二〇〇元をシラー西医師を通じて送金すること、もし医院の経費が不足した際は同人からの義捐金を集めて、二〇〇元を送ることが決定された。[176] また、ロンドンの「斯文医院」に対しても毎年二〇〇元が送金されていた。[177] 海外移民の増加にともない、東華医院の救済範囲も広域化していったのである。このことは東華医院が有した華人医院のネットワークがより多元化していった事実を示していよう。

一九一一年、撫華道は東華医院に対し、江西チワン族自治区にある容県の保甲団防局が如何なる評判であるか照会してきた。これに対し、東華医院は他省に属すため調査困難であるが、代わりに広州の広仁善堂に調査を依頼すると返答した。香港政庁は大陸の民間組織に関する情報を東華医院のネットワークに依存していたのである[178]。

このように東華医院は、英国植民統治下の華人組織として西洋医学導入など漸進的近代化の道を歩んでいたが、同時に影響力を増しつつあった中国の政治的ナショナリズムに対しては意図的にこれを回避していた。香港華人社会の代表としての地位は華商総会など他の社団に委譲したのである。一八七〇年代以来、東華医院は華僑保護をはじめとする多様な慈善活動によって、官民さらには中外問わず高く評価され、西洋人社会にも通じる普遍的な公共性を獲得していたのであった。香港中国人社会における指導力や海外華僑から義捐金を集めることのできる名声もそうした公共性を根拠にしていたのである。しかし、二〇世紀に入ると、中国の富強を志向する政治的ナショナリズムが高揚し、それが華僑社会において高い公共性を得る時代となったのである。香港東華医院にとって、「近代性」への対応は同時に中国の政治的ナショナリズムへの対応が問われるものであった。結果的に政治的ナショナリズムを回避したことによって、以後、東華医院の公共性は慈善活動という「裏」の政治領域として展開されるようになるのである。

一九世紀末のペスト流行によって、東華医院は西洋医学の導入を余儀なくされていった。それは、植民地政府による衛生行政の中国人社会への介入と期を一にした動きであった。病原菌の正体さえ不明であった時代にあって、西洋医学の導入は治療技術の優越性ではなく、基本的には近代文明を是とする価値観、あるいは植民地権力の政治力によるものであった。このことは、中国医学への「眼差し」にもあてはまる。植民地下の医療政策の中で中国医学による治療効果が正当に評価されることはなく、もっぱら中国文化の範疇で議論されてきたのである。一九二九年、東華医院の董事は、一八九六年の調査報告書を中国語に翻訳して出版した。それは、西洋医学の導入を科学の発展として全面的に肯定するためであった。その後、香港政庁は一貫して中国医学による治療の停止を要求しつづけ、第二次世界大戦期の日本軍による香港占領に際する経済不況・物資欠乏を契機に東華医院の入院施設における中医治療は廃止されることとなった[179]。大陸中国では、人民共和国以後、国粋として中国医学が保護され、西洋医学と並ぶ医学体系として評価されていった。香港では、民族主義による評価が政治的な力を持つことはなく、二〇世紀末、中国返還を前にして、ようやく中国医学は医学体系として認知され、正式に制度化されていく。

第三節　天然痘流行——中西文化の越境

アジア医学史において、牛痘接種の普及は、近代医学の受容をはかる指標の一つとされてきた。江戸期の日本ではお玉ヶ池種痘所が設立され、後に西洋医学の研究教育機関として発展した話は有名である。また、種痘が植民地において実践された場合、それは別の意味合いを持った。江戸幕府によるアイヌに対する接種は蝦夷地開拓のための労働力確保の意味があったであろうし、西洋列強の植民地における接種は植民地への感染防止であると同時に、優れた文明を示し、現地人の尊敬を獲得しようという、一種の「統治手段」であった。そして、「文明」を拒否した現地社会は、「遅れた」存在として位置づけられた[180]。

統治手段としての強制接種は、しばしば現地社会からの強硬な抵抗を受け、その普及は困難であった。しかし、抵抗の理由を西洋人の言葉どおりに現地住民の「無知」に帰することはできない。すなわち、東アジアでは早くから伝統医学の枠内において、人痘接種の技術が存在したのである[181]。そして、その技術を中国に来ていた宣教師が西方へと伝え、後にイギリスのジェンナーによる牛痘接種の開発へとつながるのである。牛痘接種に際して抵抗が存在したのは、「進んだ」技術への恐怖からではなく、西洋人医師への違和感や「強制」や「隔離」といった牛痘接種に付随した権力行為によるものと思われる。伝統医学との関連で言えば、牛痘普及に成功した西洋医学の発展と伝統医学の凋落という現象は医学理論の優劣の問題で解釈すべきではなく、政治的問題として考えるべきである。牛痘接種の導入＝西洋医学の受容という図式はやや安易に過ぎると思われる。

歴史的事実として、一九世紀後半の中国、とくに江南や広東では地方官僚や慈善団体によって「牛痘局」が各地に設置され、牛痘はかなり普及していたのであるが[182]、その背景を理解するためには、中国人社会の側からのアプローチが必要である。

中国人への牛痘接種の技術は、一八〇五年東インド会社付き医師アレクサンダー・ピアソンによってもたらされ、澳門・広州で実施され、鄭崇謙の翻訳で『暎咭唎国新出種痘奇書』が出版された。その後、その技術を学んだ広東の商人邱浩川（熺）は、一八一七年、『引痘略』として刊行した。邱は、中国の伝統的痘科医学の基礎の上に、中国医学の概念を用いながら牛痘の優秀性を平易な文章で著した。また『引痘略』は善書のように無料配布され、当時の華南で天然痘が流行していたこともあり、牛痘技術は中国各地に広がった。この著作によって「西洋」の「新しい」種痘法は、中国医学に起源を有する「牛痘」へと意味転換がなされ、牛痘技術の「土着化」が進行したのだった[183]。このように華南において牛痘技術の導入は必ずしも西洋医学の導入を意味するものではなかったのである。広州やマカオの中国人貿易商が種痘に要する資金を出すなど、その普及に尽力したのであり、隣接する香港を含めて牛痘に対する違和感はさほどなかったと思われる[184]。

植民地香港でも、多くの中国人が牛痘接種を受けた。しかし、ペスト流行時、政府によって強権的な衛生改善措置が採られたように、天然痘の流行も植民地政府に強権発動の契機を与えたのである。こうした動きに対して中国人民衆は反発を強めたが、華人エリートはペスト流行時の教訓を踏まえ、より主体的に衛生問題に取り組んでいったのである。

1　天然痘の流行状況

香港では、当初より中国人社会では天然痘は流行しており、死亡率も高かった。医務長官であったウィリアム・モリソン（Dr. William Morrison）は一八五一年に次のように記している。

中国人の間では天然痘による死亡率は非常に高かった。病気は、人々の汚く、群居する習慣や悪疫を招く劣悪な住居環境によって猛威を振う。残念ながら、この都市には他所よりも多くの悪名高い場所があって、この病気をかくまい、非常に広範囲に拡散させている。[185]

モリソンの死後、デンプスター（Carroll Dempster）が医務長官となるが、この時期、天然痘は深刻な状況となった。[186]そして、一八七〇年には、天然痘患者は国家医院のみで受け入れ、直ちにストーン・カッター島に送ることとされた。[187]

収容施設であるが、それまで国家病院内にある廃屋の数室を天然痘施設としていたが、台風で崩壊後、一八七九年末にハリウッド・ロードに開設された。その後、国家病院からはやや遠いので近くの建物に開設された。[188]一八七〇年代から一八九〇年代における天然痘の流行状況を見てみる（表3）。

一八七九、一八八〇年、そして一八八七、一八八八年に天然痘が大流行したことがわかる。植民地統治時期を通

表３　香港における天然痘の流行

天然痘患者数／年度	1873	1874	1875	1876	1877	1878	1879	1880	1881	1882
天然痘医院（入院）	7	6	5	18	25	7	13	29	7	0
天然痘医院（死亡）						0	0	4		
東華医院（入院）							128	174	11	10
東華医院（死亡）							73	97	5	3
天然痘患者数／年度	1883	1884	1885	1886	1887	1888	1889	1890	1891	
天然痘医院（入院）	13	7	14	11	65	84	16	2	17	
天然痘医院（死亡）	2	2	1	1	11	16	0	0	1	
東華医院（入院）	39	15	36	54	310	349	4	0	22	
東華医院（死亡）	22	7	18	42	221	276	2	0	15	

［出典］*Annual Report of the Colonial Surgeon*: 1879, 1880, 1881, 1882, 1884, 1890, 1891年統計より、病院船の数値も加算（Sanitary Superintendent's Report for the year of 1892）

じて香港では天然痘は風土病として断続的に流行し、患者数は人口増加に比例していたことが窺える。植民地政府も痘苗の確保など、予防のための措置を実行していった。しかし、痘苗の保管が困難であったため、サイゴン、マニラ、シンガポール、エジンバラなどから痘苗を取寄せていた。

英国及び日本からの痘苗到着が遅れることによって、痘苗不足が問題化したため、植民地政府は痘苗の自給計画を考案したが、研究所の建設は遅れた[189]。

２　東華医院による種痘

香港では一八四四年伝道医院において数人の中国人に牛痘接種が行われた。香港の植民地政府が種痘を法制化する以前より、華南一帯の中国人社会では牛痘接種は普及していた。上海、広東、香港の中国人社会で流布していた中医薬の処方箋集の凡例には、「近来、沿海では皆、洋痘を接種し、百に一の失敗もない。故に特にその説を詳らかにする。原編に掲載されていた旧法による種痘は万全ではないので全て削除する」と記載され、中国医学の医者の間でも、人痘より牛痘の優位性が認められていたことがわかる。

そうした中、東華医院は種痘のために医師を派遣するなど大きな貢献をしていた。

香港立法会で一八八一年センサスの報告がなされた際、中医師、中国人社

表4　東華医院による種痘

	1879	1880	1881	1882	1883	1884	1885	1886	1887	1888	1889	1890	1891
ビクトリア地区	1672	1508	1541	1611	1797	1535	1951	2735	2913	1683	2376	2351	1782
それ以外	97	86	181	152	121	159	169	71	225	199	118	104	93
合計	1769	1594	1722	1763	1918	1694	2120	2806	3138	1882	2494	2515	1875

［出典］*Annual Report of the Colonial Surgeon* (1879, 1880, 1881, 1882,) Colonial Surgeon's Report (1884, 1890) 1886, 87 の「それ以外」は、Saukiwan, Aberdeen, Yaumati

会の天然痘予防に関する貢献への高い評価が与えられた。

欧州人コミュニティーおよび植民地政府はこうした中国人医師に感謝の念を抱かねばならない。香港は特に天然痘の流入の可能性があるところに位置している。おそらく世界のどの港もこの病気の到来を［香港ほどには］受けないだろう。時折、［香港に天然痘が］持ち込まれたと思われる一・二のケースが船務司（Harbour Master）から報告されたが、それでも、植民地に広がらなかった。それはどのようにして去っていったのか？　以前、医務官のアダムス博士と話した際、彼は次のように言った。彼は出国する中国人の検査を義務付けられているが、彼はほとんどすべての若い中国人の腕に三、四箇所の種痘の跡があることに気がついた。また彼は中国人の間でこの種痘が完璧になされていることにしばしば困惑したという。そう、事実はこうである。数年来、東華医院の医師が大規模に種痘を行ってきたのである。そして、その中のある者は移動種痘医として植民地を回り、そして一八七八年からは大陸に行き、近隣の省で種痘を行ったのである。幾千人もが彼らによって接種されていたのである。[190]

この報告では、軍医などの植民地官僚がむしろ種痘に熱心でなかったとし、こうした「半ば行政上の任務」（semi-Administrative duty）である種痘が事実上、東華医院の総理によって担われていたことが指摘されている。後に香港の衛生政策の中で中国人医師の活動が容認されていく背景の一つとして天然痘予防への貢献があったことが推察できる。

表5　1887年天然痘患者数の推移

	1月	2月	3月	4月	5月	6月	7月	8月	9月	10月	11月	12月	合計
天然痘患者数		7	23	40	41	30	12	4	2	5	37	204	405
死亡者数		5	14	32	31	28	11	5	1	2	12	106	247

［出典］HKGG, 28.January, 1888. Government Notification, No.32.

東華医院では一八七八年から種痘を実施した。西洋の方法によって効果的に注意深く種痘は行われ、健康な子供から痘苗は採取された。(191) こうしたことから、一八八五年の時点では植民地政府の医務行政の中心的人物でさえも中国人への接種の法的強制は不要であるとの見解を示していた。(192) そして、法的強制が不要である理由として、以下の四点が挙げられていた。

①香港の中国人は出稼ぎ後に故郷に利益を持ち帰るという商業的人間で、西洋人よりも一時滞在者的な存在である。
②彼らは自発的に種痘を受けるし、数年にわたりうまくいってきた。
③天然痘患者は近年それほど存在しない。
④災いを招き、中国人社会の調和を破壊する恐れがある。

ここでは中国人は種痘を積極的に受ける「文明的」民族として捉えられ、その社会の調和をあえて破壊するような行為（種痘の強制）は慎むべきとされていたのである。

なお、東華医院では、開設時には天然痘患者は受入れないとされたが、一八七三年には衛生環境の整備を条件に疫病患者用病棟での入院が認められた。看護職員には「洋痘」（牛痘）接種済みか、天然痘罹患経験の者が選ばれ、感染防止が図られた。

3　天然痘流行と種痘の法制化

しかし、一八八七年、天然痘は大流行し、植民地政府の中国人イメージは逆転する。

この年一二月、天然痘患者が急増、香港政庁は天然痘がエピデミック化したと認定し、感染防止の諸策に乗り出した。先ず問題となったのは収容病床の不足である。国家医院では急遽、天然痘患者用の病床を増加させ、また東華医院にも患者の収容増を依頼した。

次に、感染拡大を防止するための規則（Regulation）が定められた。すなわち、ある住居で天然痘が発生した場合、その住居の住民か持ち主、或いは患者の親近者は症状を知ったら、遅延なく近くの警察に届け出なければならない。違反すれば百ドル以下の罰則を科す、と規定された(193)。

さらに、一二月二一日には潔浄局内にサブ委員会が設置されて対応が協議された。その結果、以下のことが決められた。①国家医院、アリス記念医院、湾仔地区の医院、東華医院それぞれに種痘所を設置、毎日接種を行う。②ワクチンの提供のために子供を連れて来た親に、必要があれば、報酬を与える。

そして、東華医院に対して種痘の協力要請がなされ、東華医院董事局も協力を約束し、ビクトリア・アバディーン・油麻地・筲箕湾における種痘期日が中国語で書かれたビラを配布した。また、痘苗の提供のために幼児を連れて来た親に対して、東華医院は報奨を支払うとされた(194)。さらに、感染者が使用した寝具や衣服は最低一五分煮沸消毒することが住民に通告され、一度種痘を受けた者も一五歳から一八歳までの間に再度、種痘を受けるよう指導がなされた(195)。

この流行の経験から、政庁は天然痘病院の郊外への移転を検討する。予防策にも関わらず、中国人社会の「冬季地方病」であったものが植民地で流行したことから、患者の出た家屋のリストの配布や衛生調査官の訪問などが決められていく。また、新生児への強制種痘が法制化されたが、高い人口流動性のため、実際はかなり困難であった(196)。

一八八四年のロンドンでの天然痘流行時に病院船 Castalia が使用されたように、建設費の節約、完全な隔離、冷却性などの面で有効であるとして、香港でも病院船を設けるべきだという構想が出された。[197] この病院船こそが、一八九四年のペスト流行時の隔離にも用いられ、多くの中国人から反発を買ったものであった。

そして、一八八八年二月、香港立法会で「天然痘条例」が通過した。内容は、生後六ヶ月の幼児の親或いは保護者はその幼児を医師、または種痘医（Public Vaccinator）のもとで種痘を受けさせねばならず、種痘成功後は種痘医の発行した証明書を三日以内に華民政務司署に提出しなければならないというものであり、この規則に従わない者に対しては厳しい罰則が規定された。種痘接種ができる者は、登録された医師、および総督から特に認められた種痘医である。種痘の実施細則は次のようであった。[198] 中国人の種痘医を認定し、また中国人の生活に根ざした農暦スケジュールを組むなど、中国人が種痘を受けやすい配慮がなされていたことがわかる。

認証資格審査官　Dr. L. M. Atkinson
種痘医　Mr. Wong T'ai-ch'o（東華医院）
Mr. Chan Ho-tsak（東華医院）
Mr. Lam Chan-wing（アリス記念医院）
Mr. U I-kai（胡爾楷：Student Apothecary at the Government Civil Hospital）
無料種痘提供場所　政府医院、東華医院、アリス記念医院
郷村部　政府学校
時期　政府医院―土日除く毎日、東華医院―中国暦の毎月五、一一、一七、二三、二九日
アリス記念医院―土日除く毎日
油麻地　中国暦毎月六日、筲箕湾　一二日、香港仔　一八日

途中で東華医院の種痘医の交代があり、区紀南（Au Ki-nam）と黄信廷（Wong Sun-ting）が新任され、Chan Ho-tsak が退任した[199]。

また、一八九〇年に任命された種痘医は以下の通り[200]。

Mr. Francisco de Paula Soares: the Oriental Dispensary, Stanley Street

Mr. U I-kai（胡爾楷）

Mr. Chung King-u（鍾景裕）　House Surgeon of the Alice Memorial Hospital

Mr. Yeung Chi-kai（楊智楷）　東華医院

Mr. Au Ki-nam（区紀南）東華医院

Mr. Ng Tin-fuk（呉天福）　No.31, New St., Taipingshan

一八八八年の「天然痘条例」では、発見後の届出が「三日以内」とされていたが、現実的効果から判断されたのか、「七日以内」の届出になった（一八九〇年一〇月施行）[201]。

また、懸案であった痘苗の自給は一八九〇年代になると実現していく。一八八七―一八八年香港の一部で天然痘が流行した際、痘苗がなく、日本から取寄せた。総督デ・ヴー（George William DES VOEUX）は医学専門家を集め、恒久的な種痘研究所（Vaccine Institute）の創設を提起した。当初、痘苗製造の試みは猛暑の気候のためか、ことごとく失敗した。一八九二年三月、ロビンソン総督は植民地軍医の監督下、ウィリアム・ラッズを責任者として研究所の創設を決定。四月から製造が始まった。香港を新たに訪れる軍隊に接種するために軍からの要請もなされていた[202]。

そして、政府医院内の種痘研究所は一八九五年一〇月から一八九六年三月までに二三七四の痘苗を製造し、四一四株を販売、一五三・八ドル分を販売した。そして、残りは種痘医、東華医院、アリス記念医院、政府関連組織に配布された(203)。

４「痘局」の設立と病院船の廃止

一八九九年の三、四月に疫病が流行、東華医院総理は西環の玻璃廠の分局の修理を再開、「東華医院西環分局」として、疫病患者を収容し、中医薬による治療が行われる施設とした。この時、東華医院は疫病への対応についてビラを散布し、民衆に注意を促した。

現在、香港では時疫が流行り、日に数件起こります。本院はすでに西環に分局を開設し、専ら華医・華薬で病人の治療に当たっています。もし、この病気に感染した者があれば、隠匿し、法律に違反することの決してないよう。来院して登録するならば、患者はその自主に任され、分局での治療を望む者、或いは船を雇い故郷へ帰る者、いずれの者にも本院は証明書を発給し、即時実行します。もし治療が及ばず、疫病で亡くなったら、本院に報告すれば、代わりに船を雇い、棺を故郷へと送還します。些かの障害もありません。屋舎への捜査については、それは衛生を求め、伝染を防止するために過ぎず、政府が民衆を慈しむ気持ちであり、決して慌てて騒ぎ、疑いを抱かぬようお願いします(204)。

西環分局設立までの経緯は次の通りである。一八九四年のペスト流行以降、ほぼ毎年のように疫病が流行し、東華医院は海上の病院船を忌避する中国人患者の診療のために、一八九七年から一九〇一年までの間、政府のケ

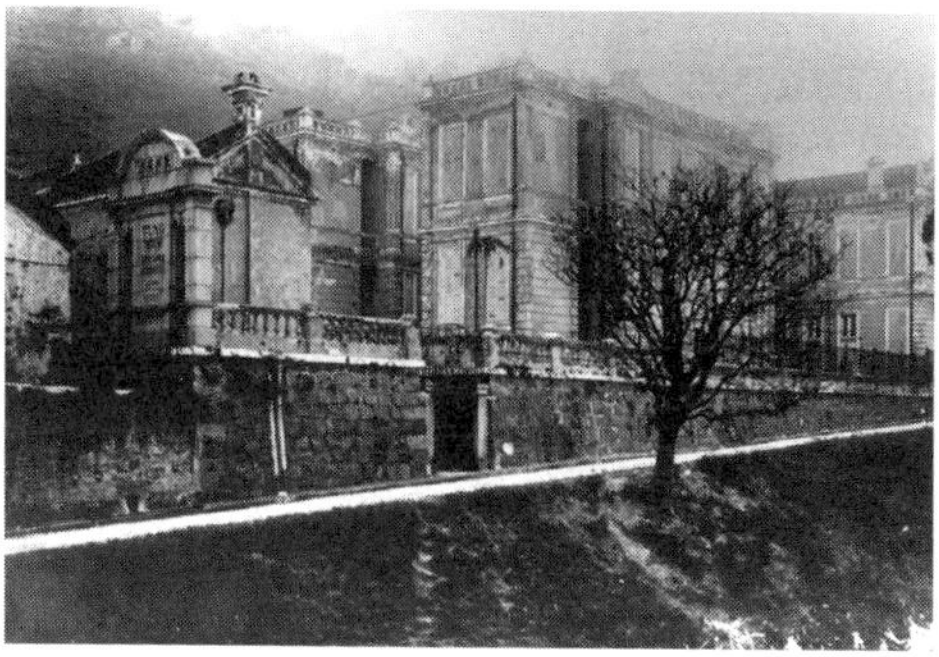

西環の東華痘局1910年　中医薬による天然痘患者の治療、牛痘接種などが行われた。1938年、政府に返還され、伝染病医院となり、第二次大戦後に廃止された。現在も残る牌坊が左手に見える。（東華三院文物館提供）

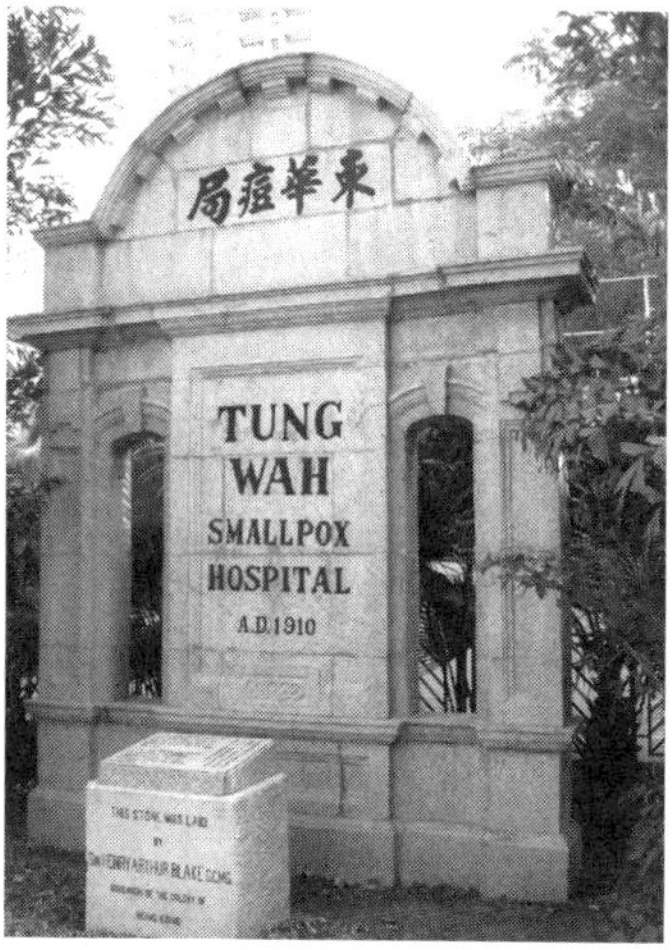

東華痘局の牌坊　現在、跡地近くの卑路乍街（Belcher's St.）と域多利道（Victoria Rd.）が交わる地に牌坊と礎石が立っている。（著者撮影）

ネディタウン病院に隣接して草葺の診療所を設置してきた。一八九七年に政府が患者に対する適切な診療・火災防止の見地から恒久的施設の建設を提案したことから、東華医院の敷地申請を経て、一八九九年、本国政府においても承認され、一九〇三年に董事局総理が六万香港ドルを醵出し、建設がはじまり、開設にこぎつけたそれは六〇床で中国医学、または西洋医学を選択することができた[205]。

その後、一九〇六年、何啓・韋玉など有力中国人は新たに天然痘病院建設のための土地提供を政府に求めた。それは、多くの中国人が病院船での隔離・治療ではなく、中国人の病院での治療を望んでいるからであった。その要求はネイサン総督の承認を得たのであるが、主席医務官の同意が得られずにうやむやとなった。

一九〇七年、再び、東華医院は、天然痘患者が病院船に隔離されることが華人にとって都合が良くないとして、「痘局」の建設を政府に要請した。政府は摩星嶺での土地提供・建築を許可したが、東華医院は董事局会議において、そこは墓地が込み合っているとして、当時、使われなくなっていた西環分局の改築・利用を求めた。翌年二月、華民政務司、工務官、医官らの巡視を経て、改築が承認される。同時に、伍威南、呂碧池、李香華、陳玉堂の四人が牛痘技術の習得のために国家医院に派遣された[206]。

なお、「痘局」は、西環分局を使用することになったため、建設のために集められた義捐金約六万四千元の使途の扱いが話し合われた。主席洗徳芳が東華医院の公費に繰り込み、「痘局」への改築、「新街疫局」建設などの費用に当てる旨の提案がなされ、これに対し、何甘棠は政府から土地提供の許可が出ている油麻地での「痘局」建設費用も必要であると述べ、これが決定された[207]。

一九〇八年痘局臨時開局にあたり、東華医院は新聞に公示を掲載した。そこでは、「唐医唐薬（中医中薬）」を用いた治療であること、幼児・子供の感染者については、その父母や親戚の付添いが可能であること、感染者が居住していた家屋の一階のみ洗浄すること、など中国人が利用しやすいような配慮が示され、こうした措置が政府の恩恵によるものであり、報告の義務を怠るなどという「総督および華民政務司の美意」に背くことがないよう訴えられていた。そして、身内を見舞いに行く父母に対して、伝染防止のために、章程四か条が示された。

①見舞いの親族は皆必ず再度種痘を受けなければならない。
②衣服および帽子を給与されなければ、廠内に入ることはできない。
③廠から出るときは洗面・洗手すること。
④感染した子女の介護に来た父母で、もし泊まる宿がない場合は、西環分局に宿泊しても構わない。但し、帰宅時は衣服を薫洗し、全身を洗浄しなければならない[208]。

ここからは、見舞いに来た家族への配慮がなされていると同時に衛生の確保が徹底されていたことがわかる。

西環分局での治療効果であるが、『華字日報』には次のような記載が見られる。

二月四日に開局してから、二十人が入院した。五人が治癒して退院。治らない者は四人。残りの十一人は日に日に回復しており、近日には退院できるだろう。治らない者はみな危篤状態になってから入院した者である。感染したら、直ちに病人を局に運んで治療を受けるべきだ。一つには軽症であれば治りやすいこと。二つには発覚してから担ぎ込まれて病人を驚かせないためでもある。(209)

三月六日に臨時開局された痘局であったが、草葺であったため、七月二八日に台風によって倒壊する。一九一〇年に改築が終わり、痘局が正式に運営を開始した。そして、この頃、中国人社会で悪名高かった病院船 **Hygeia** は売却されたのである。

このように「痘局」の設立は、政府による強引な防疫のための衛生行政によって、華人社会が反発し、社会秩序が混乱することを避けるため、華人エリートが尽力した結果であり、そこでは中国人が馴染んだ中国医学による治療がなされ、ある程度の実績を残したのである。

5　死体遺棄問題

華人エリートが華人向けの伝染病施設の建設に熱心であったのは、西洋人社会で問題視されていた死体遺棄問題の解決という側面があった。

一九〇五年、疫病が流行した際、死亡証明書の受け取りを拒否し、路上に死体を遺棄するケースが後を絶たなかった。総督は潔浄局に迅速な対応を求めたのに対し、メンバーであった東華医院総理の劉鋳伯は分局を増設し、収容を増やすことで貧窮病人の路上での死を防げると主張したという。(210)

一九世紀末、中国人の多くは依然として、自宅治療が主で、病院で死亡するという例は少なかった。例えば、香港では一八九一年に五三七四人の中国人が死去したが、病院での死去は一三一九人であった。その場所は以下の通りである。(211)

①東華医院	一一七三
②国家医院	八四
③アリス記念病院	三四
④皇家海軍病院	八
⑤陸軍病院	一四
⑥Gun Lascar 病院	四
⑦ピーク病院	二
合計	一三一九人

すなわち、中国人の病院での死亡は全体の二四・五四％だった。ちなみに同年の死亡率は、中国人二四・一八人／一〇〇〇であった（西洋人は一八・二〇人／一〇〇〇）。これは病院に入院した中国人はほとんどが瀕死の患者であったことによる。そして、疫病により自宅で死亡した遺体をその親族がどのように扱ったかというと、感染への恐怖から、街路に遺棄したケースが少なからずあったようである。アトキンソンは次のように述べていた。

中国人への対応で最も困難なことは、彼らが伝染病を認識していないことだ。彼らは感染を隠し、患者が亡くなった時には機会を窺って、通りに死体を遺棄する。これは疑いなく恐怖から来る感染防止である。一九〇三年の死体遺棄率は三二・七％に達した。中国人が西洋のやり方に習い、もっと教化されることが望まれる。(212)

一九〇八年、ついに政府は死体遺棄を問題視し、防止策を提示した。各公立華人医局（Chinese public dispensary）は、以下のことを守ることとされ、パンフレットを作成、配布すべきだとされた。

・伝染病患者に遭遇した場合、直ちに連絡すること。
・病死者がでたら、代わりに埋葬して、潔浄局の差役が部屋に入らないようにすること。
・街坊を設立し、民の隠匿を調査し、発病があれば通知する。死体遺棄がありそうであれば、止めさせる。(213)

しかし、新聞記事に「著名な香港華人」の言葉が載り、華人の死体遺棄の件は、政府の責任であり、「痘疫両症」（天然痘と疫病）をきちんと処理していたら、死体遺棄は禁止せずとも解決したはずだと述べていた。そして、東華医院の董事や紳商らは、政府に天然痘を扱う建物を建築するための土地の提供を求める予定だと、語った。(214)

そのような中、東華医院に問題解決の仕事が任されるにいたる。一九〇八年三月二一日、総督と街坊との対話集会が開かれた。二百人余りが集まり、華民政務司をはじめ、何啓、韋玉、馮華川、劉鋳伯など華人エリートも参列。総督の言葉を劉が中国語に翻訳した。総督は、香港では毎年、死体遺棄が一五〇〇体余りに上る。検死の結果、伝染病によるものは少数に過ぎないことがわかった。これによって公立華人医局が創設されたのだ、などと言った。そして華人医局を東華医院に属させ、東華分局と名づけることが議定された。ルガード総督は、条例を平易な文章に直し、パンフレットにし、中国語に翻訳して街坊がその意図を理解できるようにする。死体遺棄の習慣は中国人それぞれが協力してはじめて根絶することができるのだ、と述べた。そして何啓は中国語を操り、死体遺棄は香港の大恥であると述べた。最後に総督は西営盤街坊では死体遺棄が減少したとして賞賛したという[215]。

香港における死体遺棄の遠因は疫病流行であるが、遺体が家の外に捨てられるに至る直接的原因は、中国人の習慣を無視し、隔離を強制した衛生行政、そして民衆の政府への不信感であった。

6　人種主義と慈善——ユーラシアン何甘棠の活躍

歴史的に香港の中国人にとって、英語能力は出世のための必要条件であった。これによって外国商社との交渉は有利になるし、買弁として雇用される道も開かれた。他の開港都市においても買弁への道は開かれていたが、英領であった香港における英語能力の重要性は他の都市の比ではなかった。香港の華人エリートの代名詞であった東華医院の歴代の董事には必ず買弁が含まれていた。後世の歴史家が民族主義的観点から彼らに対して否定的な評価を下したが、中国近代史における「英語を話す中国人」の影響力は無視できない。彼らは特に商業活動における存在感が大きいが、社会活動などにも大きな力を発揮した。

ここでは、近代香港の著名な慈善家であった何甘棠（Ho Kom tong）という人物を取上げる。彼がいかなる動機で慈善活動、とくに医療活動に尽力したのか、それは彼自身が混血児であったことと密接な関係があったと思われる。

何甘棠は、一八六六年九月一六日に生まれた[216]。母親の姓は施といい、一九世紀中頃に長江下流、上海近くの崇明島から香港に来たらしい。その詳細は不明だが、初期の香港で困難な生活を送っていた。彼女には六人の息子、三人の娘がいた。第二子で長男である何東(Robert Ho Tung)は香港の非ヨーロッパ人で最初に大英帝国からナイトの爵位をもらった人物である。そして、第三子である何福(Ho Fook)と五番目の息子である何甘棠はともに成功したビジネスマンであり、香港華人社会のリーダーであった。彼らは自らの父親のことは全く知らなかった。家族の言い伝えでは、施は船舶代理商であったオランダ系英国人のボスマンという男と長く関係があった。他のヨーロッパ商人と同様に彼はすでに故国に家族があり、香港を常に留守にしていた。一八六八年にボスマンが英国に帰国してから、施は女手一つで家族を養った。彼女は郭という南北行商人の妾となり、子供のための住居を確保することができた。

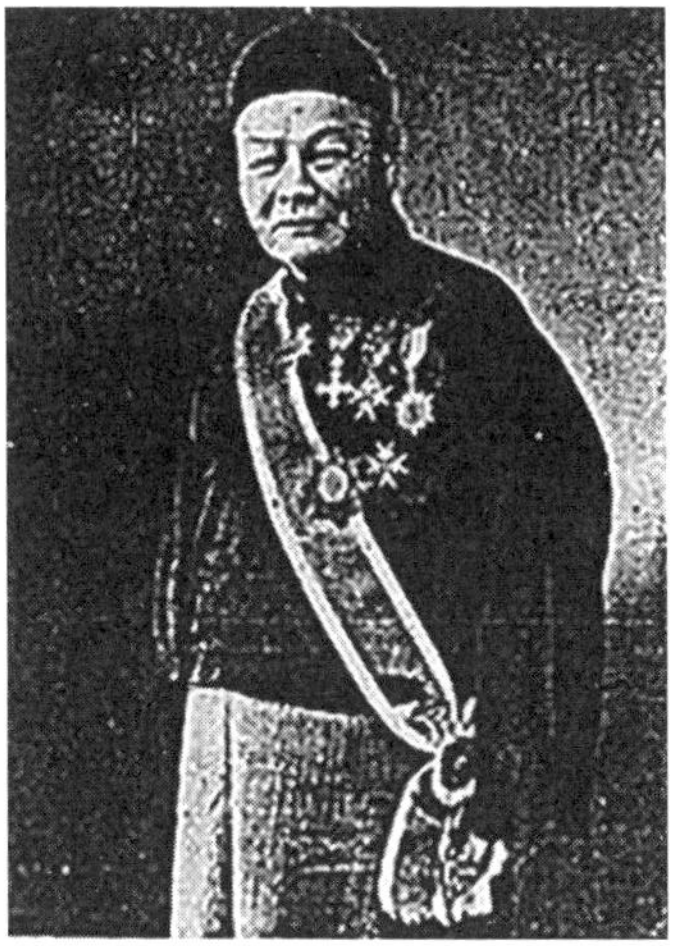

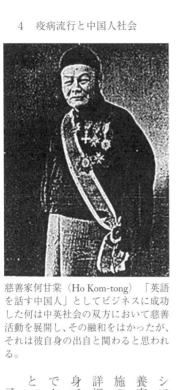

慈善家何甘棠（Ho Kom-tong）「英語を話す中国人」としてビジネスに成功した何は中英社会の双方において慈善活動を展開し、その融和をはかったが、それは彼自身の出自と関わると思われる。

当時、ユーラシアンと呼ばれる混血児に対する差別は西洋人社会、中国人社会の双方に存在した。彼らユーラシアンの多くは父親がなく、中国人の母親によって養育されたため、中国の生活習慣を身につけていた。施の子供達がなぜ「何」という姓を名乗ったのか、詳細は不明だが、ボスマンがオランダ（Holland）出身であったことから、"Ho"の音をとり、広東語音である"Ho"＝「何」のを父の姓として採用したという話がある。

子供達は中国の古典を学習した後、政府の中央書院（Government Central School）で英語教育を受けた。施は西洋人との交際経験から英語の重要性を知っていた。英語などの教養を活かして彼らはその後成功することができたのであった。

何甘棠は中央書院卒業後、ジャーディン・マセソン商会の保険部門の中国担当となった。兄の何福が何東から買弁の地位を引き継ぐと、何甘棠はその助手となった。彼はその地位を生かして中国各地、東南アジア諸都市を訪れ、自己の商売も手がけた。特に中国と東南アジア間の砂糖・木綿貿易において一大勢力を形成した。何甘棠が所有する不動産は莫大で香港島の高台にある豪宅や墓所のほか、商業資産を香港・上海に有した。彼は一九一六年、五〇歳の時にジャーディン・マセソン商会を退職し、七〇歳でビジネスから手を引いた。

香港社会における何甘棠への高い評価は彼の生涯にわたる公共活動、慈善活動によるところが大きい。香港最大の慈善団体に発展した東華三院の前身である東華医院、そして誘拐された女性や子供の救済・保護を行った保良局の董事を勤めた。一八九八年、東華医院が施設拡張のために募金活動を行った際、彼は個人的に香港の商社の三分の二を訪問して寄付を要請した。

疫病の流行とそれに伴う衛生行政の拡大は、香港の中国人社会に大きな危機となって現われた。そのような中、何甘棠は、医療分野での慈善活動の必要性を感じ取ったに違いない。一八九四年のペスト大流行の時には、五万香港ドルおよび薬を寄付している。

また、一九〇四年にペストが再来した時、何甘棠は前年に治療効果が確認された「石炭酸」（carbolic acid、現在はフェノール）を香港や広東のジャーディン・マセソン商会支店や経営する商店で大量に無料配布した。この行為は西洋人社会でも賞賛され、政府広報にも記事が掲載された[217]。また、馮華川や劉鋳伯とともに華人医局の開設に尽力した。そこでは、種痘、血液検査、遺体移送、助葬、施棺、出生登録など、伝統的な慈善から公衆衛生に益する活動も実施されていた。さらに、香港の公衆衛生の妨げとして社会問題視されていた死体遺棄についても、彼は埋葬資金全額を提供したという。

一九〇六年、東華医院の主席董事に任命される。一九〇七年、天然痘患者向けの病院を九龍に建設するために、三〇〇〇香港ドルを寄付した。そして、一九〇九年三月二七日、潔浄局のメンバーに任命された[218]。

彼は外国人に対しても救済の手を差し伸べた。ボーア戦争や日露戦争で亡くなった兵士の遺族を助けた。さらに香港の各種の学校で奨学金を貸与したほか、ロンドンの熱帯医学学校への寄付金の募集を行った。また、英国王室関係の祭典を企画したりもした。

英語教育を受け、外国商社において華人エリートとして出世した何は植民地統治において明らかに体制側の存在であった。しかし、英領植民地における華人エリートとして西洋人社会と中国人社会との融和は不可欠な条件であった。一九世紀末から二〇世紀初頭における疫病の流行とそれに伴う衛生行政の拡大は、中国人社会と西洋人社会との間の敵対感情の増大という香港社会に大きな危機となって現われた。そうした中、何甘棠が慈善の対象を医療分野に絞ったのは当然であった。

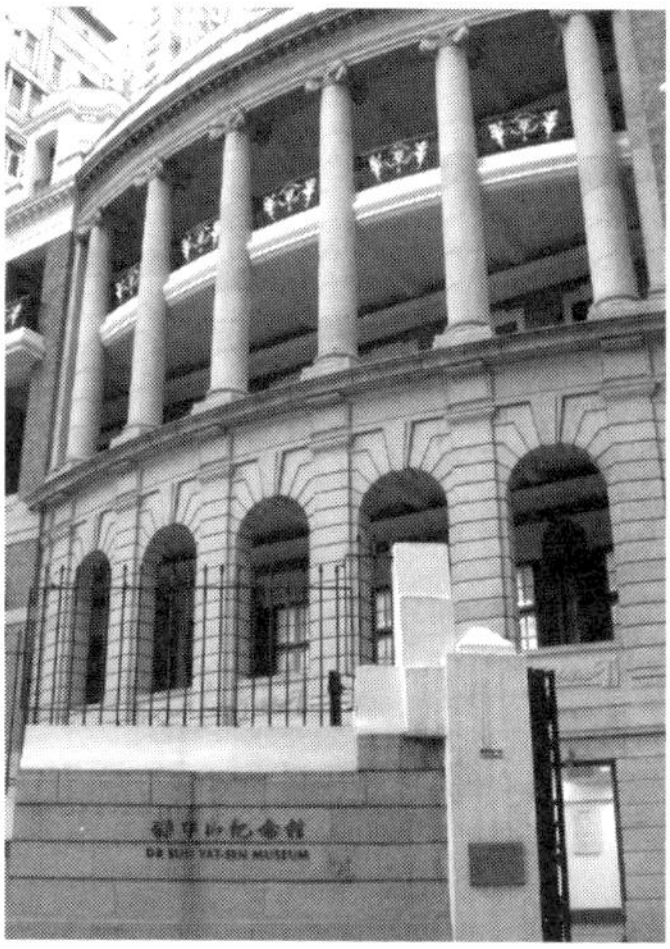

何甘棠の邸宅：何棠第　1914年、富裕層が暮らす半山区に造られた荘厳な建築。現在は孫中山記念館として開放されている。（著者撮影）

さらに、潔浄局のメンバーとして帝国医学の一環を担っていた何であるが、他方で混血児である彼は帝国医療の実践においては、研究対象として「観察される」側の存在でもあった。そうした人種差別に苦しんだ何甘棠は、イギリス帝国の一部としての香港を中心に慈善活動に尽力することで名誉を獲得し、人種主義の壁を乗り越えようとしたのかも知れない。

晩年、何は中国文化への愛着が強まったようである。

中国医学を蔡永楠から学び、一九四〇年に東華医院が刊行した『備用薬方彙選』という中医処方箋集の編集に関わるなど、かなりの知識を有するに至った。また、余暇には京劇を嗜み、慈善上演で演技を披露したこともあった。

香港では天然痘は冬季に流行する風土病となっており、断続的に流行が見られた。華南の中国人社会では早くから種痘が行われ、大規模な流行は抑えられてきた。植民地政府もそのような中国人による種痘を文明への貢献として評価していた。しかし、人口増加にともない、断続的に流行した天然痘に対して、政府も種痘の法制化を実施し、感染者の把握や隔離など一連の強制的な措置を実行した。これに対し、一八九四年のペスト流行時の強権的衛生行政によって中国人社会が反発し、社会の調和が破壊されることを恐れた中国人エリートたちは「痘局」を設置し、宣伝・啓蒙活動を展開し、自発的に天然痘抑止の行動を採った。そこでは中国医学にもとづく治療も容認されており、香港の衛生行政が中国人社会の多様な社会資源を活用して展開してきたことがわかる。

そもそも植民統治初期の規定では、天然痘・ハンセン病・ペスト・性病など伝染病の患者はすべて特定の病院において西洋医学による治療がなされなければならないとされ、東華医院ではこうした患者を収容することはできなかった。その後も香港政庁は中国医学による治療が許される疾病の範囲を限定していった[219]。しかし、本節で検討したように天然痘が流行した局面において、中国医学による治療を希望する民衆の存在は無視しえず、またその治療技術もある程度認めざるを得ないというのが現実であった。香港における衛生環境の維持は西洋医学だけではなく、中国人社会の医療資源も必要とされたのだった

二〇世紀初めの香港おいて、牛痘技術はもはや単純に西洋医学の技術とは言えず、中国人社会に「現地化《ローカライズ》」し、中国医学の文脈で説明がつくようになっていた。このように中国と西洋の文化的境界はある部分では溶解していった。しかし、人種の壁はどうであろうか。植民地医学が人道主義の看板を掲げながら、西洋人の支配を正

当化し、現地住民を文化的に劣等視する人種主義を構築してきたことは多くの研究によって示されている。しかし、香港においては、混血である何甘棠は慈善活動によって文化的境界を超えようとしたのである。

注

（1）Carol Benedict, *Bubonic Plague in Nineteenth-century China*, Stanford: Stanford University Press, 1996. ペスト流行に際しての中国人社会の反応も視野に入れた優れた研究であるが、医療行政の発展を軸に歴史評価を下している。

（2）宮田道昭『中国の開港と沿海市場――中国近代経済史に関する一視点』東方書店、二〇〇六年。本野英一『伝統中国商業秩序の崩壊――不平等条約体制と「英語を話す中国人」』名古屋大学出版会、二〇〇四年。根岸佶『上海のギルド』日本評論社、一九五一年。

（3）曽田三郎「清末における『商戦』論の展開と商務局の設置」『アジア研究』三八―一、一九九一年。倉橋正直「清末、商部の実業新興について」『歴史学研究』四三二号、一九七五年。徐鼎新「旧中国商会遡源」『中国社会経済史研究』一九八三年第一期。

（4）William T. Rowe, *Hankow: Commerce and Society in a Chinese City, 1796-1889*, Stanford: Stanford University Press, 1984, pp.266-267. 漢口にある江西人ギルド会館の門には「死在西江」と書かれた扁額が掛かっていた。これは客商である江西人が自分の死後、遺体が故郷江西の地に埋葬されることを強く願っていたことを表わしている。しかし、実際に遺体が故郷へ送還されることは稀で、ほとんどが漢口に埋葬されていたという。このことは本地化が相当程度進んでいたことを一面において証明していると思われる。ロウ（Rowe）は漢口において異郷ギルドの結合が強化され、都市規模のギルド連合が実現し、狭い地域主義が克服されてコスモポリタンな構造に変容していたことを指摘している。

（5）根岸佶『支那ギルドの研究』斯文書院、一九三二年。同『上海のギルド』日本評論社、一九五一年。

（6）ここでは、「都市化」という用語を、civilization（ヨーロッパに固有な文明の歴史的展開を支えた市民層形成）という概念ではなく、urbanization（非農業的大集落の形成とそこにあらわれてくるさまざまな社会的・文化的事象）の概念として使用し、その過程で都市に形成された社会システムを「都市文化」とする。従って、近代化や工業化とは同義ではない。斯波義信「中国における資本主義の展開と都市化」『社会経済史学の課題と展望　社会経済史学会創立五〇周年記念』有斐閣、一九八四年。なお、ギルドと都市化との関連については、G. William Skinner, ed. , *The City in Late Imperial China*, Stanford University Press, 1977. Kwang-Ching Liu, "Chinese Merchant Guilds: An Historical Inquiry", *Pacific Historical Review*, 57-1, 1988. を参照。

（7）近代における四明公所の活動に関して、根岸前掲書や高洪興「近代上海的同郷組織」『上海研究論叢』第五輯、一九九〇年、は、同郷会が新たに誕生した結果、四明公所に残された活動は死者に対する慈善活動のみになったとして、その役割低下を指摘している。また、楽正『近代上海人社会心態（一八六〇―一九一〇）』上海人民出版社、一九九一年、は移民の心性分析を通し、「上海化」「西洋化」が段階的に進行したとして、会館を郷土情感が失われてゆく心理への一種の補償、ルーツを尋ね求める意識の表現であったと述べている。しかし、いずれも同郷会館の遺体処理活動が実質的に継続して機能していた事実を軽視している。また、同郷組織の再編成は必ずしも寧波人の現地化を意味せず、移住民のアイデンティティーも移民先の政治社会状況に応じて変容しうるため、現地化の決定的指標とはなりえない。外地へのさらなる移住展開（上海の寧波商人の一部は人民共和国成立前後に香港へ移住）もあり、現地化というよりは、アイデンティティーの変容の局面を見た方が有効であろう。

（8）見市雅俊「死者の管理学――エドウィン・チャドウィックと十九世紀ロンドンの埋葬問題」『紀要』中央大学文学部史学科、三一号、一九八六年。同「栄養・伝染病・近代化」『社会経済史学』五三―四、一九八七年。同「公衆衛生の発展と身体の規律化――ヨーロッパ近代」『シリーズ世界史への問い　五　規範と統合』岩波書店、一九九〇年。見市ほか著『青い恐怖　白い街――コレラ流行と近代ヨーロッパ』平凡社、一九九〇年。

（9）一九〇五年の統計によると、全国で設立された教会医院は一六六箇所、診療所は二四一箇所、入院患者が三万五三〇一人、外来患者が一〇四万四九四八人であった。一〇年後の一九一五年には、医院が三三〇箇所、診療所が二二三箇所、入院患者が一〇万四四一八人、外来患者が一五三万五八四一人となり、全体的に増加している。また、医学教育に関しては、三六の教会医院が中国人に医学教育を提供し、一八九八年までに二六八人の中国人が訓練を受けた。そして、二〇世紀初頭から、中国政府の手によって高等医学教育が正式に開始される。G. H. Choa, *"Heal the Sick" was Their Motto, The Protestant Medical Missionaries in China*, Hong Kong: The Chinese University Press, 1990, pp.88-94. ところが、西洋医学は眼科・外科方面の手術療法には成果を収めたが、現実には中国の地理的ないし人口規模に対して、より効率的であったという理由からか、治療よりは予防が、公衆衛生よりは個々人の養生の方が重視された。Ibid., pp.35, 201-204.

（10）見市雅俊「疾病からみた都市の歴史」『史潮』新二六、一九八九年、では、これを「病いの文化」と言っている。

（11）『鄞県志七十五巻図一巻』（清張恕修、清董沛等纂、光緒三年刊）巻二風俗。

（12）斯波義信『宋代江南経済史の研究』東京大学東洋文化研究所、一九八八年、四五九―四八九頁。

（13）『鄞県志七十五巻図一巻』巻二風俗。

（14）『上海四明公所大事記』（一九二〇年）附編傳誌「四明公所義塚誌」。

(15) 上海博物館図書資料室編『上海碑刻資料選輯』上海人民出版社、一九八〇年、二五九―二六〇頁「四明公所義塚碑」。
(16)『上海のギルド』三九頁。
(17)『上海四明公所大事記』(一九二〇年)附編傳誌「四明公所義塚誌」。
(18)『上海のギルド』三八―三九頁。
(19)『上海のギルド』、大谷孝太郎「上海における同郷団体及同業団体」『支那研究』第一八号、東亜同文書院支那研究部、一九三〇年二月、『上海碑刻資料選輯』などを参照。
(20) 根岸佶『支那ギルドの研究』一七二―一九二頁。『上海碑刻資料選輯』二三〇―二三三頁。
(21) 建汀会館に関する記述は、以下の史料による。『上海県続志』(姚文蕙等纂　呉馨等修、民国七年刊)巻三、建置下、会館公所。『上海碑刻資料選輯』「建汀会館義塚祀産田房紀略碑」二七五頁、「創修建汀会館始末碑」二七五―二七六頁、「建汀会館肇立龍岡会碑」二七七頁、「重修建汀会館碑」二七八―二七九頁、「重訂建汀会館章程碑」二七九―二八一頁。
(22) 顧炎武「火葬」(『日知録』巻十五、『皇朝経世文編』賀長齢編、巻六三　礼政十喪礼下に収録)。
(23) 渡邊欣雄『風水思想と東アジア』人文書院、一九九〇年、七一頁。
(24)「俗多厚葬及有拘忌廻避歳月、停喪不葬者循皆禁焉」(『晋書』巻六八列傳第三八、賀順の項)。
(25)「……於是喪親者往往久而不葬、問之、曰歳月未利也、又曰未有吉地也、又曰遊宦遠方未得帰也、又曰貧未能肆葬具也、至有終身累世而不葬、遂棄失尸柩、不知其處者、嗚呼不令人深歎愍哉……」「葬論」(『古今図書集成』経済彙編・礼儀典第九七巻喪葬部芸文五之二)
(26) DeGroot, J. J. M. , *The Religious System of the China, 1892-1910.* 6vols. /Vol.III, pp.914-924.「按県有義冢、起自宋崇寧間、其時詔収枯骨凡寺観旅皂無親族収瘞、及死人之不知姓名乞赽、或遺骸暴露者、令州県擇不毛之地収瘞名漏沢園」(『慈谿県志』巻五、建置四、善挙)。宋代には「漏沢園」という義塚が設置されたが、顧炎武が「国家雖有漏沢園之設、而地窄人多、不能遍葬相率焚焼」(『日知録』巻十五「火葬」)というように、事態は改善されなかったようである。
(27)『大清律例四十七巻』(乾隆五年)巻十七礼律儀制。
(28) DeGroot, J. J. M. , *ibid.* , p.1412.
(29) 呉栄光『吾学録』(道光一二年)巻十六喪礼二、「扶喪」「給驛事例」「扶櫬路費」。
(30) MacGowan, "Chinese Guilds or Chambers of Commerce and Trade Unions", *Journal of the North China Branch of the Royal Asiatic Society*, 1888-1889, p.144.
(31) 斯波義信「コメント　中国都市史研究より」『社会経済史学』五三―三、一九八七年。何炳棣『中国会館史論』学生書局、一九六六年。

(32) 西里喜行「清末の寧波商人について——『浙江財閥』の成立に関する一考察」『東洋史研究』二六—一・二、一九六七年。

(33) 一八五二年の数字は、中央研究院近代史研究所所藏外交部檔案『総理各国事務衙門清檔』〇一—一八—六四「江蘇法人租地」所収、「光緒二十四年六月十三日収江海関道蔡鈞信一件」に「在滬寧人現不下九、十万有奇」とある（この数字が租界か、華界か、それとも両者を含むものか、その範囲は不明である）。また、『商務官報』第一二期、光緒三二年六月二五日によると一九〇六年頃上海に暮らす寧波人は六・七万人は下らず、一〇万人に達するほどで、その内純粋の商人は三万人位であったという。一八九八年、駐上海イギリス領事は上海の人口の半数は寧波人であるとみなしていた。Irish University Press Area Studies Series, *British Parliamentary Papers, CHINA 23 Correspondence respecting foreign concessions in China 1898-99*, Irish University Press, p321.

(34) 鄒依仁『旧上海人口変遷的研究』上海人民出版社、一九八〇年、九〇頁、表一。

(35) Leung Yuen Sang, "Regional Rivalry in Mid-Nineteenth Century Shanghai: Cantonese VS. Ningpo Men", *Ch'ing-shih wenti*, Vol.4 No.8, 1982, pp.30-31.

(36) 『申報』一八八二年一月七日「論本埠地価」。

(37) 羅志如撰『統計表中之上海』国立中央研究院社会科学研究所、一九三二年、二九頁、表四六より計算。

(38) 『旧上海人口変遷的研究』一二一頁、表一九。

(39) 高橋孝助「近代初期の上海における善堂——その『都市』的状況への対応の側面について」『宮城教育大学紀要』一八、一九八三年。

(40) 沢田瑞穂「余蓮村の勧善劇」『天理大学学報』四八、一九六六年。

(41) 『上海県続志』巻二　善堂。

(42) 『江蘇省例』「厳禁火葬」同治七年。

(43) 『申報』一八八〇年七月八日「飭禁停棺不葬示」。為剴切暁諭事、照得、従来民俗之厚必以教学為先、査定制葬親限期職官庶民三月而葬、所以勧孝思而敦風俗也。呉中自兵燹後、風気漸漓、無知愚民、往往有累数棺不葬者、有停棺十数年不葬者。推原其故、始則家資稍裕、惑於堪輿之言、謂尋龍点火可以獲福、硤至遷延歳月未卜着地、久之家計漸落、遂至欲葬不能。敗羅列者有之、屍骸暴露者有之、白骨縦横目不忍覩。夫以先人遺骸為邀福求栄之具。已非仁人孝子之心。更有出人意表者、創為火葬水葬之説、忍心害理、草此為甚亟応厳行禁革以敦風化、…（中略）…嗣後停棺未挙之家、応照旧例以一年為断、如再逾限不葬、無論職官士民均按定例治罪、其実在無力営葬及無主屍棺、由地方官添置義地設立善堂、或代為掩埋、或給資自、庶群情咸知感悟而澆俗可革民風日帰於厚矣。敢故違仍蹈前轍、一経査出定即重懲決不寛貸凛之、切切毋違特示」。

(44)『江蘇省例四編』「通飭埋葬暴露屍棺」光緒一七年。

(45) 黄彭年「勧速葬示」『皇朝経世文続編』盛康編、光緒二三年、巻七〇礼政。

(46)『申報』一八八〇年七月四日「路斃堪憐」。

(47)『上海県続志』巻二善堂。滬北棲流公所については高橋孝助「滬北棲流公所の成立――上海租界の善堂」『宮城教育大学紀要』第一九巻第一分冊、一九八四年。

(48) 一八七七年、租界の会審公廨会審官の陳福勲は上海に客寓する者が発病または死亡した場合、姓名・年齢・出身地を地保に報告することを義務づけた。(『申報』一八七七年六月五日「肆理上海会審事務即補分府陳告示」)。また『得一録』巻八之四の「収埋路斃浮屍章程」の規条の一つに、「一　各図地保、遇有路斃浮屍、赴堂知照、本堂仍派司事細心査看、分別填単報験埋、砌地保匿不報堂、稟報査究」とあり、「路斃浮屍」が発見された場合、地保は善堂に報告する義務があった。これは検死の際の「書差」といった小役人やゴロツキによるゆすり行為を防ぐためであった。

(49)『申報』一八八〇年八月一五日「旅斃堪憐」。

(50) 善堂による生者に対する救済の最後の仕上げが、移住民を原籍地＝故郷に帰すことであったこととも関連する。

(51)『得一録』巻八之三　保墓良規。

(52)『得一録』巻八之三　保墓良規。

(53)『申報』一九〇〇年一月三日「示催遷柩」。

(54) 蘩床臥読生輯『絵図上海雑記十巻』光緒三一年、巻六。

(55) 上海にイギリス租界を造るにあたって締結された一八四五年(道光二五年)の『土地章程』によると、租界内に中国人の墳墓があれば、西洋人はこれを壊してはならず、清明節の前後一五日間は、中国人は自由に墓参りができるとされ、また、一八五四年(咸豊四年)の修訂『土地章程』では、中国人の同意なしにその墳墓を遷移することはできないと規定されていた(王鉄崖編『中外旧約章彙編』第一冊、生活・読書・新知、三聯書店、一九五七年)。租界当局と同郷会館の間でその義塚や棺柩をめぐって争いが起きた時、すべての同郷会館が四明公所のように租界当局に抵抗したわけではなかった。広州と肇慶の商人によって結成された同郷会館の広肇公所が所有する広肇山荘という義塚が一八九八年に遷移されたが、所在地(新閘橋の西南)が共同租界の近くに位置し、度々掣肘を受けるので、租界当局との争いを避けるためであった(『徐愚齋自叙年譜』陶希聖編、食貨出版社、影印本、一九七七年、一九四頁)。

(56) 上海市徐匯中学歴史教研組「上海市民斥除四明公所闘争」『歴史教学問題』一一、一九五九年。劉恵吾編著『上海近代史』

（上・下）華東師範大学出版社、一九八五年。清末に出版された『上海郷土志』李維清編、一九〇七年には、「寧人即日罷市、以為抵制、而卒能保全、方其罷市之時、数十万人、団体甚堅、而不致鬧事、実為文明挙動也、法人不得逞志、義塚頼以無恙、寧人之勇於公憤、殊足令人欽佩也」と書かれており、すでに四明公所の抵抗を顕彰していた。

(57) 一八二一年から一九三二年の間に上海は四六回にわたりコレラの襲撃を受けた。Kerrie, L. MacPherson, *A Wildness of Marshes; The Origins of Public Health in Shanghai, 1843-1893*, Hong kong, Oxford University Press, 1987, p.30.

(58) *North-China Herald*, 22 March 1870. そこでは病気の原因として、「停棺不葬」(prolonged retention of the dead before burial) の他に、①伝染病、②上水の供給不足～汚れた水の供給、③不完全な下水設備～湿地から発散される毒気の存在、④人口過密と不完全な通風、が挙げられている。

(59) 董樞「上海法租界的長成時期」『上海市通志館期刊』第二期、一九三三年、三八六頁。

(60) 『申報』一八七四年四月二一日、「論四明公所議請改建法国馬路畯」。British Foreign Office : General Correspondence, China (F. O. 17) no.673, pp.369-378.

(61) 『申報』一八七四年四月二一日、「論四明公所議請改建法国馬路畯」。British Foreign Office : General Correspondence, China (F. O. 17) no.673, pp.369-378.

(62) 董樞「上海法租界的長成時期」三八七頁。

(63) 董樞「上海法租界的発展時期」（『上海市通志館期刊』第三期、一九三三年）七〇九頁。

(64) *North-China Herald*, 5 September 1890.

(65) Imperial Maritime Customs, *MEDICAL REPORTS*, 36th Issue. 1890, p10.

(66) *North-China Herald*, 5 September 1890.

(67) Kerrie L. MacPherson, p.29.

(68) Ibid. , pp.29-34.

(69) *North-China Herald*, 5 September 1890.

(70) Kerrie L. MacPherson, p.123.

(71) *North-China Herald*, 5 September 1890.

(72) 『申報』一八九八年一月七日「不准停棺」、一月一二日「不准停櫬」。

(73) 『申報』一八九八年七月一六日「四明公所紳董稟上海道書並道憲回批照録」。

(74) 『江蘇省例四編』（光緒庚寅三月　江蘇書局刊）「通飭埋葬暴露屍棺」。

(75)『申報』一九〇二年八月一日「論族葬」。

(76)『申報』一九〇二年四月二〇日「示防疫癘」。

(77)『上海碑刻資料選輯』三八七―三九七頁「平江公所購地助款人題名碑」。

(78)『上海四明公所大事記』(一九二〇年)。

(79) 東洋文庫所蔵　上海四明公所碑文拓本、「[四明公所凡材進廠章程勒石](光緒三一年)」。碑文の内容は以下の通り(なお、記号の[　]は不鮮明であるが、著者が推測した文字。□は解読不能文字、以下の碑文も同じ)。

「本公所自遷建南廠以来、凡材進廠規模、恐後紊乱或生意外留難等情、以便査究。今将議定章程、開呈勒石、永遠為守。

一、凡材進廠須認有捐者作保、以重捐款、毎材計封口洋弐角、開門費銭弐伯文、均付経材帳房。至南廠、並無意外開銷、扛力係論材之大小路有遠近零(另)有章程為例。請土地、做神(羹)飯、任従喪主自便。

一、本廠停材一年為限、如満期、倘未領去、由本所陸続運至甬廠。再停一年、若仍未領去、任本所遷至義山、安葬不得拘留。

一、凡入堂零放之柩、毎具捐洋四元、以一年為限期満、若不領去、該属宜向本所轉票補捐、如不轉期憑本所運甬、毋得逾限。

一、運材向従内河、念七年冬、承袁君詠笙・費君鴻生、向招商・太古訂定、毎年清明冬至二期、毎公司承運四百具、除輪運外、仍由杭運。自三十年春、内運柩船道逕嘉興、不料有香客船偶然碰撞、香客失足淹斃、以成人命。至内運者、惟求穏妥、然過壩搬堰、毎遇天旱水涸雨淋日晒、未能尅期更有意外之虞、実為不便。至冬季、当定除輪運外、准従鴨屁股船運帯毎一船、計装運材三十具為限、不得多装貪載。

一、中廠寄停之材、凡該属有実在貧寒無力領柩者、除熟材之外、柩属按清明冬至前後、宜即持票至本所、報明原籍住址、一面預先[託]妥何人接受、当備一信交公所、由鴨屁股船、保送到埠、照信交卸、不取分文。如材到埠無人接受、須追原保議罰。送柩地界過遠山郷、搬堰過嶺、概不能送。倘自原出資、嘱公所代送到埠、向例四元、今商通船家格外従[廉]毎具計洋三元五角。若山郷不能送到之處、原停甬廠毎具洋弐元五角。倘公所已運甬廠之柩、原聴帯費亦計弐元五角。

一、甬廠所停之柩、凡該属来領毎具計開門費銭弐伯八十文、用扛夫六名、賖材只用四名、前江下河扛力毎名計銭八十文、中河計銭六十文、後江計銭四十文。

一、凡已葬之柩、該属若願起掘領回、毎具計告土洋四角、計上山掘工扛力駁船洋一元、計往来至甬所河口船川洋一元五角。倘欲仍進甬廠、零(另)加上河扛力洋弐角。

一、甬廠之材、倘親属欲領無力、如有城郷店家作保、可向甬公所領願洋弐元、以需川費。領願洋之材、准免開門費、扛力議軽、前江下河毎名計銭六十文、中河計銭五十文、後江計銭三十文、以昭体恤。但此願洋、惟信客不得代領。

一、凡孩棺本公所零(另)有小材廠三間、無論外幇均可擺停、毎一材至廠、宜随帯葬費銭弐伯文、其材毎逢清明冬至二期安葬、不准留限。
光緒参拾壱年、長至月吉日滬上四明公所謹啓」

(80) 一九〇六年前後で六・七万人から一〇万人ほど。(『商務官報』第一二期、光緒三二年六月二五日)。羅志如『統計表中之上海』(一九三二年) 表六四「上海公共租界歴年外人及華人死亡率表 (一八八〇～一九三〇)」によると、公共租界における中国人の死亡率は一九〇二年:三・〇九%、一九〇三年:二・一二%、一九〇四年:一・九二%である。

(81) 呉圳義『清末上海租界社会』文史哲出版社、一九七八年、一三一、一三三頁。

(82) 呉貴芳「清季上海的飲食物価」『檔案與歴史』一九八八年第四期。

(83) 中村治兵衛「清代都市のかごかき人夫の闘争――喪葬礼と扛夫・吹手をめぐって」『中央大学アジア史研究』一、一九七七年。

(84) 上海博物館図書資料室編『上海碑刻資料選輯』上海人民出版社、一九八〇年、四三四～四三七頁、「嘉定県厳禁脚夫結党横行告示碑」「華亭県為脚夫覇占婚喪扛礮告示碑」。

(85)『上海碑刻資料選輯』四三七～四三八頁、「上海県為禁脚夫人等分段把持告示碑」。

(86)『上海碑刻資料選輯』四三八―四三九頁、「嘉定県為禁止喪葬扛抬人夫勒索告示碑」。

(87) 註86に同じ。

(88) 前掲、『支那ギルドの研究』一七九頁。

(89)『崑新両県続修合志五十二巻首一巻末一巻』(清汪堃等纂　清金呉瀾等修　光緒七年序刊) 巻三、公署。

(90) 東洋文庫所蔵　上海四明公所碑文拓本、「崑山志遠堂縁起」(宣統元年)、「然欲運柩回寧、以艱於経費、非聯合滬上四明公所」

(91) 東洋文庫所蔵　上海四明公所碑文拓本、「[本公所為接応外埠六邑同郷公所霊柩並甬公所保送霊柩到家不取分文議立章程]碑」(宣統三年)、及び前掲、『上海四明公所大事記』による。『上海四明公所大事記』では、「崑山」が「崑新」となっているが、これは崑山県と新陽県を合わせた呼び名である。

漢口には、一七八〇年(乾隆四五年)成立の「浙寧公所」(寧波商人の勢力拡大によるためか、一九〇九年に「寧波会館」と改名)と一八九三年(光緒一九年)成立の「四明公所」とがあり、前者の目的が「聯絡同郷、維持商業」で、後者の目的が「慈善」とあるように組織上の機能分化が進んでいた(『夏口県志二十二巻首一巻補一巻』民国九年、呂寅東等纂、巻五、建置志)。このような機能分化は客地におけるギルド商人の勢力如何に関わると思われる。例えば、漢口には康熙年間に山陝商人が「結合団体、維持公益」のために建てた「山陝会館」があったが、後に会館の出資によって慈善事業を目的とする「瘞旅公所」(別名、泰山廟)が建造された(『夏口県志』巻五、建置志)。また、温州(永嘉)では、一八五八年(咸豊八年)に「客死者停柩之所」として、四明公所が建てられ、一名「同善堂」と呼ばれた(『永嘉県志三十八巻首一巻』光緒七・八年、張宝琳等、巻三十五、庶政）。「四明公所」という名称は寧波人による同郷のための慈善機関として各地で広く用いられており、時として「〜堂」という名で呼ばれていた。

「「本公所為接応外埠六邑同郷公所霊柩並甬公所保送霊柩到家不取分文議立章程」碑」の全文を以下に示す。

「本公所為接応外埠六邑同郷公所霊柩並甬公所保送霊柩到家不取分文議立章程於後。謹啓者、本所向例専承滬上同郷厝柩賖材運柩為宗旨。因昔年有各處同郷会館商之本所。縁該公所雖有殯房寄厝霊柩、若無親属領去惟有久寄他郷。因此本経理、自光緒三十二年立有新章、如温州崑山新城南京漢口公所、已助永遠葬費、其柩附入甬廠之後領葬等事、須照滬本所運甬之柩一例辦理。凡後有願助葬費者、確照前例。尚有無力助費之。各処公所会館林立。毎有来申商議変通辦法。故又另議章程、已於本年在甬所添造義廠拾八間、専為接応外埠公所之柩。因其葬費既不能徐助祇得按具結算。凡該公所有材運到申江者、須至寧紹碼頭、立即関照本公所、除礼拝日外、如即能報関当托寧紹輪船装甬、如報関不及、須至次日装運。其費毎具、由駁船提岸扛力一角、輪船水脚議定照本所大幇之価一例洋弐元、甬埠小工酒力四分、至甬公所駁力一角、進廠扛力八分、開門銭弐百八十文、並預備葬費、至義山駁力一角、扛力八分、葬工六角、界石四角三分、門費銭二百八十、係由申交卸者、計毎具費洋参元五角三分銭五百六十文。如該公所之柩、在甬江交卸、則免去申費提岸水脚小工酒力之項、応除洋弐元一角四分、惟繳甬費毎具洋壹元三角九分銭五百六十文。然其費洋須由該公所随材到之時、如数交付本公所帳房。当有収条為憑以便照辦、並祈抄明該柩号碼籍貫姓名単、以備甬公所録底、日後領葬以俾査核其材。自進甬廠以一年為限期満発葬。砌期内已由親属領去者、其預備葬費如数仍帰該公所収還。如果柩属十分無力者、将葬費給与該属為領柩川費、或者不敷准由甬公所保送霊柩名下津貼至保送霊柩一項、而滬公所自光緒三十一年立有章程、惟甬所不在是例之内、向係若有貧寒柩属至甬領柩、若有店家図章作保可領願洋弐元以作川資。近年雖有領洋核其領去之柩、未満其半。自今為始議定通融辦法除照常給発願洋之外、凡有十分貧寒柩属、或者女流而乏人力及種種万難発心等因、可備的確一信寄至甬公所帳房、併附材票報明住址交卸何人接受、准由甬公所保送到埠、不取分文。所送地段惟慈邑山北至河頭市止、若遇過山隔嶺之處、概不能送。是項川資承四明長生会長生同仁会毎年各認助洋五拾元、此外均由甬公所自理。並外埠公所之柩、如已到甬廠者、而領願洋及保送等項、均照一例辦理。今因勒石以垂久遠。

宣統三年　月　日　滬上四明公所総経理　沈洪賚　司事　陶宗耀　黄鈞郷　同啓」

(92) 東洋文庫所蔵　上海四明公所碑文拓本、「「四明公所入堂柩章程碑記」」（民国三年）。「……後於宣統二年正月、添建入堂殯舎念間、内有八間改為高等入堂庁、捐価分等、高等者捐洋十二元、普通仍捐四元。……」。

(93) 註91に同じ。

(94) 東洋文庫所蔵　上海四明公所碑文拓本、「上海浦東四明分所落成碑記」（民国一一年）。「隔上海一衣帯水、而界居黄浦之東者曰浦東、始不過一荒村耳。通商歳久貿易日繁街市。既漸経推拓工廠尤前後林立。我四明七邑僑寓之工商、計数殆不下二万。

其初疾病偶有不諱率光赴公所、領柩諟送至南廠安晥、非特耗費較多、亦且風波可慮、其尤貧無力者、則而委諸道旁、甚可憫也。」

(95) 根岸、前掲『上海のギルド』四一頁。

(96) 根岸、前掲『支那ギルドの研究』一五六〜一六七頁。大谷孝太郎「上海における同郷団体及同業団体」『支那研究』第一八号、東亜同文書院支那研究部、一九三〇年二月。

(97) 註98に同じ。

(98) 以下、成殮公所に関しては中央研究院近代史研究所檔案館所蔵、外交部檔案『総理各国事務衙門清檔』〇一―一八―一七「租地租界：浙江英人租地」による。

(99) 註98に同じ。「甬江為通商碼頭、輪船来往商旅如織。往往有客死船中者及抵碼頭、雖有親属料理、而倉猝無處成殮、露天停屍、情已可憫。若係孤客無人照管或遠靖屍親曠延時日、設遇炎天、屍骸発臭、不惟見者傷心、路過者又易触而致疾。該紳等購地建設成殮公所俾免暴露」。

(100) 註98に同じ。「貴道之與本領事意見未能相合、本領事之意以為衛生重心於送死」。

(101) 成殮公所の財産はすべて「源豊銀号」が経理していたが、「源豊銀号」は四明公所の董事厳信厚の子、義彬が上海に所有していた「源豊潤銀号」の寧波支店と思われる。

(102) Imperial Maritime Customs, *Decennial Reports*, 1892-1901, Ningpo, pp.59-60.

(103) 『奉化県志十八巻首一巻』（清張美翊等纂　清李前泮修　光緒三四年序刊）巻三建置下　善挙。

(104) 『慈谿県志五十六巻』（清馮可鏞等纂　光緒二五年刊）巻五建置四　善挙。

(105) 『定海庁志三十巻首一巻』（清史致馴等纂　清王洵纂　光緒一一年序刊）巻二　十二営建　善堂。なお、舟山地方を指して定海県としたのは、一六八七年（康熙二六年）が最初である。そして、もとの定海県は鎮海県と改められた。一八四一年（道光二一年）、定海は直隷庁に昇格したが、民国以後は再び県にもどった（『浙江分県簡志』浙江人民出版社、一九八四年）。

(106) 『定海県志五冊首一冊』（陳訓正等纂　民国一三年）財賦。

(107) 『鎮海県志四十巻』（清兪樾纂　清周雲章修　光緒五年刊）巻五　公所。

(108) 浙江省政協文史資料委員会編、浙江文史資料選輯第三九輯『寧波帮企業家的崛起』浙江人民出版社、一九八九年。Susan Mann Jones, "The Ningpo Pang and Financial Power at Shanghai", in Mark Elvin and G. William Skinner, eds., *The Chinese City Between Two Worlds*, California: Stanford University Press, 1974.『上海銭荘資料』七三〇〜七三四、根岸佶『中国社会に於ける指導層――中国耆老紳士の研究』平和書房、一九四七年、一三五―一四九頁など。

(109) 孫徳昭については『奉化県志』巻九　学校下、参照。馮可鏞および馮全墉については『慈谿県志五十六巻』列伝附編および巻二十一選挙下、国朝挙人、を参照。沈有瀾については『定海庁志三十巻首一巻』巻十、伝二下、人物、を参照。

(110) 斯波、前掲、『宋代江南経済史の研究』五一七―五一九頁。G. William Skinner, "Introduction: Urban Social Structure in Ch'ing China", G. William Skinner ed. , *The City in Late Imperial China*, Stanford, 1977, pp.539-540.

(111) 慈谿の馮氏に関しては、段光清『鏡湖自撰年譜』中華書局、一九六〇年、に馮孝廉の名が見え、「甬東之店、馮姓居五」(一七三頁)とあり、さらに『慈谿林氏宗譜』(民国一三年)巻一「清誥授奉政大夫林公枚臣伝」には、「同邑巨商馮姓」とあることより、馮氏が商業活動によってかなりの財を蓄えていたことがわかる。また、斯波、前掲、『宋代江南経済史の研究』所収の「付表　寧波鄞県主要姓氏の来歴・移住・就業資料」(五三四～五五〇頁)を見ると、鄞県の主要な宗族の族人で上海での商業活動を契機に富裕となった者が少なくないことが確認できる。

(112) 梅原郁「宋代の救済制度——都市の社会史によせて」中村賢二郎編『都市の社会史』ミネルヴァ書房、一九八三年。寧波では、一一〇四年(崇寧三年)に設置され、僧侶がこの管理にあたった(『鄞県通志不分巻』民国二六年、第一　輿地志八二五頁)。寧波には多くの仏教寺院があり、多くの人々の信仰を集めたが、「省往来、曩者慶生弔死、紛紛盤扛、與俗無異」というように、そこでは死者の弔いも行われていた(『普陀洛迦新志十二巻』王亨彦輯、一九二八年、巻八　規制「山中旧規普済定約」)。鄞県東郷太白山にある天童寺は西晋の時、義興なる高僧が茅を結んだことに始まると言われ、禅宗五山の第二番目に数えられているが、一八八二年(光緒八年)に方氏の族員である方義路は住職の勧めに従い、天童寺天王殿の修理のために捐金を行っている(『天童寺続志二巻』蓮萍編、一九二〇年、巻上　建置攷　第二)。寧波に発達した宗教文化と運棺や寧波人意識との関係については今後の検討を待ちたい。

(113) Susan Mann Jones, p.82. Yoshinobu Shiba, "Ningpo and Its Hinterland", G. William Skinner, ed. , *The City in Late Imperial China*, Stanford, 1977, p.437.

(114) 『鎮海県新志備稿』巻下、人物伝。「汪顕述、字炳生。……顕述幼失怙家赤貧、頼母紡織所入以為撫養。年十一就傅、十五罷読、習網業於子洋山、以風濤険悪改就他業。先後傭賃於荘市・乍浦、店肆有姻戚陳鉅美、知其才薦至滬上義昌為夥。義昌故与西人相貿易者、顕述於供職之暇、留心洋務、久之能通西語、為同郷葉澄衷観察所賞識、委管老順記桟。既而遣赴漢口設順記分荘、始充副辦継昇経理。……」

(115) 『上海民族機器工業』上冊、上海市工商行政管理局・上海市第一機電工業局・機器工業史料組編、中華書局、一九六六年、五二頁。

(116) 註115に同じ。

(117) こうした制度は造船業以外でも見られた。煙草工場の一労働者は次のように回想している。「母は浦東新工場の第三作業場の女監督（原文は〈拿摩温〉で、〈No.1〉の音訳）の家に雇われていたが、家計が苦しくなったため、私が一〇歳の時、私に代わって工牌を得られるようその女監督に託し、そこで私は新工場の第三作業場の労働者になった。第三作業場の多くの労働者と私は同じ紹興出身の同郷であった。また、皆あの女監督祝阿珍を通じ、同郷関係だということで紹介されて入ってきた者たちであった。」（上海社会科学院経済研究所編『英美烟公司在華企業資料匯編』中華書局、一九八三年、第三冊、一〇二七〜一〇二八頁）。一九三〇年代上海の綿紡績工場では、「青幇」と深い関係を持つ労働請負人が自分の郷里（揚州・泰州など蘇北地方および紹興）へ行き、若い娘を購入し「包身工」として働かせるという方法が取られた。一部の請負人は工場の現場監督（「頭脳」など）の夫や妻であったという。Emily Honig, "The Contract Labor System and Women Workers: Pre-Liberation Cotton Mills of Shanghai", *Modern China*, Vol.9 No.4, 1983.「工頭制は職工頭又は頭脳がその面子勢力に依って一定の職工を集めしめて雇主は一工場に一人の職工頭を雇って必要の職工をその傘下に集めさすのである」（宇高寧『支那労働問題』国際文化研究会、一九二五年、一〇二―一〇三頁）。また、一九四〇年代の中国で日本が経営した炭鉱においても、これと似た「把頭制度」なるものが存在した。把頭＝「組長」「班長」は同郷関係を利用して郷里の農民を出稼ぎ鉱夫として徴集したのであった。把頭制度については、中村孝俊『把頭制度の研究』龍文書局、一九四四年、青山辰夫「把頭制度の社会的基礎に関する一試論」『満洲評論』第二三巻、第二号、一九四二年七月を参照。

(118) 註115、五七頁。

(119) 註115、五九〜六〇頁。

(120) 註115、六二頁。

(121) Imperial Maritime Customs, *Reports on Trade at the Treaty Ports in China*, 1877, Ningpo, p.105.

(122) Mary Backus Rankin, *Elite Activism and Political Transformation in China: Zhejiang Province, 1865-1911*, Stanford: Stanford University Press, 1986. pp.76, 77.

(123) 斯波、前掲、『宋代江南経済史の研究』五一六―五一七頁。前掲、『寧波幇企業家的崛起』、一九〜二一頁。

(124) 広東人との比較は次を参照。Leung Yuen Sang, "Regional Rivalry in Mid-Nineteenth Century Shanghai: Cantonese VS. Ningpo Men", *Ch'ing-shih wenti*, Vol.4 No.8, 1982, p.40.

(125) Emily Honig, *Creating Chinese Ethnicity: Subei People in Shanghai, 1850-1980*, New Haven: Yale University Press, 1992. pp.58-76.「江北人」という呼称は寧波人ら江南人によって「下層階級の暗喩」として用いられてきたのであり、「江北人」自身は自らを揚州人などと具体的出身地と結びつけて認識していた。一方、寧波人は自他ともに寧波人として認識されていたが、そこでは上海最大勢力という肯定的評価が含まれていた。同郷幇のアイデンティティーが歴史的に価値判断をともないながら発展してきたことが窺える。

（126）斯波、前掲、『宋代江南経済史の研究』二二一頁。

（127）山田賢「旧中国における同族結合・同郷結合に関する覚書——四川省雲陽県訪問記」『史朋』二三、一九八九年。

（128）このような同郷ネットワークのあり方は徽州商人や山西商人など明清期に活躍した全国的商人の商業活動においてもある程度あてはまるように思われる。例えば、寧波府鄞県東郷には安徽商人による「停柩公所」があったが、一八四八（道光二八）年には「新安義所」と改名された上、「鄞郷に客する人で帰葬する力なきもの及び主なき旅棺を掩埋する」目的で「新安義山」が設置された（張恕等纂『鄞県志七十五巻』光緒三年、巻六十五、冢墓）。

（129）夫馬進「上海——清末上海の近代化と義塚問題」『転換期における人間　4　都市とは』岩波書店、一九八九年、は上海の義塚問題は二〇世紀初頭に決着が着いたとして、死者に対する見方や「善挙」のあり方を含めた大きな価値体系の組み替えがなされたと主張している。しかし、こうした「組み替え」は、強烈な対外的危機意識を抱き、「近代化」を推進しようとしたエリート層の間で進行したのであり、一般民衆は従来の文化的価値体系の中で生活していたと思われる。また、上海の人口の圧倒的多数が移住民であること、および伝統的遺体処理にあって、義塚への埋葬はその一部分を構成するのみであることを考え合わせると、「停棺不葬」と「運棺」という遺体処理活動の中心的問題が解決されない限り、中国人の「死者に対する見方」は変わらなかったと思われる。

（130）Martin K. Whyte, "Death in the People's Republic of China," in James L. Watson and Evelyn S. Rawski, eds. , *Death Ritual in Late Imperial and Modern China*, Berkeley: University of California Press, 1988.

（131）李東海編撰『東華三院一百二十五年史略』中国文史出版社、一九九八年、二二頁。

（132）G. H. Choa, *The Life and Times of Sir Kai Ho Kai: A Prominent Figure in Nineteenth- Century Hong Kong* (second edition), The Chinese University Press, 2000. 羅香林『香港與中西文化之交流』中国学社、一九六一年。

（133）広華医院の「倡建総理」には何啓の他に、韋玉、劉鑄伯、馮華川、鄧志昂、李右泉、陳啓明、黄麗川、李鳳珊、周少岐、古輝山など東華医院の歴代総理が名を連ねている。一九三一年、東華医院、東華東院とともに東華三院として統一された。『香港東華三院百年史略』（上）、一九七〇年。

（134）費克光（Carney T. Fisher）「中国歴史上的鼠疫」劉翠溶・伊懋可主編『積漸所至——中国環境史論文集』（下）中央研究院経済研究所、一九九五年、七〇九—七一四頁。

（135）Elizabeth Sinn, *Power and Charity: The Early History of the Tung Wah Hospital*, Hong Kong: Oxford University Press. 1989.

（136）Choa, 2000, p.112, pp.116-117.

(137) Sinn, p.162.
(138) Sinn, pp.159-177.
(139) Report on the Commission appointed by H. E. Sir William Robinson, K. C. M. G. .... to enquire into the Working and Organization of the Tung Wa Hospital together with the Evidence taken before the Commission and other Appendices, 1896.（以下、Report と略す）。「報告書」の概要については、Sinn, pp.196-206.
(140) ロックハートは Colonial Secretary（輔政司）兼 Registrar General（華民政務司）で、中国人に対してもっとも理解を示した官僚として知られる。トムソンは Acting Coronial Treasurer（庫務司代理）、チャーターはアメリカ人商人、ホワイトヘッドはチャーター銀行職員。
(141) Report, LX.
(142) Report, p.64.
(143) Report, p.16. Acting Colonial Surgeon であるアトキンソンが示したシンガポールにおける高い数値に対して、何啓は香港が中国大陸に隣接し、人口の流動性が高く、シンガポールにおける華僑のように西洋文明に馴染んでいないなど、香港の特殊性を指摘していた。シンガポールのいわゆる「海峡華人」は近代西洋医学にもとづく医科学校の設立に貢献した（葉鐘鈴「陳若錦倡辦七州府医学堂始末」『亜洲文化』一九、一九九五）。その設立基金を提供した商人の中には中国医学にもとづく治療を行っていた華人医院である同済医院の支援者も含まれていた。
(144) Report, p.6.
(145) Report, p.27.
(146) 一八八〇・一八八七年東華医院総理。マーカンタイル銀行買弁。イギリスで六年間教育を受ける。立法局の華人議員（一八九六―一九一四）、一八八三年太平紳士に任命。
(147) Report, pp.32-33.
(148) 胡爾楷（一八六五―一八九八）西医書院において近代西洋医学を学び、一八九五年卒業。国家医院において薬剤師の補助業務を行った。少なからぬ西医書院卒業生が他の英国植民地において医療活動に従事した。孫文と同年に卒業した江英華（Kong Ying-wa）は北ボルネオのサンダカンの国家医院に雇われ、そこで余生を過ごした。林文慶の招きでシンガポールに赴き、開業医となった者もいた（Choa によるとシンガポールかクアラルンプールへ行った者として王世恩の名が挙げられているが同一人物かは不明。七四頁）。また、セランゴールに行った者も二名いた（Report, p.55）。
(149) Sinn, p.206. 西医書院は、一八八七年に何啓とロンドン伝道会によって設立された香港華人西医書院（College of Medicine

for Chinese, Hong Kong）で中国人を対象に西洋の医学と科学を教授した。熱帯医学の父と称されたパトリック・マンソン、ジェームス・カントリーなどが教鞭をとった。何啓は名誉秘書であり、同時に法医学・生理学の講義を担当した。

(150)　『董事局会議録』一九一〇年。己酉十二月十二日。

(151)　『董事局会議録』一九〇九年。己酉七月二十日。

(152)　『董事局会議録』一九〇九年。己酉七月二十七日。西医書院の学生と思われる。

(153)　『董事局会議録』一九一〇年。己酉十一月二十七日。

(154)　『董事局会議録』一九一〇年。庚戌二月九日。

(155)　*Sessional Paper,* 1907, p468, Report on the Ophthalmic Department of the Tung Wah Hospital by Dr. Harston.

(156)　王恵玲「香港公共衛生與東華中西医服務的演変」『益善行道――東華三院百三十五周年紀念専題文集』三聯書店（香港）、六一頁。

(157)　*Sessional Paper*, 1907. Reports on the Health and Sanitary Condition of the Colony of Hong Kong, for the year 1906, Annexe J. Report of the Inspecting Medical Officer to the Tung Wah Hospital. p.466.

(158)　『華民政務司来函』一九一一年。第六〇号。

(159)　『董事局会議録』一九一〇年。己酉十一月二十四日。

(160)　『華民政務司来函』一九一一年。第六〇号。

(161)　『董事局会議録』一九一二年。壬子三月二十五日。

(162)　『董事局会議録』一九一〇年。己酉十一月二十日。

(163)　『董事局会議録』一九〇九年。戊申十一月二十七日。

(164)　『董事局会議録』一九一〇年。己酉十一月二十日。

(165)　『董事局会議録』一九一二年。壬子四月二十三日。

(166)　『董事局会議録』一九一二年。壬子五月二十九日。

(167)　一九四〇年に東華医院によって編集発行された『備用薬方彙選』の「改進中医薬方式宣言」によると、「贈医施薬」では西医より中医薬の方が圧倒的に需要があり、診療希望者数の増加や薬価高騰などに応えるべく、個々の症状に応じた処方作成と薬草の選定ではなく、病気に対応した既成処方を番号で分類して時間と労働の節約がはかられた。

(168)　曹東義『中医外感熱病学史』中医古籍出版社、二〇〇四年、一七〇頁。

(169)　鄭洪「近代嶺南医家梁龍章」『中華医史雑誌』三一―二、二〇〇一年四月。

(170)　『董事局会議録』一九〇七―〇八年、八月七日。

(171)　Stephanie Po-yin Chung, *Chinese Business Groups in Hong Kong and Political Change in South China, 1900-25*, Macmillan Press Ltd. ,1998.

(172)　『董事局会議録』一九一一年。辛亥三月三日。

(173)　『董事局会議録』一九一一年。辛亥八月二日。

(174)　『董事局会議録』一九一一年。辛亥九月十八日。

(175)　『董事局会議録』一九一二年。壬子二月五日。

(176)　『董事局会議録』一九一〇年。庚戌十月二十五日。

(177)　『董事局会議録』一九一二年。壬子八月十八日。

(178)　『董事局会議録』一九一一年。庚戌十二月七日。

(179)　王恵玲「香港公共衛生與東華中西医服務的演変」『益善行道――東華三院百三十五周年紀念専題文集』三聯書店（香港）、二〇〇六年、六五―七一頁。

(180)　脇村孝平『飢饉・疾病・植民地統治――開発の中の英領インド』名古屋大学出版会、二〇〇二。Shin Dong-Won, “Western Medicine, Korean Government, and Imperialism in Late Nineteenth- Century Korea: The Case of the Chosen Government Hospital and Smallpox Vaccination”, *Historia Scientiarum* Vol.13-3, 2004. 青山志保「文明化の手段としての医療――仏領インドシナにおける種痘政策」『六甲台論集　法学政治学篇』四六―二、一九九九年。

(181)　梁其姿「明清預防天花措施之演変」『国史釈論――陶希聖九秩栄慶祝寿論文集』台北、食貨出版社、一九八七年、二三九―二五三頁。范行准『中国預防医学思想史』人民衛生出版社、一九五三年。

(182)　余新忠『清代江南瘟疫与社会――一項医療社会史的研究』中国人民大学出版社、二〇〇三年。

(183)　張嘉鳳「十九世紀初牛痘的在地化――以『暎咭唎国新出種痘奇書』、『西洋種痘論』與『引痘論』為討論中心」『中央研究院歴史語言研究所集刊』七八―四、二〇〇七年。

(184)　頼文・李永宸『嶺南瘟疫史』広東人民出版社、二〇〇四年、六八三―六九五頁。

(185)　Albert Rodorigues, “Hong Kong from a medical viewpoint”, *The Medical Directory of Hong Kong,* The Federation of Medical Society of Hong Kong, 1970. p16. c. o. 129/317. 20 Jly 1903.

(186)　Endacott, p.96.

(187)　*HKGG*, No.16, 28 January, 1871.

(188) *HKGG*, p12, 1879
(189) Colonial Surgeon's Report for 1890
(190) *The Hong Kong Government Gazette*, 4 June, 1881. p388.
(191) Colonial Surgeon's Report for 1882
(192) C. O. 129/221, 1885. ボウエン総督から植民地大臣、一八八五年四月。植民地医官アイルズ（Colonial Surgeon Dr. Ayres.）の見解として。
(193) *HKGG*, 17 December, 1887. no.526
(194) *HKGG*, 28 January, 1888. pp.78-80.
(195) *HKGG*, 28 January, 1888. p.83.
(196) Colonial Surgeon's Report for 1887. Small-pox Hospital.
(197) Colonial Surgeon's Report for 1888. Appendix D, Medical Report on the Recent Small pox Epidemic.
(198) *HKGG*, October, 1888
(199) *HKGG*, October, 1888
(200) HKGG, October, 1890
(201) *HKGG*, November, 1890
(201) C. O. 129/262, Enclosure, 24 March 1894.
(203) Supplement to the Hong Kong Government Gazette 1897. Appendix B.
(204) 『香港東華三院百年史略』上冊、一〇七頁。
(205) C. O. 129/317 Henry Blake to Chamberlain, 17 June 1903.
(206) C. O. 129/348 Lugard to the Earl of Crewe, 28 July 1908.
(207) 『董事局会議記録』一九〇八―〇九、巳酉七月二十一日。
(208) 『華字日報』一九〇八年三月五日「痘症須知」。
(209) 『華字日報』一九〇八年三月二〇日「寿字同登」。
(210) 『東華三院百年史略』大事年表、五九頁。
(211) Report of the Registrar General for 1891.
(212) J. M. Atkinson, "Health and Hospitals", in *20 Century Impressions of Hong Kong*, 1908. p.263.

(213)『華字日報』一九〇八年三月一一日。

(214)『華字日報』一九〇八年三月一二日「度地治痘」。

(215)『華字日報』一九〇八年三月二七日「傳見坊衆詳情」。

(216) 何甘棠の経歴については以下を参照。Frances Tse Liu, *Ho Kom-Tong: A Man for all Seasons,* edited by Frances McDonald, Hong Kong : Comprador House Ltd. , c2003.

(217) Report of the Principal Civil Medical Officer for the year 1904, *Hong Kong Government Gazette*, 1905. 4. 28. p.555, 607.

(218) *HKGG*, 1909. 4. 2

(219) 一九三八年の東華医院に宛てた通告では、ペスト・コレラ・天然痘・黄熱病・発疹チフス・脳膜炎・麻疹・水疱瘡・ジフテリア・産後発熱・猩紅熱・赤痢などの病症での中医治療を禁じた。王恵玲「香港公共衛生與東華中西医服務的演変」『益善行道——東華三院百三十五周年紀念専題文集』三聯書店（香港）、七一頁。

●第二部　中国医学をめぐる「近代化」の諸相

これまでの歴史研究において、近代の中国医学に関する叙述はやや偏ってきたように思う。西洋医学導入の波に抵抗し、闘争するという保守的イメージを基調に、その反面として民族の粋として擁護の対象とされてきた。そうした政治イデオロギー偏重の議論とは異なり、現実の中国医学は近代以降も不断に自己変革を遂げ、その流れは現在も続いている。中国医学の近代史は「衰退」としてではなく、「変革」の歴史としても描けるはずである。

今日普通に言うところの「医学」が西洋医学にもとづいているという厳然たる事実によって、伝統医学としての中国医学の「近代化」とは、その西洋医学への接近という意味をもたざるを得ない。具体的には、西洋の近代科学という方法論の受容が必須となる（それによって、中国医学に固有の思想内容が喪失するか否かは別の問題なのでここでは議論しない）。そして、伝統医学が国家の医療制度として承認されるために、その専門性を担保する資格制度や教育制度など様々な社会的条件を満たす必要があった。

中国医学が「迷信」「非科学」として攻撃された一九世紀末からほぼ一世紀経過した二〇世紀末、中国医学をはじめとする伝統医学は世界規模で再評価が進んでいる。伝統医学が有する全体的身体観などの思想の有効性が認知されてきたという面もあるだろう。科学パラダイムの転換にまで至っていない現時点において安易な歴史評価は下せない。しかし、近代西洋医学対伝統医学などと対立的に捉える事で、逆に見えにくくなる歴史もある。現在体系化されている伝統医学の多くは西洋医学の手法を取り入れて今日に至っている。今日存在している様々な文化は、交流・摩擦・融合などを経ることで、単線的な発展から生じるリスクを回避してきたのである。

以下では、中国医学が如何にして「近代」に対応して、変容を遂げてきたかという問題について長期的かつ、多角的に分析していく。

第一章　科学と民族主義の時代——民国初期における中国医学廃止をめぐって

はじめに

二〇世紀の東アジアにおける医学をめぐる問題は、たんに医学という一つの専門分野にとどまらない、政治的・社会的、さらに文化の問題として歴史的に考察される必要がある。そこには幾つかの論点が存在するが、とくに次の二つの問題を中心に議論が展開されてきたように思われる。

一つは近代国民国家の形成とその統治との関わりにおいてである。伝染病の流行を契機とする近代西洋医学、とりわけ衛生観念の導入は近代的統治システムの根幹として位置付けられ、国家権力によって政治的に活用されてきた。

国内的には警察行政と一体化して、衛生の制度化が推進され、国民は身体を通して国家の監視下に置かれた。また、対外的には検疫制度の確立が目指されると同時に、膨張主義政策を採ったイギリスや日本など帝国主義列強は海外植民地においても衛生事業を積極的に展開し、帝国主義支配の正統性の根拠とされた。そして、国家権力は合法的医療従事者として医師という専門職を設け、国民の健康増進（＝国家の発展）という任務と生死の判定という大きな権限が付与されたのである。

もう一つは「近代」に関わる概念、とりわけ「科学」概念の東アジアにおける受容の問題である。一九世紀末以来、東アジア地域の知識人にとって、ヨーロッパ伝来の近代「科学」はその知識の内容とは別に、文明・非文明を明確に分ける「政治・社会的イデオロギー」として利用されてきた。なかでも医学の分野において、近代西洋医学がもつ「科学性」が強調される一方、東アジアの伝統医学はその「守旧性」「非科学性」が批判されるようになる。[1]当時東アジア諸国の最大の課題は国家の富強化であり、国力の源は国民の健康にあると認識され、そのために出産や人口管理など様々な場面で近代医学の知識が政治的に動員されたのである。

このように東アジアにおける衛生の制度化は、単に技術的な近代西洋医学の導入にとどまらない、社会制度の本質に関する問題であり、「身体の植民地化」と「民族の防衛」の最前線に位置していた。[2]そして、東アジアの近代国民国家は、国家統治の要としての医療体系の柱に伝統医学ではなく、近代西洋医学を置いたのである。[3]

従来、近代中国における医学の問題は国家による近代医学の導入（上からの近代化）とそれに対する伝統医学の対抗という図式で捉えられてきた。あるいは「西医（近代西洋医学）」（近代主義）対「中医（中国医学）」（保守主義）という二項対立の枠組みで議論される傾向が強かった。そして、近代における中国医学の歴史は近代国家と近代科学によって徹底的に否定・排除される過程、いわば「受難の歴史」として描かれてきたのである。

しかし、近年の研究によれば、「西医」と「中医」の闘争は国家の医療行政を主たる舞台とした医家権力の公認をめぐる政治的争いであり、少なくとも一九二〇年代以前において、「中医」と「西医」、それぞれの知識および医師は共存していたのである。[4]清末・民初においては医学理論体系の違いを殊更に強調するような政治的・社会的圧力は未だそれほど強力ではなかったと言える。

そもそも、カテゴリーとしての「中国伝統」医学は、「西洋近代」との対峙によって、その形成の契機が与えられた、いわば「創造された伝統」である。その後の学問としての発展においても西洋近代医学のイデオロギーや方法論に大きく依拠しており、まさに「近代」の産物なのである[5]。

二〇世紀初頭、中国の伝統王朝体制が崩壊し、体制イデオロギーや社会環境は劇変する。それによって中国医学は自らを合法化していた政治環境を喪失してしまう。それはあたかも「根こそぎにされた樹木」のように生命の源を絶たれた状態となったのである。しかし、「根こそぎ」にされても「樹木」はすぐに枯れるわけではなかった。依然として中国医学の愛用者は広く国内外に相当数が存在していたのである。このような中、内発的発展の契機を失った二〇世紀の中国医学は、変化する社会環境の中、近代科学とナショナリズムという近代的イデオロギーへの対応を迫られながら、自らを改良し、社会的権威の獲得にエネルギーを注いできたのである[6]。

本章は、「根こそぎにされた」中国伝統医学が「近代」という新たな土壌に如何にして根を張ろうとしたのかという問題に関する一考察であり、具体的には民国初期における中国医学廃止の動きに対する中医界の対応を中心に検討していく。その前に、中国医学の歴史がいかに描かれてきたか、過去における歴史認識のありかたを振り返りながら、中国医学史の今日的意義や今後の研究の方向性について若干の考察を行っておく。

一　中国医学史の再構築

近代以前における中国医学の歴史は書誌学的、文献学的、あるいは人物伝記研究という形で言及されることが多く、歴史そのものではなく過去の中医知識（優れた治療経験など）に関心が寄せられ、医学史は独立した研究分野として確立したものではなかった。こうした観点は現在に至るまで中医師兼学者タイプに多く見られるものである。彼らの多くは、中国医学の連続性や独自の伝統というものを強調し、古いテキストの中に一貫性や統一性を捜し求める傾向が強い。この見方は近代になると、民族主義によってさらに強化され、優れた古典を持つ伝統的中国医学と「進歩」や「文明」という近代的価値観を体現した西洋医学という枠組みで歴史を構想する傾向を助長することとなったのである。

近代的学問としての中国医学史が登場するのは二〇世紀前半、中国医学が廃止の危機を迎えた時である。それは宗教的・迷信的医療から合理的・科学的医療への「進歩」を描くという、西洋モデルにもとづいた中国医学史であった(7)。それは西洋の基準を受け容れると同時に中国の「遅れ」を近代化によって克服しようという現実的課題と結びついていたのである。

このような西洋中心主義に異を唱えた人物がジョセフ・ニーダム（J.Needham）である。彼は古代中国における技術や科学の成果が西洋を凌駕していた事実を明らかにし、その「先進性」を見出した。世界史における中国古代科学の貢献が描かれたことで中国人の自尊心は高められたとも言える。彼は中国伝統医学と西洋近代医学は将来的に「結合」することが可能で、最終的には「普遍」的な医学が実現すると展望していた。その考えを楽天的に過ぎると評するのはたやすいが、近代医学をあたかも普遍的な医学であると見なしてきた（現在も見なしている）人々の思考の方がよりナイーブではないだろうか。アジアにおいて「近代」的な諸価値を「普遍」視してきたことの問題を歴史的に再検討する必要があろう。

しかし、西洋中心主義への反発は逆に中国中心主義に陥る危険性を伴っている。中国伝統医学を古代からの統一的な一貫した独自の医療体系＝国粋として位置付け、西洋医学と対置することが行われた。それは二分法という「近代」的思考法であり、多分に政治的目的のために作り出されたものである。そして、そこでの研究の主眼は中国医学の本質を探究することにおかれてきたのである。

本質論に代わるアプローチは中国医学の過去から現在に至るプロセス（非連続的、非単線的な変遷、および変化によって生じた多様性）を重視するものである。したがって、本質論の系譜につながる可能性の高いナショナリズムを相対化するために、まず医学と国家との関係を問題化する必要がある。具体的には医師資格など医療の制度化の問題、中国国内の地方や海外華人社会における地方固有の知（Local knowledge）としての中医知識の在り様などが問題である。[8] さらに、近代科学との関係も問題化されなければならない。例えば、文化人類学の視点は中国医学を一つの閉じた医学理論としてではなく、「非科学的」実践も含めた多元的医療システムとして捉えようとする。すなわち、ある医療システムの合理性は、理論ではなく、患者の利己的選択など、社会的に形成されるものなのである。[9]

近代史研究において、ナショナリズムや近代科学主義などの近代イデオロギーを無批判に主題化することなく、今日につながる歴史的視野から問題化することが必要であり、中国伝統医学の近代史はその格好のテーマなのである。

二　民国初期における中国医学

清末期、中国の医学界において中国伝統医学と近代西洋医学の境界はいまだ明確ではなかった。例えば、当時出版された多くの医学雑誌はその名称に「中」「西」などの文字を使用しておらず、内容も両者が混在していた。また、医学団体についても、その多くが「医学会」という総称を使用していた（教会が運営する医学団体や新聞が唯一「西」という文字を用いていた）。[10]

しかし、民国期に入ると、中医と西医の違いは明確に示されるようになる。民国四年には二つの西医団体が結成されている。中医廃止の議論は清末すでに存在したが、廃止論が勢力を増し、国家権力も廃止の動きを見せるに至ったのは民国期以降のことである。
　次の文章は中国医学の近代の歴史を扱った研究書の中の一節である。

　中西医の間における論争が激烈な対抗へと発展し、さらに中医存廃の闘争へと変化したのは主として民国時期のことである。民国元年に学制が改新され北洋政府が中医を教育制度の外へと追いやったため、中医薬界による最初の請願活動の抗争が引きおこされた。[11]

　辛亥後の中医界は生存を求め、発展を求め、全国の中医界及び社会の世論を動員して、直接中央政府と十回ほど闘争を行い、地域的な抗争は数える事すら困難である。[12]

　後者の書名『近代中西医論争史』が象徴的に示しているように、中国の研究書において、中国近代における中医の歴史は近代医学との論争、そして政府の中医廃止政策への抵抗、という二点を中心に描かれてきた。とくに民国期はその抗争が激化した時期として捉えられている。中医界による全国規模の政府との抗争は一九一四年から一九四八年まで計一〇回に及び、その目的は次の四点にまとめられている。[13]

①中医の政治上の平等。政府は中医の発揚を提唱する。
②中医教育の合法化。
③国家は資金を提供して中医事業を支持する。
④国家機関は中医人員を雇用する。

しかし、三八年におよぶ抗争によっても、以上の四点は一つとして実現されなかった[14]。医学理論の違い、そして政府による医療の制度化によって中西医の間で論争が引き起こされたことは事実であろう。しかし、その対立の構図は一貫したものとして存在してきたのであろうか。また、近代医学の導入後、中国医学は「古い」医療システムとして捉えられてきた傾向は否定できない。すなわち、中医の廃止は歴史の必然であり、いずれ近代医学に取って代わられる運命を負わされてきたと言える。度重なる抗争によって自己の存在価値を示そうとしたにも関わらず、中医の近代は「受難史」＝「受身」の歴史＝ネガティブ・ヒストリーとして扱われてきたのである。

そこで次に中医による最初の抗争である「民元教育系統漏列中医」案を中心に検討を加え、ポジティブ・ヒストリーとしての中医近代史の可能性を探ってみたい。

三　神州医薬総会と「教育系統漏列中医」案

まず、抗争を指導した最初の全国規模の中医組織である神州医薬総会について簡単に紹介しておく。神州医薬総会は一九一二年、余伯陶・包識生・顔伯卿・葛吉卿などによって創設された。内務部に登録され、民国期最初で最大規模を誇る中医薬団体である。本部は上海におかれ、その後、四川・陝西・広西・雲南・福建・厦門・江西・九江・温州・紹興など各地に分会が設けられ、日本・シンガポール・ベトナム・タイなど海外にも会員が存在しており、雑誌というマスメディアによる影響力の広がりが窺える。

同会創設の背景には西洋の学問（具体的には近代医学）の浸透および、その結果としての中国の伝統的学問（ここでは中国医学）の存亡に対する危機意識があった。設立の経緯は次のように述べられている[15]。

欧風美雨は神州を振（震）憾させ、学術競争はこれより益々激化した。（中医薬界は）急いで立ちあがり、直ちに追走しなければ、無形の淘汰は免れない。

会の宗旨は中医中薬の振興とされ「古聖昔賢之精粋を保存し、末流時俗之弊病を改革」するために、雑誌を発行し、情報を交換することの重要性が強調されている[16]。

一九一二年、北京政府の教育部は日本の制度を見本に、新しい学校制度の導入に乗り出す。同年九月、基本法となる「中華民国教育新法令」の公布に続き、専門学科別の学校規程が頒布された。医薬学教育については、一九一二年一一月二二日に「医学専門学校規程令」および、「薬学専門学校規程令」が頒布されたが、その履修すべき科目の中に中医薬に関するものは含まれていなかったのである。これに対して、神州医薬総会の会長余伯陶らは全国各地の医学団体に抗議行動を呼びかけ、一九一三年一〇月には一九の省市の医学団体がこれに応じ、「医薬救亡請願団」が組織された。そして、一九一三年一一月二三日、請願団代表は請願書を携えて北京へと向かった。

この「神州医薬総会請願書」は民国初期における中医人士がどのような論理で中医の振興を訴えていたのか、さらに近代医学に対する評価など新時代の趨勢に関して如何なる認識を持っていたのかといったことを示している[17]。請願書は五つの理由を挙げて、中医薬の提唱を訴えている。すなわち、以下のような内容である。

①医学理論――西医が形質を重んじるのに対し、中医は精神を重んじる。西医の解剖学を参考にして、中医の経験に徴すべきである。

②体質の相違――肉食の西洋人と穀食の華人とはその臓器の状態、体質の強弱に違いがある。
③社会の需要――中医の治療を求める人は西医の一〇倍である。
④人材・経費――西医は医師数の絶対的不足に加え、薬学実験のための費用も巨額である。現況における中医の廃止は人民の生命に対して大いなる損失である。
⑤中薬の経済性――中国に産する中薬の経済的価値は大きく、国家財政にも寄与する。

このように請願書は中国社会の現状に鑑み、中医の廃止は拙速な判断であると主張している。ここで興味深いことは西医に対する中医の絶対的優位性の主張は一切見られず、どちらかというと現実主義という消極的選択として中医が提唱されている点である。四番目の理由の中で、西医で全国的需要を満たすためには西医師一〇万人が不足しており、最低でも二〇年は必要であると述べられている。すなわち、西洋と比べて中国の発展が遅れていることを暗に認めているのである。

他方、教育部が教育課程において西医のみを採用したのは、「世界進化の大勢に迫られ」たからだと解釈されており、西医の「進歩性」が容認されている。その結果、請願書の主張は中医の単独採用という形ではなく、中西医学をともに活用すべきであるという提案となっているのである。すなわち、一方で西医を以って中医を補助し、他方で中医を以って西医を補助し、互いに助けることで「富国・強種」が可能になると述べられている。「医薬は衛生・強種の要素であり、国計・民生と絶大な関係がある」とあるように、医薬学の発展は国家・民族の発展と強く結びつけて捉えられていた。

また、具体的措置として、医院の開設、中医補習学校の設立、診察手続き及びカルテの様式の規定、医薬蔵書楼・薬品陳列所の設立、薬品実験所の設立、医学報の編集などが提案されており、中医の近代的制度づくりが謳われていた点が注目される。

このように、北京政府による近代社会への再編成という事態に直面した中医人士の歴史認識は極めて現実的であり、医療の近代的制度化によって民族の健康を増進し、国家の繁栄を実現しようと考えていたのである。

結局、この請願に対して、教育部および国務院は中医廃止の意図を否定しながらも、中医薬の教育課程での採用には曖昧な態度に終始せざるをえなかったのである。しかし、各地における中医学校の設立に関しては反対しない旨が表明され、その後、上海・浙江・広東などにおいて中医専門学校が相次いで設立されることとなった。一九一八年には包識生らによって神州医薬専門学校が上海に創設された。そこでは預科・医科・薬学科に分かれ、例えば同医科課程には、ドイツ語・化学・物理学・解剖学・生理学・医化学・衛生学・微生物学・病理学・薬物学・内科学・小児科学・外科学・皮膚病学・花柳病学・耳鼻咽頭科学・眼科学・産科学・精神病学・鍼灸科学・修身・国文・体育など二三科目がおかれた。一見したところ、あたかも西洋医学の教育課程のようである。これは教育部の批准を得るための戦略と考えられるが、西洋医学の知識を無視できないという中医人士の認識を見ることができる(18)。

四　中医界の歴史認識

北京政府による中医薬廃止の動きは中医人士たちの危機意識を増幅させた。そこにおける基本的主張は先に紹介した請願書の中にも見られる。ここでは、さらに詳しい内容を神州医薬総会が発行した雑誌である『神州医薬学報』に掲載された論説の検討を通して中医界の自己認識を明らかにしたい。

1　腐敗の原因

中医薬廃止という事態を招いた原因として中医人士はまず中医界自らの腐敗の現状に言及する。その説明の中には、歴代政府が医者の優劣や薬材の真偽、医療行為の監視など責任を放棄したことや学堂など教育機関の不在といった制度的な不備も指摘されているが、最も重大な原因として意識されていたことは医者の能力やモラルに関わることである。例えば「庸書偽医之遺毒」という項目では以下のように説明されている。

古の聖人の著作は後世、無学の徒によって偽作され、また僅かの処方しか知らず金銭目当てに治療をし、古典を一度も紐解いたことのない偽医が多い。これは「中医が良くないとか、中薬が効かないということではなく、実は医者が良くないのである。譬えるなら、クルップの大砲は世界で最も優れているが、射撃を学んだ事のない者に敵と戦わせて敗れた時に、大砲が良くないとして、これを廃棄するようなものである。今日の政府が中医薬を取消そうというのはほぼこの類いである。[19]

これは中医界の現状、とくに悪しき世俗化に対する批判であるが、同時にもともとの中医理論の優秀性・普遍性が強調される結果となっている。すなわち、中医の腐敗は外在的要因によるものであり、中医の価値は時代を超えたものとして位置付けられているのである。

2　中国医学の価値

先にも述べたように中医廃止の動きに対する反論は医学理論をめぐるものを除けば、近代医学に対する中国医学の優位性の主張ではなく、中国の現状に規定された現実主義に基づくものであった。しかし、たんに中国医学が中国の国情に適しているということのみでは十分な説得力を持ち得なかった。当時、時務を論じる際に不可欠な視点は民族主義である。中国の危機を煽り、民族意識に訴えることで中国医学はその存在意義を勝ち取ろうとしたのであった。そして、医学の発展と国家＝民族の発展とが関連付けられて論じられた。

医薬の精なるは種族強し。医薬の劣るは種族弱し。紅（アメリカ・インディアン）・棕（マレー）・黒の人種、苗・猺・獞は医薬なきが故にその種族は日に減じ、漸く衰える。黄種・白種は医薬あるが故にその種族、日に強く、漸く盛んなり[20]。

黄色人種（ここでは漢民族を指す）が東アジアに四億人の勢力をもち、海外にも多数居住している事実は中国医学の優秀性を示すものであるという。さらに寿命の面でも中国人は世界の中でも長寿であることが説明されている。こうした中で、中医薬を廃止することは漢民族を滅ぼすことにつながるのだと訴えている。

3　中医薬の改良

中医薬の振興のために様々な提案がなされた。教科書の編集、伝習所の設置、病院建設など近代的制度化のための施策が挙げられたが、これは一人や二人の力では不可能である。また、それを実施するためには各省の公認が必要となってくる上、中医界内部の派閥対立も障害要因となっていた。そこで、中医薬を振興するには全国的に中医を統一しなければならない、という認識に至る。

中医中薬を振興しようと欲するのであれば、全国の医薬を統一しなければならない。全国の医薬を統一しようと欲するのであれば学堂を設けなければならない。学堂を設けようと欲するのであれば、医薬専門書を編集しなければならない。医薬専門書の編集を欲するのであれば、先ず全国に優れた人材を探し求めなければならない。全国に優れた人材を探し求めるためには、全国医薬博覧会の開催しなければならない(21)。

この中医薬振興のための提言に欠けている点は政府による保護と奨励の獲得である。王朝体制が崩壊し、新しい政治体制のもと医療システムとしての正統性を喪失した以上、国家権力に頼らない方法が模索される必要があったのである。しかし、現実問題として国家権力の介入無しに全国的規模で中医を統一することは相当な困難を伴ったのである。近代的制度化のプラン以外に中医薬振興の代案が出されない点に中国医学の近代社会への不適応が如実に現われていると言えよう。

五　民族主義と中西医学

近代医学としての西洋医学に対する中国医学という図式が定着するのは二〇世紀初頭のことである。人種間の生存競争において優勝劣敗の原則が喧伝される中、医学の分野においても中国医学の淘汰の危機が強く意識されていった。

通商港では東西医（日本の医師と西洋の医師）の中国訪問が日々多くなり、東西薬（日本と西洋の薬）の中国輸入も日々増えている。教育部が頒布した医薬学校規程では西学（近代医学）を専ら習うとされ、東西医薬の書籍は書店に充満している。こうした時勢において、（中医薬界は）なお自私自利の心をもち、団体を結集し知識を拡充して存立を図ることを知らない。わが国数千年来の研究によって得られた医薬の学粋が滅亡する懼れがある中、どうして医薬人士は排斥を受けるのみなのか。東西各国はそれぞれ医薬に籍りて勢力を拡張し、企みを隠蔽し、薬房は林立し、わが人民の財利を奪っている。また、防疫に名を籍りてわが国家の主権に干渉している。[22]

北京政府による近代医学採用はたんに医療システムの変更にとどまらない重大な問題であるが、基本的には国内問題である。[23] しかし、この論説においては近代医学の採用と日本や西洋の中国進出とが関連づけられている。すなわち、医療がナショナリズムの争点となっているのである。ここで興味深い点は近代医学自体への批判は見られず、むしろ中国進出を狙った帝国主義列強の政治的野心に対する批判と抵抗という姿勢が顕著なことである。中でも日本の中国への政治的野心は二一カ条要求という形で具体化していった。その中の第五条において「病院用地の提供」という項目がある。

（医院用地の一条は）表面的には小さな事で政治とは無関係のようであるが、実は険悪な陰謀であり、わが民衆の死命を制するに足るということを知らない者が何を言えるというのか。一つにはわが国の重要人物を暗殺することができる。二つにわが国の医薬業の権利を奪うことができる。三つ目はわが国の民心に働きかけ、その反抗力を減少させることができる。この三項は一人の兵士をも使用せずに、わが死命を制し、わが膏血を吸い、わが主権を奪うことができる。その計画はまことに狡猾である。[24]

ここでは、医学の質は問われずに、医療という手段によって帝国主義の中国進出が強化されることへの危機感が訴えられている。しかも、支配の手段としての医療とは言え、より直接的な暴力行為として捉えられている。「帝国の医療」や「植民地医療」のように、帝国主義支配を行うために巧妙に動員される近代医学が持つ固有の性格は「防疫」以外ほとんど問題とはなっていない。近代医学か、あるいは中国医学かという医療システムの相違は後景に退いて、むしろ中国の国家主権や国益に対する挑戦としての側面のみが議論されている。それは次に示す具体的提案の中にも見てとれる。そこでは、「この種の無理な要求に対応するには固より国家の兵力や経済界の謀略を恃むしかないが、医薬方面を顧みると、わが医界が負う責任は独り重いのである」と述べて、幾つかの提案を行っている。

一、各省は公立医院を推し広め、主権を保つべし。外患は隙間に乗じてやって来る。中国の医学界の勢力が薄弱で衛生事業がまだ萌芽段階であるが故に日本の要求を許すのである。もし医院が林立し、衛生事業も完備すれば、日本の陰謀も潰えるのである。

二、内地の善堂・施薬局は急ぎ積弊を除去すべし。慈善の名のもと、中飽が絶えないが、実事求是を貫けば病院の代わりとなることができる。

三、各省の公立医院は急ぎ国貨を採用すべし。日本の要求事件が発生してより、みな国貨提唱を知っているが独り医学界のみこれを聞かない。近年、各埠に設立された医院ではほとんど西薬を用し、その多くが日本から購入したものであり、利権が失われている。中国は良質な薬材が豊富にあり、外洋への輸出も巨額にのぼる。それにも関わらず、各省公立医院や一般の医師はこれを顧みず、ついに賎視する。

四、官立私立の各医学校は急ぎ名賢の著作を採用し、学生の知識を増進させるべし。中西医学は互いに長短がある。中医のよく治す病気も西医は必ずしもそうではない。

五、わが国の商・学各界の外洋に遊歴する者は急ぎ西薬を移植し、国内の需要に供すべし。西薬の中には特に効果があり、中薬のおよばないものを補うことができる。
六、わが国の工業界は急ぎ医療器械を製造し国内の需要に供すべし。西洋医学の発達はただ医学界の力だけでなく、工業界もまた功績があったのである。
七、わが国の各大書坊は急ぎ医書を印刷出版し、医学界の需要に供すべし。今日、新しい書物や新聞は日に沢山出されるが医書の出版のみは少ない。
八、全国の医学界は急ぎ団体を結成し、広く学界を設け、医学を研究すべし。外患が迫っているこの時、わが医学界も安穏としていられない。全国の医学家は心を一つにして協力しなければならない。

この提案を見る限り、これが中国医学の振興を謳う雑誌に掲載されたものだとは思えないであろう。もちろん、四番目の提案は中西医学双方のメリットを認めながらも、中国医学の古典的著作に対して高い評価が下されているし、三番目の提案のように中薬の使用が奨励されてもいる。

しかし、それ以外の提案は中西医学を分けずに、医学一般の問題として議論がなされている。それどころか、近代医学の優れた要素を積極的に採用すべきであるとさえ言っているのである。特に五番目の提案において、西洋薬の導入が主張されている。また、六番目の提案は本来、中国医学の診察には必要のなかった医療機器の製造が訴えられている。このような考え方は中国における医学の発展＝国家の発展という大目標のためには、問題とはならないのである。中国医学対近代医学という図式は後景に退き、中国の国益如何に関心を持つに至ったのである。

（中国の）医薬界における過去の弊病、現在の改革、将来の希望[25]。

これは『神州医薬学報』の内容紹介記事における「論説」の項目に見られる言葉である。ここには中医人士の中国医学の歴史に対する問題の捉え方が端的に示されている。すなわち、過去に腐敗してしまった中国医学は現在、改革しさえすれば、将来は発展することができるのだという認識である。弱肉強食の原理を持つ社会進化論の受容を見てとることができよう。そして、本稿で検討した中医人士の改革案を見る限り、すでに近代西洋医学の方法論に立脚した新しい「中国伝統医学」の歴史がはじまっているのである。

二〇世紀における中国医学史の基調は西洋医学との対立や政府との抗争というよりは、ナショナリズム及び「科学」概念という新たな近代イデオロギーへの対応とその利用であった。それは古いものに新しいものを付加していくという中国独自の知識探求のあり方を反映していると言えよう[26]。

今日、西洋近代医学を「補完・代替」する医療システムとして世界的に中国伝統医学が注目されている。さらに一部の国では正規の医療制度への導入（法制化＝制度化）が進行している。そこに見られる中国医学は近代医学の手法を用い、先端技術による測定機器の並ぶ実験室において、データの解析を行っているのであるが、これも確かに中国医学の歴史的展開の姿である。清末以降、自己変革を重ねてきた「中国伝統医学」は約一世記をかけて、ようやく「科学」を手中に収め、グローバルな展開を見せているのである。

注

（1）中国の近代化によって、中国の伝統知が軒並み消滅する中にあって、唯一、中国医学は今日まで生き長らえ、更なる発展の予兆もある。それは医学が「科学」であると同時に、人間の経験に大きく依存する性格をもつ「技術」でもあることに起因する。また、中国医学自身が近代的価値を採用してきた側面もある。

（2）飯島渉『ペストと近代中国』研文出版、二〇〇〇年、三六八頁。
（3）日本の保護国とされた一九〇五年以前の近代朝鮮では、西洋医学とともに伝統的「漢医学」が国家の医療体系の一部として認定され医師資格が付与されていた。伝統医学の近代化における稀有な例と言えるが、保護国化以降、漢医は追放されていった。Shin Dongwon（申東源）, "The License System for Korean Herbal Practitioners in 1900", in YungSik Kim and Francesca Bray eds. , *Current Perspectives in the History of Science in East Asia*, Seoul National University Press, 1999.
（4）Hsiang-lin Lei, When Chinese medicine Encountered the State : 1910-1949. Ph. D. Dissertation, The Faculty of the Division of the Humanities, The University of Chicago, 1999.
（5）Bridie Andrews, "The Chinese Adoption and Negotiation of Western Medicine: 1850-1937", *Journal of the Japan- Netherlands Institute*. 6, 1996. , ラルフ・C・クロイツァー『近代中国の伝統医学』創元社、一九九四年。
（6）Paul U. Unschuld, "Epistemological Issues and Changing Legitimation: Traditional Chinese Medicine in the Twentieth Century", in Charles Leslie and Allan Young eds. , *Path to Asian Medical Knowledge*, University of California Press, 1992. p.46.
（7）代表的著作として、陳邦賢『中国医学史』上海、一九三七年。
（8）Marta Hanson, "Inventing a Tradition in Chinese Medicine : Form Universal Canon to Local Knowledge in South China, the Seventeenth to the Nineteenth Century", Ph. D. Dissertation, University of Pennsylvania. 1997.
（9）Charles Leslie and Allan Young eds. , *Path to Asian Medical Knowledge*, University of California Press, 1992. Paul U. Unschuld, *Medicine in China : A History of Idea*, Berkeley: University of California Press, 1985.
（10）趙洪鈞『近代中西医論争史』安徽科学技術出版社、一九八九年、七五—七七頁。
（11）鄧鉄涛主編『中医近代史』広東高等教育出版社、一九九九年、二七一頁。
（12）『近代中西医論争史』八七頁。
（13）『近代中西医論争史』八八頁。
（14）中華人民共和国成立後にこの四点は実現した。農村における医療状況の改善のために中医の人材が必要であったという現実的問題に加えて、中医の合法化には民族主義、科学主義、社会主義という近現代中国にとっての中心的イデオロギーの体現という側面もあった。
（15）「神州医薬学報第二次宣言書」『神州医薬学報』第二年第一期、一九一四年一月。
（16）註15に同じ。
（17）『中医近代史』一三四—一三五頁。

(18)『中医近代史』一四〇頁。

(19) 包識生「医薬危言」『神州医薬学報』第二年第一期、一九一四年一月。

(20) 包識生「医薬危言——中医確種保民之実拠」『神州医薬学報』第二年第五期、一九一四年一月。

(21) 包識生「医薬危言——振興中医中薬之芻議」『神州医薬学報』第二年第七期、一九一四年七月。

(22) 崇肖葵「論医薬学與社会学科之関係」『神州医薬学報』第二年第二期、一九一四年二月。

(23) 無論、北洋政府において衛生行政を推進した官僚層の多くが日本留学組である事を考えると医療システムの展開における国際的契機は無視できない要素である。

(24) 袁桂生「日本要求在中国内地設立医院之研究及其対付之法」『神州医薬学報』第三年第三期、一九一五年三月。

(25)「神州医薬学報第二次宣言書」『神州医薬学報』第二年第一期、一九一四年一月。

(26) Paul U. Unschuld, "Epistemological Issues and Changing Legitimation: Traditional Chinese Medicine in the Twentieth Century", in Charles Leslie and Allan Young eds., *Path to Asian Medical Knowledge*, University of California Press, 1992, p.58.

第二章　中国医学の国際化と現地化

はじめに

二〇〇一年九月一一日のニューヨークでのテロ事件のちょうど一月前、八月一〇日から一二日にかけて、私は当地で開催された国際会議「紐約二一世紀中医薬論壇」（New York 21st Century Chinese Medicine Forum）に参加していた。その時、はじめて見学した世界貿易センタービルの威容は確かにアメリカ文明を力強く主張していた。イスラム過激派によるとされたテロはアメリカ文明、究極的には近代西洋文明の否定を意図し、その象徴として貿易センタービルが攻撃されたのであろうか。この事件は、近代的諸価値の「普遍性」は欧米主導のもとに歴史的に形成されたものであり、その価値観自体、或いはそれを「普遍化」することに対して強い批判が存在することを示したのだろう。

かつて中華文明が近代西洋文明と対峙した際にも、西洋による「普遍性」の主張に対しては伝統的な華夷観念にもとづく批判がなされた。しかし、中国近代史において、近代的価値観を積極的に導入し、個人の出世または中国の発展に結び付けようという思潮は広く存在してきた。とくに海外での成功をめざす華僑に西洋のシステムが支配的な国際社会へ参入しようという志向性が強く見られたのは当然であろう。その意味において華僑・華人の歴史は西洋システムのグローバル化の趨勢と密接な関係にあったことが知られるのである。

中国系人のグローバルな活躍とともに中国文化も広く海外に伝播したが、中国医学もその一つである。およそ伝統医療はその地域の生態環境を背景に歴史的に形成された民族文化ともいうべきものであり、本来国境を越えることはなかった。しかし、民族の移動にともない、土着的な伝統医療も国境を越えるに至る。とくに資本主義経済の拡大と労働力の大移動という世界の一体化が進行した近代において、伝統医療は移民とともに海外に広がっていった。しかし、アジアにおける近代性の追求は伝統医学の廃棄、そして近代医学の国家的導入という方向を志向させた。近代以降、中国医学は基本的に民間社会において継承されてきたのである（中国大陸では人民共和国以前）。

二一世紀に入り、世界の一四〇カ国の地域に中国医薬の医療機構が存在し、全世界の人口の約三分の一が鍼や漢方薬など中国伝統の治療を受けたことがあるという[1]。それは歴史的な華僑・華人の海外展開の結果であると同時に、近年の伝統医学の再評価に起因している。そして、中国医学は中国の対外交流の重要な分野となり、また幾つかの国や地域では正規の医療体系として公認される状況も現れている。すなわち、海外における中国医学の歴史的展開というテーマは華僑・華人の発展および中国の対外的影響力の長期的変化を考察する格好の題材であると言えよう。海外において中国医学が発展した要因は、大きく次の三点をあげることができる。①移民先の状況（華僑社会の人口規模、現地政府の医療政策）、②中国の政治動向や外交政策、③医療をめぐる世界的趨勢（近代西洋医学および伝統医療への評価）。

以下では、まず海外における中国医学の歴史について、中医薬団体の変遷を中心に概観し、続いて中国における中国医学の国際化への対応の歩みを略述し、最後に一九八〇年代以降の中国医学の制度化・グローバル化の諸相を検討していく。その際、華僑・華人研究の中心的視点である①、②に加えて、③の世界規模の歴史状況への視点も強調していく。

なお、一口に中国医学と言っても、その知識内容や伝達の在り方は多様である。[2] 中国医学は人民共和国期に共産党の方針で系統づけられた「伝統中国医学」(Traditional Chinese Medicine =TCM)となる。それは政府の奨励のもと、「現代化」(modernised)、「科学化」(scientific)、「系統化」(systematic)、「規範化」(standardised)された中国医学である。[3] そして、これらは中国医学がグローバル化する前提条件であったとも言える。

一　海外中医薬団体の歴史

一般に華僑社会内部の政治や社会秩序に対する現地政府の直接的関与は少なく、中華会館や同郷・同業団体、慈善団体など様々な民間社団が独自に活動してきた。そこで近代以降の民間社団について検討すべき課題には、①非制度下の華僑・華人社会における自主的な秩序維持の様態(例えば華人ネットワークをめぐる議論など)、そして、時代が下り、政府による関与が強化された時の、②華僑・華人社会による制度化への対応(国家との関係)という問題が挙げられよう。

中医薬団体の場合、同業者の利益保護、例えば「江湖医生」や庸医の阻止という目的が掲げられるが、これは他の同業団体と共通する活動である。しかし、中医薬団体には他の同業団体には見られない特質がある。

一つは中国文化と密接な関係を有していることである。中医薬は養生の手段として中国人の日常生活の一部を構成しており、華僑社会においても不可欠な業種の一つである。また、近代以降は中国で民族主義が高揚する中で中国医学が「伝統文化」として喧伝され、海外の中医薬界がこれに呼応することがあった。しかし、その反面、中国の文化性が現地社会において政治的意味を持ち、否定あるいは排除される可能性も存在していた。権威の源泉についても、その文化性を指摘することができる。近代西洋医学が近代的学問として科学性をその権威の拠り所としてきたのに対して、中国医学は歴史の蓄積に大きく依拠するという意味において、伝統を重んじる学問である。また、中医師は少なくとも宋代以降、中国の伝統文化を背景にもつ教養人であった。

もう一つは国家権力との関わり、あるいは「近代性」の問題とも言えるが、それは医学という専門分野に由来するものである。医学が科学として専門職業化し、国家権力がこれを社会統制・管理の手段として利用するようになり、近代西洋医学のみが国家によって公認され、それ以外の伝統医学は否定、あるいは廃棄されるに至った。

オーストラリアの事例を見てみよう。一八五〇年代のゴールドラッシュによる移民以来、オーストラリアのビクトリア州では近代西洋医学と中国医学は共存関係にあった。一八七〇年代、ジフテリアの流行を機にその治療に効果を挙げた中医師が医務局へ登録医の申請を行い、中国医学に近代西洋医学と同等の地位を要求した。しかし、医務局が清国駐在の領事に中国医学の教育制度を問い合わせたところ、大学の不在、養成基準・科学教育の欠如が報告されてきたため、彼の登録申請は失敗に終わったのである。しかし、一九二〇年代になると、民国政府の資格認定を受けた中医師がビクトリア州政府に開業許可を申請する事態となった(4)。興味深いことに、その申請はイギリス人薬草治療家（herbalist）らと共になされたのであり、「中国」対「西洋」という民族性の対抗という側面は後景に退き、「近代」対「伝統」、或いは「正統」対「異端」という対抗軸が焦点となっていたのである。

これは華僑・華人が得意とする商業活動に関して、その資格が問われるということが稀である点と対照的である。もちろん、中国独自の商習慣（商業文化）は存在したが、いわゆる買弁が異なる商業文化を媒介することで文化障壁は克服されていたのである。

このように民族性と専門性との関わりにおいて海外中医薬団体の歴史は曲折を余儀なくされてきたのである。

以下では、華僑社会の規模が大きく、中医薬の発展が顕著な東南アジア、とくにマレーシア・シンガポールにおける状況を中心に紹介する。

1　華人医院の設立（一九世紀末〜二〇世紀初）

初期華僑社会において、中薬店およびそこに駐在する中医師の姿は広く見られる光景であった。移民の養生や病気治療にとって中医薬は欠かせない存在であった。特に苦力など肉体労働に従事する者が多かった広東幇が構成する華僑社会では慈善を旨とする華人医院が設立された。そして、病気治療や中医師の採用などで華人医院のネットワークが形成された（香港の東華医院、シンガポールの同済医院、クアラルンプールの同善医院など）。また、華人医院は華僑社会を代表する民間の政治組織としても機能した。しかし、中国で民族主義が高揚し、海外華僑を政治的・経済的に利用しようという動きが強まり、領事派遣、商会設置など、中国政府の僑務政策が本格化する中で、その役割は縮小していった。さらに医学を取り巻く状況もこの時期に大きく変わった。疫病の流行を契機にした公衆衛生の導入など、近代西洋医学の制度化が急速に進行した結果、中国医学の発展は制約されるようになった。

2　中国医学廃止反対運動（一九二〇〜三〇年代）

華僑社会において同業団体の結成が本格化したのは一九二〇年代である。マレーシアにおいては、「麻坡中医研究所」（一九二四年）、「雪蘭莪杏林別墅」（一九二五年）、「霹靂薬材行」（一九二五年）、「檳城中医聯合会」（一九二八年）などが設立された。その活動は同業者の親睦あるいは喪葬の共同といったもので、華僑社会に広く存在する他の民間社団の活動に共通して見られるものであった。

一九二九年南京政府が中医の廃止に踏み切ったことに対し、海外の中医薬関係者は反対の声をあげるとともに団体結成に動いた。シンガポールでは中医薬界の代表が同済医院に集まり、中国政府衛生署に抗議の電報を送った。これを契機に「中医中薬聯合会」が組織された。

タイでは「暹羅中医薬聯合会分会」（一九三〇年に「泰国中医総会」と改名）、マレーシアのペナンでは「檳州中医中薬聯合会」が成立した。なお、フィリピンでは植民地政府が中医師の診療行為の取締りを図ったことに対して抗議運動がおき、一九二七年には「菲律賓中医師公会」が結成された。

中医廃止案が取り消された後、国民党執行委員である陳国夫・陳立夫ら中医支持派の尽力によって一九三〇年三月南京に「中央国医館」が設立される。その後、各省に支部が設けられ、東南アジアの中医薬界でも国医館分館設立の動きが広まった。マレーシアでは「馬来亜国医分館」、インドネシアでは「中央国医館駐荷属印尼分館」、また香港、タイ、フィリピンでも同様の組織が成立した。中央国医館による「馬来亜国医分館成立宣言」には、華僑社会にすでに存在する中医師公会と国医館分館との違いについて、前者が職業団体であるのに対して、後者は中医薬改良の指導に責を負う、政府が海外の中医薬を擁護する機関であるとしている。中医廃止運動の高揚を契機に中国ナショナリズムの影響力が海外華僑社会に及び、中医薬界もそれに応じる形で組織化が図られたのである。

３　中国医学の現地化（戦後〜一九七〇年代）

一九四六年一〇月二七日、「新加坡中国医学会」が設立される。その時の宗旨には①「闡揚中国医学原理、研究世界医学、博取世界医学特長、融会貫通」、②「聯絡同業、共同研究中医薬的学術、促進中医薬之療効」とある。同業者の協力と学術の進展が強調されているが、同時に近代西洋医学の成果にも配慮がなされている。翌一九四七年、中国国民政府の医師法規で中医師団体の組織名称が決められたことを受け、「新加坡中医師公会」と改称された。一九五二年、中医師公会は貧病者の増加に対処するべく、慈善活動として「中華施診所」を開設、一九五六年には恒久的施設として「中華医院」に発展させた。また、一九五〇年英国植民地政府が移民条例を公布したため、国外から中医師を招聘することが困難となり、日増しに中医師人材が不足する事態となる。そこで後継者を育成するため、一九五三年「中医専門学校」が設立された（一九七五年に「中医学院」と改称。一九五三年〜一九九六年の間、約一三〇〇人の中医師を養成した）[5]。

一九五四年九月、マレーシアの英国植民地政府が中薬の輸入関税の増加を図ったことを契機に中医薬界の大結集が実現する。同年一〇月、マレーシアおよびシンガポールの一三の中医薬団体がクアラルンプールに集まり、増税反対の大会が開かれた。そして翌年一月「馬華医薬総会」が結成され、ついに一九五六年七月、増税案は撤回された[6]。馬華医薬総会の構成団体は成立当初は一四団体であったが、九〇年代にはマレーシア各地の団体が加入し、三七団体に上っている。

同総会は増税反対など政府に対して同業者の権利擁護に尽力した他、中医薬水準の向上にも努力している。一九五五年一〇月にはクアラルンプールに「馬華医薬学院」が設立され中医薬人材の養成が行われている。さらに一九六〇〜七〇年代に、ペナン、ペラ、サラワク、ジョホール、シブなどに中医学院や針灸学院が設立された。

戦後、マレーシアの中医薬界では中国の影響を受けることなく、独自に組織化が進み、各地方でも中医薬団体が成立した。そして政治運動を契機に関係諸団体の大連合が図られた。そして、中国との関係途絶によって中医師の現地養成が不可欠となり、各地で中医学院の設立が相次いだ。これは中国医学の現地化プロセスを示していよう。

4　中医薬交流の進展（一九八〇年代）

世界的規模で伝統医学が注目を集め始める中、東南アジアの中医薬団体も国際交流の必要性を感じるようになる。かつて東南アジア各国の中医師が個別に相互訪問することはあっても、域内の中医師が一同に会することはなかった。一九八二年春、シンガポール中医師公会の理事がインドネシアの中医界を表敬訪問した際、中国医学の発展に関する意見交換が行われ、アセアン中医薬学術大会を開催することが提案された。ここではシンガポール中医師公会の活動から中医薬交流の一端を見てみる。

一九八三年六月二五日から二六日にかけて、シンガポールにおいて第一回アセアン中医薬学術大会が開催された[7]。主催はアセアンの五つの中医薬団体、すなわち、①インドネシア・ジャカルタ中医協会、②マレーシア華人医薬総会、③フィリピン中医師公会、フィリピン中華薬商会、④タイ中医総会、泰京聯華薬業公会、⑤シンガポール中医師公会および付属機構、である。その他に日本、韓国、香港、台湾、オーストラリア、アメリカなどからの招聘者も含め、約七百名の参加者があり、五四篇の論文が発表された。

大会の目的はアセアン域内の中医師および中医薬団体相互の友好を促進し、学術交流を通して中医薬の水準向上を目指すことにあった。具体的には以下の四項目が議決された。

一、第二回アセアン中医薬大会を一九八六年にクアラルンプールにて開催する。
二、アセアン中医薬団体の連絡秘書処をシンガポール中医師公会に設置する。
三、アセアン各国政府に対して伝統中医薬を重視し、その発展に協力し、民衆の健康のために服務することを呼びかける。
四、針灸は中国医学の一部であり、その研究と応用には中医理論を基礎・ガイドラインとする必要があることを強調する。

シンガポールがアセアン域内における金融・情報・航運の中心であることから、中医薬についても研究センターとしての位置を占めようと意図していたことがわかる。具体的には中医薬図書資料センターの設置、先端技術を使った治療の研究などが計画された。

三番目の項目は、当時のアメリカや日本において中国医学が注目され始めたという事実、つまり中医薬の国際化という時代認識を踏まえたものであろう。ただし必ずしも、現地政府に対して中医薬の合法化をすぐに要求するというものではなかった。第二回大会以降の開催地と参加人数は表1の通りである。

当初、中国からの代表団は見られなかったが、次第に東南アジア各国の中医薬団体と中国との交流は活発化する。改革開放後、中国から中医薬研究者がシンガポールを訪問するようになり、友好の増進、学術交流の促進が図られた。一九八七年、シンガポール中医師公会は上海で開催された「中医薬国際学術会議」の賛助主催団体の一員に迎えられた。現在、上海中医薬大学と姉妹校の協定を締結し、その他の都市の中医薬大学・学院とも協力関係を結ぶに至っている。

表1　アセアン中医薬学術大会

第1回	1983	シンガポール	800人
第2回	1986	クアラルンプール	1100人
第3回	1989	バンコク	700人
第4回	1992	シンガポール	1050人
第5回	1996	マレーシア	1100人
第6回	2000	バンコク	700人
第7回	2003	ジャカルタ	n.a.
第8回	2006	スラバヤ	650人
第9回	2009	クアラルンプール	n.a.
第10回	2012	シンガポール	n.a.

［出典］シンガポール中医師公会刊行物ほか。

一九九五年四月、シンガポール中医師公会の代表団は上海・北京を訪問し、中国国家中医薬管理局の幹部と初めて接触し、翌年に開催予定の中医師公会成立五〇周年記念大会へ出席を求めるなど、今後の交流の足がかりをつくった。また、上海中医薬大学では共同して設置した修士課程についての打合せが行われ、北京中医薬大学では学士課程クラス設置の可能性についての討論が持たれた[8]。

一九九八年九月、シンガポール中医師公会の代表は香港および台湾を訪問した。香港では特別行政区衛生署の他、香港中医学会、香港中医師公会、香港国際中医中薬総会などを訪問した。香港は英国植民地としての歴史的背景を持ち、中国人社会において中医薬が果たしてきた役割や一九九〇年代以降、政府によって制度化が開始されるに至ったことなどシンガポールと共通する状況にあり、相互に意見交換が行われた。

台湾との交流も一九八〇年代から行われている。シンガポール中医師公会は台北で開催された一九八〇年「世界中医薬学術大会」、および一九八二年台湾行政院衛生署主催による「第一回国際針灸研討会」に招聘されている。また、一九八九年には台湾中医師制度考察団がシンガポールを訪問し、中医師公会と意見交換を行っている。また、一九九二年、シンガポールで開催された第四回アセアン中医薬学術大会に台湾から、台中中国医薬学院附設医院院長および中国薬学研究所所長が学術報告を行った(9)。中国と海外の民間団体との交流に続いて、一九九〇年代後半には政府間交流が活発化する。次に中国における中医薬の国際化について概観する。

二　中国における中国医学の国際化

1　国際化と交流の促進

中国における中国医学の国際化の端緒は清末における中国医学の改良運動にさかのぼることができる。具体的には近代西洋医学の導入および中医の腐敗是正という課題として提起された。さらに一九二〇年代末から三〇年代初期にかけては、中医科学化運動が起こる。近代国際社会において近代西洋医学が主流となる中、存亡の危機に直面した中国医学にとって自己革新は不可避であると認識された。しかし、中医科学化は、異なる理論体系をもつ近代西洋医学の科学性を如何にして導入するのかという問題であり、現実には相当な困難をともなった。例えば、中医標準化の障害とされた複雑な病名を統一するという試みは多くの反論を招き、結局失敗に終わっている。[10] 中国医学の国際化という課題は人民共和国の時代にまで引き継がれたのである。[11]

民国期を通じて近代主義者によって徹底的に批判された中国医学は共産主義政権のもとで、その大衆的基盤の故に存在を容認されるに至る。しかし、それは中国医学が持つ治療法上の価値によるものではなく、広大な農村部において必要だという現実的理由、および文化遺産としての価値からであった。五〇年代半ばからブルジョア思想批判が強まる中、中国医学は政治的に重視され、「西医が中医を学ぶ」運動が展開された。一九五四年には衛生部のもとに中医司という専門部局がはじめて設置され、一九五六年からは中医学院において高等中医教育が開始された。また、中医師が病院において診察を行うようになり、中医医院も増加した。このように行政、教育、臨床などの面において中国医学の制度化が着手されたのである。

その後、文革期には多数の無医村の存在を背景に、「裸足の医師」が要請され、鍼治療が発展する。その後、鍼の有効性は、中国の伝統医学が国際的に注目される契機にもなった。改革開放期には国際化への対応が顕著になる。一九八六年に国家中医管理局が設置され、中国医学の自主性が組織的に保証されるに至る（一九八八年には国家中医薬管理局）。そして、政策の重点は農村から都市へ、また大衆医療からハイテク医療へと移った。結局それは、近代科学によって中国医学の特質を証明し、国際基準に適合した形で中医薬の発展をはかろうとしたものであり、中国医学の国際化に有利に機能したと見られる。

一九九〇年代以降は中国医学の国際化戦略が明確に提示されるようになる。その目標として、中国医学の科学技術水準を向上させ、諸外国の衛生部門の批准を経て、当該国の医療体系へ組み入れることがあげられている。また、国際市場における中薬の競争力向上のためにも中医薬のより一層の国際標準化が必要であるとされた。さらに中医薬文化の宣伝のため、中医薬教育、臨床、中薬市場の拡大といった機能を併せ持つ中医薬センターを世界各地域の重要な国に設立することが提起された[12]。

今日では政府間レベルでの中医薬交流が推進されており、それは中医薬教育、中医薬の科学技術開発などの面で大きな成果をあげている。また、各国政府との間で伝統医学の立法、医師資格の認定および登録など政策方面における交流・合作が行われている。これまで、シンガポール、タイ、オーストラリアの政府との間で協定が交わされている。

二〇〇〇年七月、タイ政府は中国医学を正式に合法化した。そして翌二〇〇一年一月には一一名の医師に中国医学の資格が付与された。現地の医師の間で中国医学に対する関心が高まっているが、資格取得には一〇年以上の臨床経験と試験をパスすることが要求されている[13]。そして、二〇〇一年七月、中国はタイに中国医学センターの設立を支援することをタイ政府と合意した。それはタイにおける中国医学の教育、開発、サービスに関する技術協力を推進することを目指したものであり、国交樹立二五周年記念という意味合いもあった[14]。

シンガポールについては、二〇〇〇年八月、中国はシンガポール政府との間で中医薬の発展および管理に関する専門知識の共有を図るために協定が締結された[15]。

中国政府にとって中国医学はもはや単なる文化遺産ではなくなっている。それは中国医学を宣伝するフェスティバルにおける江沢民の次の言葉からも如実に窺える。

「伝統中国医学は中国文明の発展に貢献するのみならず、世界の文化の進歩にも積極的な役割を果たす。伝統中国医学の現代化にあたっては、継承と発展の関係を適切に行う必要がある。」

フェスティバルのテーマも「継承・発展・共有」とあるように、伝統文化である中国医学の「継承」の延長線上に近代的「発展」が位置付けられ、それを国際社会と「共有」することが想定されているのである。「伝統中国医学」は「民族性」「近代性」「国際性」のすべてを実現するものとして位置付けられたのだ[16]。

2　国際化にともなう諸問題

中国政府は改革開放政策のもと、経済発展のために中医薬産業の現代化を進めている。不足している研究資金の調達のために外資導入が図られたが、それは結果として中薬処方に関する情報が海外に流出する事態を招いた。全世界の中薬貿易額は四〇〇億米ドルと言われているが、中国の輸出はその内の五％を占めるに過ぎない。逆に日本、韓国、東南アジアやヨーロッパの一部の国では薬材を中国から安く買い付け、高値で中国市場に販売、同国の中成薬市場の三分の一を占めているという。中国は民間に蓄積されてきた中薬処方を「国宝」的な知的所有権の一つで、巨大な価値をもつ無形資産であるとして、これが流出するのを防ごうとしている。[17]

これは中医薬の専門人材についても同様である。香港では中医薬の制度化および産業化が発展戦略の柱の一つに位置付けられ、官民あげて教育や研究開発に必要な人材の確保に追われている。そこで国務院港澳弁公室および国家中医薬管理局は、内地の関係機関が香港の大学、研究所付属医院などと中医薬に関する合作を行う場合、まず国家中医薬管理局の批准を受けなければならないとした。また、内地の研究者が香港において医療活動に従事する際の基準についても制限を加えた。これは優秀な中医薬研究者が国外へ流出している状況を危惧し、それに一定の歯止めをかけようとする動きであろう。[18]

二〇〇一年一二月のＷＴＯ加入は中医薬界にも大きな影響を及ぼしている。一つは、この加入を好機として、中医薬の現代化をより一層促進できるということである。対外交流・合作の拡大によって国際中薬市場の開拓、中医薬の海外への普及も期待される。二〇一二年四月二六日、中国の商務部、外交部、国家中医薬管理局など一四部門の制定する「関于促進中医薬服務貿易発展的若干意見」(中医薬のサービス貿易の発展に関する若干の意見)が公表された。[19]これは、中国が中医薬のサービス貿易の発展を重視し、国家を挙げて推進することを鮮明にしたものである。サービス貿易という新しい概念を用いているが、これは中医薬製品の輸出だけではなく、中医治療、保健、教育、観光業（医療ツーリズムや薬膳料理）など、関連サービスの提供を含む概念とされる。さらに重要な点は、健康維持のための養生や陰陽バランスなどの理念を各種メディアや孔子学院などを通じて広く提唱し、中医薬の世界規模でのブランド化戦略とするなど、ソフトパワーとしての中華文明の価値観の普及をも目指していることだ。

しかし、一方でWTO加入によって多くの問題に直面することも危惧されている。知的所有権、関税の抑制、薬品流通の開放、医療サービスの部分開放などがそれである。例えば、二〇〇三年一月から医薬品の卸売り・小売部門が外資に全面開放されることに備え、国営のもとで競争力を欠く中小規模が多い中国企業のコングロマリット化が奨励されているという[20]。また、黒龍江中医学大学の博士課程に学ぶ韓国人留学生に対して外国人として初めて開業資格が付与されると報じられている[21]。中国社会にグローバル化の波が押し寄せる中、中国医学の国際化の在り方がまさに問われているといえる。

3　シンガポールにおける中国医学の制度化

今日、香港、台湾、シンガポール、カナダ、オーストラリア、イギリスなどにおいて、中国医学の制度化（政府による法制化、中医師の資格認定・登録など）が進行している。香港については次節で詳しく検討するので、ここではシンガポールにおける制度化の経過を検討する。

シンガポールの正規の医療制度は近代西洋医学にもとづいているが、各エスニック・グループはそれぞれ固有の伝統医療を利用することも多い。人口の多数を占める中国系住民においては中国医学が現在に至るまで広く利用されている[22]。

イギリス植民地統治下も含め、政府が中国医学に干渉することはなかったが、国際的な伝統医療の見直しという趨勢の中で社会の関心を集めるようになった。一九九四年、衛生部は調査委員会を設置し、シンガポールにおける中医薬の現状、患者の利益擁護、そして中医師養成の基準に関する意見を求めた。その報告書である *Traditional Chinese Medicine: A Report by the Committee on Traditional Chinese Medicine*（October, 1995）はシンガポールにおける中医薬の現状と課題について次のように述べている。

中医薬はシンガポールにおける一日の外来診療患者の約一二％を占め、中医師の多くはシンガポールの中医学院で養成されている。中西医結合よりは近代西洋医学の補完医療としての役割が期待できる。そのために中医師のレベル向上が不可欠であり、中医薬の制度化が必要である。まず、中医薬団体による自主的な管理（名簿作成、団体の統一）が求められ、その後に正規の登録が行われるであろう。

報告書の提案を受けて、一九九五年五月、新加坡中医師公会、新加坡同済医院、新加坡中医薬促進会、新加坡中医中薬促進会などは共同して「新加坡中医団体協調委員会」を設立した。そして、一年余をかけて、『中医師名冊』（新加坡中医団体協調委員会、一九九七年一〇月）がようやく刊行された。そこには一九〇七名の中医師が「内科」「針灸」別に掲載されている。さらに、協調委員会は中医師の規律を審査する委員会の設置や中医薬教育課程の基準制定などの問題を今後検討するとされた。中医薬界が専門職として中医師の資格が認定されることに積極的に関わっていることがわかる。

しかし、中医師の経歴は多様であり、その資格認定には多くの困難がともなうことが予想された。『中医師名冊』はシンガポールにおける中医師の経歴を次の三種類に分けている。①シンガポールの中医学校（五年の定時制）、および中国の中医専門学校の卒業生、一〇年以上の臨床経験のある中医師、②臨床経験一〇年以下の中医師、③中国の中医薬大学の卒業生およびシンガポールで将来設置される六年制中医学校の卒業生。この名簿はあくまでも予備調査であり、政府による正式な登録作業は今後の課題である。

中医薬管理に関する法的根拠の整備として、二〇〇〇年一〇月、"Traditional Chinese Medicine Practitioners Act" が成立した。この法令で、"Traditional Chinese Medicine Practitioners Board" の設置が決められ、その権限のもとに中医師資格の認定・授与が行われることとなった。また、その下部機構として、"Examinations Committee" および "Investigations Board" が設けられ、それぞれ、資格審査や調査活動を行うこととされた。そして、二〇〇一年二月、"Practitioners Board" のメンバー七人が発表された。

現在、衛生部は針灸師の正規登録に向けて作業を進めている。まず、二〇〇一年二月八日から三月八日までに登録申請の受け付けを行った。そして、申請者は経歴から以下の三つのカテゴリーに分類された。①そのまま登録可能。②審査を経て登録。③補修を経てから試験に合格後に登録。試験は二〇〇一年六月および九月に行われた。針灸師約一六〇〇人中、一一〇〇人が①に該当し、②に当たる三〇六人が審査を通過して登録資格を獲得した。そして、二〇〇一年一一月、中医師および針灸師の登録に関する法案が議会を通過した。こうして二〇〇二年一月から資格を持たない針灸師の診療は違法となったのである。政府は引き続き、中医師および中薬業者の登録作業を行うこととなっている。

こうした動きに対して民間の同業団体である中医師公会では、会員資格として新たに登録された中医師を加え、また世界針灸学会連合会といった国際規模の学術討論会を招致するなど、会員の学術水準向上のための対策を講じている。(23)

シンガポールにおける中医薬の制度化の背景として、国家の経済発展との関わりは否定できない。資格制度の導入や中医薬の標準化を通して科学研究による新薬開発などが可能となる。二〇〇一年九月、国立大学病院において、中医薬に関するシンポジウム（Singapore Traditional Chinese Medicine Research Symposium）が開催された。中医薬の研究開発を担う組織として政府によって設立された"TCM Taskforce"による主催で、シンガポール国立大学、南洋理工大学が協賛している。中医薬に関する研究報告が行われ、「東洋の伝統医療と西洋の科学を結び付け、中国医学の科学的基盤を討論する」最初の機会となったのである。また、このシンポジウムと同時にアメリカのNIH（National Institute of Health）のNCCAM（National Center of Complementary and Alternative Medicine）によるワークショップも開催され、草薬（Herbal Medicine）の研究開発に関する学術交流が図られた。シンガポールにおける中医薬の発展がグローバルなコンテクストで位置付けられるに至ったのである。シンポジウムの開幕式において衛生部の一官員は次のように述べた(24)。

これまで参加した中薬シンポジウムは本地の中薬界の主催によるもので、すべて中国語が主として話されてきた。しかし、今日のシンポジウムは本地の中薬界の主催ではなく、また中国語によって行われたものでもなかった。これは明らかにシンガポールにおいて中医薬に対する関心が、すでに「華社」（華人社会）や中医界の範囲を越え、シンガポールのアカデミズムの主流、医薬研究領域にまで浸透したことを示している。

シンガポールにおける中医薬が華人社会の中国語にもとづく民族知識（Ethnic knowledge）から国際社会に通用する英語で説明される専門知識（Professional knowledge）へと、学問体系における位置付けの転換を迫られていることがわかる。

４　中医薬ネットワークの形成

「はじめに」で言及した「紐約二一世紀中医薬論壇」は「美国中医薬専業学会暨中国旅美中医院校同学会」(Traditional Chinese Medicine Alumni & Association, TCMA) および「海外中医院校同学会」(Overseas Chinese Medicine Alumni & Association, OCMAA) の主催による会議で、同時に後者の第二回の年会でもあった。現代中医学にもとづく中医薬の世界的展開の中での新たな動きとして同会の活動を紹介する。

一九九八年八月、香港返還一周年に際して、「九八香港中医薬防治現代難治病研討会」が香港で開かれ、海外から多数の中医薬学者が集まり、中国の中医薬大学卒業生の連絡組織を結成しようという動きが見られた。そして、二〇〇〇年一月二七日から二九日にかけて、香港会議展覧中心において「海外中医薬同学会」の成立大会および中医薬国際学術会議が開催され、アジア、アメリカ、ヨーロッパ、オーストラリアなどから約五〇〇名の卒業生や中医薬関係者が参加した。理事会および事務局は香港浸会大学に置かれた。その「章程」には会員資格として中国国内の中医薬大学卒業が規定されており、中国の現代中医学のエリートたちによる同窓会としての性格を持った団体であると言える。

分会は日本、アメリカ、カナダ、オーストラリア、イギリス、シンガポール、フィリピンに設立されている。日本においては一九九六年六月、「在日中国科学技術者連盟」の分科会として「医学與薬学協会」が成立した。そのメンバーの多くは一九八〇年代に中国の中医薬大学を卒業あるいは修士学位を取得後、九〇年代に来日し、医学部博士課程や中医薬関連機関で研究に従事するという経歴を持つ。活動内容は、①会員間の交流、②日中両国の医薬学術界との交流、③台湾・香港や欧米諸国との医薬学術交流などである。これまでも中国をはじめ、海外で開催される主要な国際会議に代表団を派遣し、日本の漢方医学関係者との学術交流に積極的な活動を展開している。[25] 普段はメンバーそれぞれの活動が中心であり、必要に応じて組織化が図られ、具体的な活動が行われており、ネットワーク型の組織形態といえる。

海外中医薬同学会およびその分会の特徴を幾つか指摘しておこう。

一、中国政府との緊密な関係。設立当初から、中国政府の支持のもとに活動が展開されている。成立大会には、国家中医薬管理局副局長が出席し、中国各地の中医薬大学学長から祝電や題詩が寄せられていた。こうした関係は改革開放後に登場した「新移民」による組織に共通して見られる傾向である。何よりも彼らの中医薬知識は中国で体系化されたものであり、その専門性の権威は中国に由来しているのである。このことは同時に中国の影響力の拡大という側面をもっている。

二、国際水準の専門性。彼らの中医薬知識は中国で体系化された理論を土台に、海外の医薬系大学において科学研究として練磨されたものであり、現代医学の理論との親和性は極めて高いと言える。これは、バイオ・テクノロジーなど中医薬の産業利用という面において、有利な条件でもある。このような現代科学に通じる専門性を活かし、彼らの多くは現地政府による中国医学の制度化に大きな貢献をしている。

三、国境を越えた同学ネットワーク。中国の中医薬大学における師弟関係や同学関係が卒業後も国境を越えて存在しつづけている点も注目される。各国の最新の研究成果や政治の動きなどの情報を交換することで移住をともなう転職やビジネスチャンスの拡大など新たな展開が可能となるのである。

今度、さらに多くの国において中医薬の制度化が進むことが予想されるが、その中で海外中医薬同学会が果たす役割は益々大きくなるであろう。

海外中医薬団体の歴史および近年進行している中国医学の制度化の動きを近代から現在にいたる長期的視野の

もとで検討してみると、以下のような傾向が見て取れる。まず、中医薬発展の主要な担い手が民間から政府へと移りつつあることが指摘できる。その間、「現代化」「科学化」の圧力は中医薬界の内外に存在し続け、「近代」という時期に国家によって一度は否定された中国医学は約一世紀を経て、「現代化」「科学化」が実現されつつある。しかし、それは同時に中医薬という潜在的資源をめぐる国家間の利権争いを生む危険性を内包している。

さらに海外の中国医学の発展には中国の動向が大きく影響を及ぼしているが、華僑華人が民族性を保持したまま、現地社会では中医薬分野のエキスパートとして活躍しており、この点も問題となろう。

先に紹介した「紐約二一世紀中医薬論壇」における講演者の一人が話した次の言葉が非常に印象深く記憶に残っている。

"Chinese Medicine, not only for Chinese"（中国医学は中国人だけのものではない）

この言葉は中国医学がグローバル化し、多様な民族出自の者が中国医学による診療を受けるばかりか、彼らが中国医学の医師となるような状況を指していると考えられる。それは各地域において中医薬知識がローカル化することに繋がり、文化の多元化という世界の趨勢と一致するものである。一方で中国側から見ると、中国文化である中医薬を世界に広め、ひいては中医薬の世界市場を確保しようという文化戦略としても解釈可能な言葉である。しかし、中国医学が広く海外に展開したことは同時に、中国医学のグローバル化による利益がそれを制度化した一部の国家および特許を獲得した一部の多国籍企業に偏る可能性は高い。かつて非西洋世界の土地、天然資源、労働力は西洋によって、「発見」「征服」「所有」されたが、いま世界各地の伝統的知識や生物資源が新たな「フロンティア」として狙われている。グローバル化の美名のもと、知的多様性や生物多様性が失われるとしたら、それは中国医学にとって自らの存在意義を否定することにも繋がりかねない。中国医学は新たな問題領域に入りつつある。

注

（1）『人民網日本語版』二〇〇八年一一月一一日。

（2）大陸における中医知識の伝授の在り方に注目した人類学的研究として次を参照。Elizabeth Hsu, *The Transmission of Chinese*, Cambridge University Press, 1999.

（3）もっともTCM自体、民族主義・毛沢東主義・市場経済などの影響を受けた多元的性格をもっている。

（4）Morag Loh, "A country practice: Thomas Chong, herbalist of Bairnsdale; his place, his practice, his peers", in Paul Macgregor ed., *Histories of the Chinese in Australasia and the South Pacific: Proceedings of an international public conference held at the Museum of Chinese Australian History Melbourne, 8-10 October 1993*, Museum of Chinese Australian History, 1995.

（5）なお、クアラルンプールの同善医院は従来、香港やマカオから中医師を採用してきたが、一九七三年はじめて現地の中医師の試験採用を開始した。

（6）一九六七年、馬華医薬総会は「馬来西亜星加坡華人医薬総会」と改称されたが、一九六九年にシンガポールが独立し、一九七三年、マレーシア政府が外国の団体の登録を禁止したことから、「馬来西亜華人医薬総会」と再び改名された。

（7）『第一届亜細安中医薬学術大会紀年特刊』新加坡、一九八三年。

（8）『新加坡中医雑誌』第四巻、第一期（総五期）、一九九五年六月、新加坡中医師公会。

（9）『新加坡中医雑誌』第五巻、第二期、一九九八年一〇月。

（10）鄧鉄涛、程之範主編『中国医学通史　近代巻』人民衛生出版社、二〇〇〇年。一八〇―一九四頁。

（11）「科学化」を「国際化」の前提と見なす近代主義が横行する中、一九二九年に『中医世界』雑誌を発行した秦伯未は、中国医学を「世界医学の財源」と称して、それ自身の固有文化の中に「国際性」を見出していた。

（12）「中医薬走向世界的戦略與措施」『第六届国際名中医薬学術文集』三六一―三六二頁。

（13）*People's Daily*, January 9, 2001. "Thailand Issues First Batch of Physician Licenses for Chinese Medicine."

（14）*People's Daily*, July4, 2000. "China, Thailand to Build Traditional Chinese Medicine Center."

（15）*People's Daily*, August 19, 2000. "Singapore, China Sign Pact on Traditional Medicine."

(16) *People's Daily*, May 18, 2001. "Traditional Chinese Medicine, Modern International Culture." "1st China Cultural Festival of Traditional Chinese Medicine" における江沢民の言葉。
(17) 『人民日報海外版』二〇〇一年九月八日。「中薬知識産権保護極待加強」。
(18) 『人民日報海外版』二〇〇一年一二月二八日。「国務院港澳弁与中医薬管理局聯合発文——加强中医薬交流与合作」。
(19) 「海外中医、已積跬歩、将至千里」『人民日報海外版』二〇一二年八月一七日」
(20) *People's Daily*, March 12, 2002. "WTO Brings Competition to China's Medicine Sector".
(21) *People's Daily*, November15, 2001. "Foreigners May Open Traditional Chinese Medicine Clinic."
(22) 一九七五年、南洋大学歴史学系によってシンガポール中医薬の調査が行われた。
(23) 『新加坡中医雑誌』第八巻第一期、二〇〇一年。「公会簡訊」。
(24) 『新加坡中医雑誌』第八巻第一期、二〇〇一年。「公会簡訊」。
(25) 戴昭宇、趙中振主編『二〇〇〇　日本伝統医薬学現状與趨勢』(上、下) 亜洲医薬出版社、二〇〇〇年。

第三章　香港における中国医学の制度化

はじめに

二〇〇二年一一月、「註冊（登録）中医」、一二三八四名の名簿が公表され、ついに香港の歴史において初めて中医師が専門職として法的地位を正式に認められることとなった。それに先立つ一九九九年七月一四日、香港立法会は中国伝統医学[1]を正規の医療体系に組み込み、その管理を行うための基本法令となる「中医薬条例草案」を可決した。その後、中医薬管理委員会及び、その管轄下に置かれる中医組・中薬組の設置、具体的な細則などの制定を経て、二〇〇〇年から中医師（Chinese medicine practitioners）の登録に向けた作業が始まった。そして、今後は無資格医師が診察行為を行った場合、最高五年の懲役刑が科せられることとなったのである[2]。この時、香港には約七〇〇〇人ほどの中医師がいたがその経歴や水準は多様であり、実際にその経験や専門性をいかに評価し、制度化するかという問題は相当困難な作業となることが予想された。

英国植民地時代を通して香港政府は近代西洋医学のみを正統な医学体系と見なし、中医薬を正規の医療制度から除外してきた。これに対して、中医師らは独自に同業団体を組織するなどして、その法的地位の承認を政府に要請してきたのである。したがって、歴史の清算という意味では、今回の中国伝統医学の制度化は「脱植民地主義」という側面を有している。中国伝統医学は「国医」などとも呼ばれ、中国が誇る文化の精粋であることは明らかである。しかし、多くの香港在来の中医師にとって今回の制度化は彼らの社会的地位の向上を単純には意味しなかった。むしろ、新たに課されるであろう資格試験や資格審査およびライバルの登場と彼らとの競争という試練を強いられる結果となったのである。

問題はこの制度化への動きが香港在来の中医薬界による主体的試みではなく、香港政府の強力な政策によるものだという点にある。しかもそれが大陸の中医体系への志向性を強く持っていることが注目される。多くの香港在来の中医師にとって大陸からの中医理論は外からやって来た新しい知識体系なのである。[3] したがって、今回の問題を考える際の図式は「西洋対中国」という近代史を貫く主要対抗軸と同時に、「香港対中国」という対抗軸も存在していると言える。そして後者の対抗関係がもっとも顕著に現れている領域が政治やビジネスの世界である。現在、香港政府は長期ビジョンとして香港を国際中医薬センターとして発展させようとしており、また工業署は「香港中薬産業未来十年発展大綱」を発表し、一〇年後に中薬を用いた新薬の開発を目指すとしている（「中薬港」計画）。[4] しかしながら、こうした香港独自の発展戦略も人材供給源としての、また市場としての大陸中国の存在無しには実現が難しいというのも現実なのである。

今回の中医薬制度化が香港住民の健康を増進し、中医薬に対する信頼獲得に貢献することは確かであろう。しかし、その主要目的は民間企業が中医薬関連産業を発展させるための基盤づくりにあるものと思われる。中医薬の制度化と同時に進行している大学における全日制中医学学士の学位課程の設置の動きも香港のビジネス戦略の一環として理解できるのである。そして、そうした中医薬教育の領域においても大陸中国の中医理論が採用されている。香港における中医薬の制度化には科学性志向、および大陸志向という二つの志向性に加えて、香港発展戦略の一環であることに由来するビジネス志向という三つの志向性が存在しているのである。

現代の医薬ビジネスにおいて中薬は「科学化・標準化」を達成して初めて商品価値を生むのであるが、その意味で中医薬の制度化は伝統中国文化の「世界標準化」という一面を有している。従って中医薬の制度化は上述したような政治経済問題に止まらない問題領域の広がりを持っているのである。すなわち、東西文明における科学のあり方、近代化論（身体の管理など）とアジア伝統社会との関係といった課題がさしあたり指摘できるのであり、その意味でも長期的視野に立った歴史的アプローチが不可欠であろう。

一　香港中医薬簡史

まず、香港における中国伝統医学の歴史を簡単に見ておく。一八四二年南京条約によって香港は中国からイギリスへと割譲され、一九九七年の返還までイギリスの一植民地としての諸制度が施行されてきた。しかし、中国人の伝統的風俗・習慣には一定の配慮がなされ、中国人が伝統的中国医学にもとづいて診療行為を行う自由は保障されていた。すなわち、一八八四年に発布された医薬条例には西洋医学にもとづく診療を行う場合、必ず法律に従って政府に登録しなければならない旨が規定されていたが、同条例第三条には中医はこの条例の制限を受けないと注釈がつけられていたのである。香港において中医師はただ税務署に商業登記を行うだけで中医の診療ができた。彼らは「中医」「中医師」「国医」「唐医」などを名乗ることはできたが、「医師」「医療所」などといった看板を掲げることはできなかった。商業都市香港での中医師はまさに「ビジネスマン」として存在してきたのである。

香港開港から一九四〇年代まで人口の大半を占める中国人の健康維持に貢献してきたのは西洋医学ではなく、

中国医学であった。この時期、中医薬による医療活動を行っていた代表的機関として一八七〇年に創設された東華医院がある。西洋医学を恐れていた当時の中国人は近代的病院ではなく東華医院における診察を選択した。また、東華医院は香港ばかりではなく、海外の華僑社会へも大きな影響力を持っていた。例えば、シンガポールにおいて一九世紀末期から今日まで中医薬による医療活動を展開してきた同済医院は中医師を試験で採用する際、その答案を香港東華医院に送付、優秀な中医師に評価を依頼していた[5]。少なくとも東南アジアの華僑社会において香港中医薬界の知識水準が相当高かつたことが窺える。また、ここではさらに中医の専門知識の評価のあり方が注目される。それは国家権力による認定や資格付与という方法ではなく、中医師たちの間における評判や中医団体の認定が評価の決め手となっていたのであり、しかもそれが国境を越えて機能していたのである。これは伝統的な中医界のあり方を理解する上で重要な点である。

一八九四年香港におけるペスト大流行を契機に、一八九六年東華医院でも西洋医学を学んだ中国人医師一人が配置されるようになる。それは公衆衛生の観点から中国人の死亡統計を作成することが要請されたからであった。第二次世界大戦後は抗生物質の開発によって内科の領域での西洋医学の優位性が強まり、東華医院においても西洋医学にもとづく医療への転換がなされ、中国医学による診察は小規模な門診部（外来診療）が残るのみとなった。

その後、経済発展や植民地政府の教育によって、香港住民の西洋医学志向は強まっていったが依然として中国医学に対する需要も根強かった。すなわち、香港では西洋医学と中国医学は公式の制度か否かという性格の違いがありながらも併存し、患者は経済状況や症状に応じて選択してきたのである[6]。香港における中医薬は近代西洋的価値観からは違法であるが、伝統中国的価値観からは有効なシステムであった[7]。香港における中医薬の歴史を考える場合、大陸中国との関係は非常に重要である。特に人材供給基地としての大陸が果たしてきた役割は大きい。一九三〇年代から四〇年代前半にかけて日本軍による中国侵略により、多くの中医師が香港へと移り住んだ。

大戦後は、東西冷戦体制のもと、中国は西側諸国への門戸を閉じたため、英国植民地である香港との間の人の往来は大幅に制限された。しかしそれにも関わらず中国大陸での政治的混乱を避けるため香港へ移民する人の波が絶えることはなかった。五〇年代初頭には北方の名医が香港へ移民している。

そして一九八〇年代、中国が改革開放政策を採用することによって多くの新しいタイプの中医師が香港へと移民してきた。そして中医薬関係者が長年にわたって要求してきた法的地位の確立という問題が政府によって取り上げられるようになるのが一九九〇年代である。まず、制度化の経過を概観してみよう。

二　政府による中医薬管理の経過

政府によって中医薬制度化が着手される以前より、香港住民のあいだには中医薬の無規制に対する不安が存在していた。

一九八九年二月、市民が「貴州龍胆草」という中薬を服用後、昏睡状態に陥るという事件が発生し社会の反響を呼んだ。二ヶ月後、被害者の親族が政府に中薬の管理強化を要請し、また、立法局議員も政府がこれまで中医薬問題を重視してこなかったことを批判した(8)。

そして、四月一九日、立法局において衛生福利司（Secretary for Health and Welfare）の周徳熙は政府による中薬・西薬の管理においてダブルスタンダードが存在したことを認め、問題解決の最良の方法を探るべく検討していると述べたのである(9)。

こうした住民の要請や政治的圧力が政府に制度化を促す一因となったことは確かであろうが、中医薬の管理には多大な困難が存在していた。それは、事態が中薬の鑑定・分類およびそれを行う専門家の資格などの問題にまで及ぶため、中医師の登録・教育制度、そして中薬鑑定の準則もない現在の香港では管理は不可能であるという識者のコメントによく表れている[10]。つまり、制度化はこれまで存在しなかった中医薬管理行政を一から立ち上げることに等しく、そのためには財政面での裏付けのある長期計画が不可欠であり、高度な政治判断を要したのである。

一九八九年八月、政府は香港における中医の現状などに関する調査を行うために「中医薬工作小組」(Working Party on Chinese Medicine)を組織した[11]。「小組」に課せられた任務は、①香港における中医薬業の現状調査、②市民の健康に脅威となるような中医薬の乱用の有無および防止策に関する調査研究、③中医薬の正しい使用の促進に関する提言、などであった。

しかし、「小組」は政府の関係官僚および大学の専門家などから構成されていたため、中医薬界の意見を徴すべく、一九九〇年五月、中医師および中医薬の教育や貿易に従事する者をメンバーとする「専業諮詢委員会」(Professional Consultative Committee)が組織された。

「小組」がまず取り組むべき課題は香港中医薬の使用状況、中医師の活動および中薬貿易に関する資料の収集とされ、具体的には次の四点であった。①香港の中医師に関する資料、②香港における中薬の使用・貿易に関する資料、③中医薬使用及び中医師に対する市民の態度に関する資料、④海外における事情の資料。実際の研究調査のほとんどは一九七九年以来、中薬の学術調査を行ってきた香港中文大学中薬研究中心に委託された。

「小組」による調査結果は「中期報告」(一九九一年一〇月)を経て、「中医薬工作小組報告書」(一九九四年一〇月)として政府に提出された。そこでは、主として中医薬業界人士から構成される籌備委員会(Preparatory Committee on Chinese Medicine)の設置が建議され、その委員会のもとでの中医薬業の発展・管理のための法律整備、中医師の登録制度導入、危険中薬リストの作成などの一連の作業が要請されたのであった。これらは後の中医薬管理政策の基本的方向を形成していく。

一九九五年四月一日、香港政府衛生福利司は「中医薬発展籌備委員会」（以下「籌委会」と略称）を組織し、「工作小組」の建議を実行に移していく。「籌委会」の任務は以下の六点にのぼった。(12)

一、中医中薬の促進・発展に関する意見提供。
二、香港中医師の登録リスト作成における指導。
三、中医薬を管理する法定組織の成立に関わる法律についての意見提供。
四、中医師登録の準則・日程に関する意見提供。
五、中医薬の公共教育の強化に関する意見提供。
六、籌委会の職権に付帯する事項の執行に関する意見提供。

「籌委会」のメンバーは中医師、学者、官僚、立法局議員などから構成されており、さらに下部組織として「中医専責小組」「中薬専責小組」が設置され、具体的作業が行われた。

一九九七年三月、「籌委会」は報告書を政府に提出したが、建議の概要は以下のような内容となっていた。(13)

（1）管理体制について

①中医の業務および中薬の使用・販売を管理する法定組織の設立。
②試験・登録・規律処分など中医の審査制度の設立（現職中医への過渡的措置の提供）。
③中薬の製造・販売・輸出入管理のため、認可・登録などを行う管理機構の設立。

（２）未来への発展について

①香港における全日制中医薬教育課程の開設。
②中医薬の科学的研究と発展の支持、奨励。
③中医薬の香港医療体系への漸進的な編入。

そして将来の中医薬管理体制は、登録・資格試験・紀律を管轄する中医管理委員会と薬業管理・薬物管理・紀律を扱う中薬管理委員会から構成されるとした。[14]

一九九七年七月、香港は中華人民共和国に返還されたが、中医薬管理に関する行政事務は引き続き進行された。それは臨時立法会席上での行政長官董建華の施政報告の中に確認出来る。そこでは「籌委会」の建議を採り入れ、中医薬の管理によって香港大衆の健康を保障し、香港の医療体系内での中医薬の発展が目指されている。そして、ここで注目されるのは、「籌委会」の報告書では明言されていなかったが、中薬の生産、貿易、研究、情報、さらに中医の人材養成面で成果を収めることで、将来香港を国際的な中医中薬のセンターにしようという長期的戦略が示された点である。そして香港にはそれを可能にする条件が備わっているとされた。[15] ここにおいて返還後の特別行政区政府が中医薬管理問題を香港発展戦略の重要な柱として位置づけるようになったことが窺える。政府は「籌委会」の建議を検討した後、香港特別行政区における中医中薬に関する発展大綱を作成し、それに基づいた「諮詢文件」（Consultation Document）を配布、同年一一月六日から一二月三一日にかけて中医薬関係者や市民からの意見徴集を行った。[16] その結果、五〇余りの団体及び個人から意見が寄せられた。そこでは中医薬管理のための法定組織の設立、中薬の認可・登録制度の導入、中医薬の教育課程の設置などに関しては一致して支持が表明されていたが、現職の中医師に対する移行措置をめぐって意見が分かれた。すなわち、現職中医師のほとんどが継続して職務を遂行できるようにするのか、それとも一定の水準に達している中医師のみを登録するようにするのかという、まさに香港の中医師にとって死活問題であった（この中医師の資格をめぐっては後述する）。

この他、正規に登録された中医師は有効な病欠証明書などを発行する権限を有するのかという問題も提起された。これは、将来の香港医療体系において中医師が如何なる地位を占めるのかというグランドデザインに関わる問題であり、同時に既存の西洋医学中心の医療制度との調整という困難な課題が残されていることを示した。

一九九八年、ついに政府は中医薬管理に関する法律の立法化に着手する。衛生福祉局は一九九八年三月の臨時立法会衛生事務委員会に引き続き、九月の立法会衛生事務委員会において中医薬立法工作の進行状況を報告し、立法工作のタイムスケジュールを以下のように設定した[17]。

・立法会への条例草案の提出、管理機構の成立　一九九九年第一会期
・付属法例の制定　一九九九／二〇〇〇立法年度
・中医師登録　二〇〇〇年より開始
・中薬の管理　二〇〇〇年より段階的実施

こうした行政事務の増加に備え、衛生福利局では中医師および中薬の登録を行うにあたって必要な人材として政府内に四二のポスト（年間経費にして三三〇〇万香港ドル）を二〇〇〇年三月までには新設することを計画していると発表された[18]。

以上のような経緯を経て、政府は中医薬管理の方針や原則に対して広く市民の支持が得られたとして、一九九九年二月、立法会に「中医薬条例草案」を提出、七月一四日に同法案は立法会を通過した。一方、「籌委会」は事実上の最終報告書を一九九九年三月に提出し、中医薬の管理および発展に関する追加の建議を行った。そこでは将来導入が予定されている中医師の資格試験（「中医統一註冊考試」）の範囲が示され、中医理論に加えて、現代基礎医学の項目が挙げられている点が注目される。今後登録される中医師には、解剖学・生理学・生物化学・病理学及び診断学など現代西洋医学の基礎知識の習得が要求される事が窺える。(19)

そして、九月一三日、立法会で成立した「中医薬条例」の内容に基づき中医師の業務および中薬の使用・製造・販売を管理するための組織として「香港中医薬管理委員会」が正式に成立した。以上のような制度化が実際に香港在来の中医師にどのような影響を及ぼすのか、次に中医師の資格をめぐる問題について見てみよう。

三　中医師の資格をめぐる問題

１　近代主義（アカデミズム）から

一九九二年四月、九つの中医薬団体が政府による中医薬への管理に反対する旨の連合声明を発表した。そこでは中国の法律や伝統的習慣には干渉しないという南京条約以来の植民地統治の方針が根拠とされており、彼らは自らを権力による管理を受けない存在として位置付けていたことがわかる。現職の中医師が法制化によって何らかの制約を受けることを憂慮し、いわば伝統的中医薬を「聖域」化しようと試みたのである。

しかし、政府側はすでに社会環境は大きく変化しており、現在、香港市民の多くが自らの権益や病人の安全に関心を持つに至り、そのためにも中医薬の水準や専門職の地位の確定は必要であると結論づけている。さらに「基本法」第一三八条には「香港特別行政区政府は中西医薬を発展させ、医療衛生サービスを促進させる政策を自ら制定する」とあり、これが一つの有力な根拠となったとも考えられる。この背景には中国における中西医結合の医療制度との兼ね合いに関する配慮が働いたとも考えられる。

中医師の資格認定をめぐっては政府が中医薬管理工作のための意見徴集を始めた当初より、意見の相違が見られた。以下、しばらく中医師登録の基準作成に関して紹介しておく。「工作小組」内において、中医従事者に対して何らかの登録制度が必要であるという点ではほぼ一致していたが、基準をどのように設定するか意見はまちまちであった。例えば、登録に必要とされる経験年数については五年から二〇年まで幅があり、この時点での決定は先送りにされた。しかし、大学における正規の教育を受けず、学歴もないが経験豊富な中医師や先祖伝来の中医師に対しては十分な配慮が必要であるという事では意見は一致していた[20]。

その後、「籌委会」の審議を経て、登録規則の素案が作成され、関係者からの意見聴取を経て、次のような内容で立法会衛生事務委員会へと提出された[21]。

a　香港での連続臨床経験を最低一五年有する中医は資格試験を免除の上、登録される。

b　香港での連続臨床経験が一〇年以上一五年未満の中医で、「中医薬管理委員会中医組」が認可した学歴を保持する中医は資格試験を免除の上、登録される。

c　香港での連続臨床経験が一〇年以上一五年未満の中医で、認められた学歴がなくても、「中医薬管理委員会中医組」の資格審査を通過すれば資格試験を免除の上、登録される。

d　香港での連続臨床経験が一〇年未満の中医でも、認められた学歴を保持していれば、「中医薬管理委員会中医組」の資格審査を通過して後、資格試験免除の上、登録される。

臨床経験が一〇年未満の中医で認められた学歴を持たない者は資格試験に参加しなければないない。

こうした方針に対して、中医団体から批判的意見が出された。特に中医師としての経験年数をどのように算定するのかという問題がある。一九九九年一月、二二〇〇人の会員を有する九龍中医師公会（Kowloon Society of Practitioners of Chinese Medicine）は新しい登録制度の導入によって徒弟制度による訓練を受けた中医師は仕事を失う可能性があるという声明を発表した。政府によって予定されている中医の資格認定がアカデミズムにおける教育を受けていない中医師にとって相当厳しい要求であるため、学位ではなく歴史ある民間団体による中医課程をも認定範囲に入れるよう要求したのである。特に中薬店の片隅で診療を行っているような、自分自身で商業登録をしていない中医師の経験年数を算定する事は非常に困難なのである[22]。

このように古くから香港で開業してきたような中医師はその専門知識や技術の「科学性」に疑いが持たれており、そこにはアカデミズムによる教育を専門性の条件として要求する「近代主義」の影を見て取る事ができよう。

２　地域主義から

香港における中医師の資格に関してはさらに別の問題が存在している。返還後、中港間では各種の交流が増大しており、中医薬研究の分野においても大学や企業を中心に学術交流が推進されている。ところが香港政府は大陸の研究者に対する長期の労働ビザの発給には極めて消極的であり、多くは学術交流の名目で香港入境が認められてきたのである[23]。そのため、香港政府は国際的中医薬センターを目指していながら、中医薬の専門人材が不足している香港の現実に対する認識が不足しているのではないかという批判がなされている[24]。

ところが一九九九年一月、行政長官董建華は大陸から中医薬の専門家をリクルートする計画を表明するに至り[25]、さらに、これまで香港政府によって制限されてきた大陸からの専門職受け入れ枠を撤廃する動きのあることが新聞で報道された。実は大陸の有能な人材の導入は一九九四年三月から一九九七年末にかけて試験的に実施されてきていたのである。そこでは中国の三六ヶ所のエリート組織の卒業生に対し、一〇〇〇人の枠が設けられ、労働ビザの発給によって香港における滞在と労働が認められていた。しかし、審査過程が複雑で、審査時間も長期に及ぶ点が批判されるなど、最終的に六〇二人にビザが発給されたのみで計画は失敗したという先例があったのである[26]。今回の提案では、審査を簡略化した上、香港で七年間勤務すれば、「香港基本法」に則って香港での居留権を取得できるとされている。

大陸の中医師の香港における資格の問題は形式的には香港の側に中医薬をプロフェッショナルな知識として認める制度が存在していなかったことに起因する。大陸の中医薬専門家は中医薬研究のエキスパートであり、その専門知識の水準に関しては何ら問題はないのであり、むしろ問題は彼らの出入国管理行政上の在留資格の問題、いわば保護主義という政治問題であった。香港の側からすれば中国との政治的関係における香港の主体性に関わる問題であると言えよう[27]。

この点に関して興味深いのは大陸において西洋医学の専門資格を取得し、その後香港に居住している医師たちの存在である。彼らは香港中国医学会を組織し、約八〇〇名ほどが無資格診療を行っているという。法律により抗生物質の使用が禁じられているため、中薬で代替して治療にあたることもあるという。香港政府が資格試験の受験を求めたのに対して彼らは試験免除を要求してデモ行進を敢行した。そこでは大陸出身医師の合格者が毎年僅かであることから、政治的操作（合格枠の設定による認可制限）の疑いが持たれ、香港政府の姿勢が批判されているのである[28]。しかし西洋医学の医師資格の場合、中医薬とは異なり、香港には英国統治期以来の資格認定の基準が存在しており、香港政府はその基準に依拠することで大陸の資格を拒否することが可能なのである。ここでは制度の違いを理由にした、ある種の地域主義を見てとることができる。

香港を国際的中医薬センターにするためには、これまで行政から放任されてきた香港在来の中医薬知識を制度化させる必要があった。そのモデルとされたのは大陸の中医体系であり、大陸からの優秀な人材を香港の教育・研究機関にリクルートすることは必要不可欠であったのである。

長期的には今後とも大陸との交流は一層深まるものと思われる。しかし、英国植民地下において形成されてきた英国式社会システムと大陸中国のシステムとの違い、および大陸中国に対する香港の政治的主体性といった要因が依然として存在しており、大陸から来た中医師らの資格認定をめぐってはなお曲折が予想されるのである。

四　中医師の養成

中医薬制度化が有する重要なポイントの一つは中医薬知識の標準化（standardization）である。どのような中医理論に基づいて中医師が養成され、あるいは資格認定がなされるのか、そして医療の現場でどのような方法によって診療が行われるのか。さらに薬品の成分鑑定、製造・販売に関わる問題など、香港の社会経済に及ぼす影響は極めて重大である。以下では、香港における中医知識のあり方、とくにその伝達（教育）面に関して検討してみたい。

1　伝統的中医師養成

香港初期の中医師は主として大陸からの移民であり、また祖先伝承による養成という方法によっていた。戦前期、すでに講習所や夜学が開設されていたが、日中戦争による広東の荒廃を機に、多くの中医師の人材が広東から香港へと流入した。その結果、中国国医学院（一九四七年創設）、菁華学院（一九五三年創設）など私立の中医学院や中医薬の同業団体に付設された中医学院など、比較的制度の整った教育機関の設立が相次いだ。こうした中医学院には以下のような共通する特徴があった[29]。

教室が狭い上に教室数も少ないといった設備面での遅れはもとより、教員のほとんどが非常勤であり、診察などの本業からの収入に依存している場合が多い。講義はふつう夜間に約二時間ほど行われている。教育課程や修業年限は多様であり、その中には独自に学士課程を設けている学校もあるが、香港政府の認可を得てはいないのである。

一九九九年の時点で、政府に届け出のある教育機関は三四校にのぼる[30]。これまでは同業団体付設の学校や中医薬の研究機関が設立したものが多かったが、近年は後述するように大学が設置する中医薬課程が増加している。他方、学生の経歴も様々であり、多くは、仕事の合間や就業時間後に授業に出席している（課程修了後に中医師になるかは不明）。

次に現在の香港における中医師の経歴について検討してみよう。一九九五年一月一日現在、六八九〇名の中医師の存在が確認されており、そのうち、香港での臨床経験が一〇年以上の中医師は四六九六人（約六八％）、五年以上一〇年未満が一三四〇人（約二〇％）、五年に満たない者が八五四人（約一二％）となっている。「中医薬条例」の資格試験免除規定によれば、香港での臨床経験が一〇年以上であれば、必ずしも学位を持たなくとも資格審査によって試験が免除されるとあり、香港の中医師の七割近くがその恩恵に与れることになる。

そして主要な養成方式については、中医全科卒業者は二八八八人（約四二％）（そのうち、全日制中医全科卒業者は八九四人）に過ぎず、伝統的徒弟制度による養成者は三三八五人（約四九％）に及んでいる。そして、残りの六一七人（約九％）は独学などによる習得である[31]。

中医薬センターを目指す香港政府は学校教育による中医知識の習得者の割合が小さいという現状に鑑みて、中医師の専門レベルの向上をはかるべく、中医師養成のための学校教育の充実（現職中医師の専門知識習得のための定時制課程も含む）を目指すようになったと考えられる。

時が経つにつれて老中医が世を去り、香港では中医師の人材不足が懸念され始めた。こうした中、香港中医薬界に大きな変化が現れた。そうした変化の背景は一九八〇年代以降に進行した中国の改革開放政策である。大陸と香港との経済的結びつきが強まるにしたがい、人の往来も急増した。そして大陸で中医薬学の高等教育を受けた人材が香港に移民してきたのである。前述したように中医師としての労働ビザが発給されることはなかったため、家族ビザなど他の資格で入境したと思われる。

その後、新しく大陸から香港にやってきた中医師の人数が増え、一九九一年には香港中医学会という団体を設立するまでになる。彼らは体系化された大陸の中医知識を武器に香港の中医学院や後述する大学の中医薬課程などで教鞭をとるようになった。香港の中医薬を専門とする高等教育は大陸からの人材なしには成り立たない状況にあると言える[32]。

このような大陸からの中医薬専門家の香港への流入に加え、大陸の中医薬学系をもつ大学が香港の中医団体と共同して課程を開設したり（福建中医薬大学や暨南大学）、香港からの学生を募集するための広報活動を行ったりしている（北京・上海・広州の中医薬大学）。大陸との交流の進展は大陸の中医知識の香港での普及を意味していた。次に紹介する大学教育においても大陸出自の中医知識が影響力を持つようになったのである。

２　大学教育の試み

香港の大学による中医薬教育は定時制課程では比較的早くから開始されていた。香港大学専業進修学院（The

University of Hong Kong School of Professional and Continuing Education）では一九九一年から一年コースの中医薬学課程が設置されており、一九九七年には四年制の「中医全科大専文憑」（Diploma Course in TCM）が設けられた。ここでは西洋医学の医師が中医学を学ぶことのできるコース（Postgraduate Certificate Course in TCM for Medical Practitioners）もある。さらに、香港中文大学校外進修学院は一九九五年から大陸の成都中医薬大学と共同で中医薬専業学歴課程を開講した。そこでは中文大学側が課程の管理を行い、成都中医薬大学側が教員を派遣するという明確な役割分担が見られた。そして、遅れて香港浸会大学の持続進修学院（The School of Continuing Education）では一九九六年九月からオーストラリアのロイヤル・メルボルン工科大学（Royal Melbourne Institute of Technology）と共同で中医学の学士課程を開設した。さらに一九九七年には中医薬専業教育センターが設置され、北京中医薬大学との合同で連続講座が開催され、大陸の著名な中医師が来港した。

こうした進修課程は大学が学外の一般人向けに開講した生涯学習向けのコースであり、正規の大学教育とは見なされていない。そのため、受講生も香港ですでに診察に当たっている現役中医師が多く、専門性の向上のために受講しているのである。

さて、大学の正規の課程（すなわち全日制の学位課程）における中医薬教育は香港浸会大学（The Hong Kong Baptist University）から始まった。一九九六年浸会大学は大学教育資助委員会に対して中医学課程開設の申請を行い、翌年批准を受けて二五〇〇万香港ドルの補助金を獲得した。また、香港賽馬会から一億五七〇〇万香港ドルの寄付を受け、中医薬大楼の建築費用に充てられることとされた。この時、同時に中医薬研究所が設立され、主として工業発展の角度からの中薬研究が目指された。

一九九七年九月浸会大学に課程諮詢小組が設置され、中医学学位課程の具体的内容が議論された。そして、翌九八年九月に香港で最初の全日制中医学学士学位（Bachelor of Chinese Medicine）の課程が正式に開始された。[33]

全日制課程設置が中医師や中医団体の側からの要請ではなく、香港の正規の高等教育機関の側から開始されたこと自体に今後の香港中医薬業の発展の方向性が示されていよう。課程設置を推進した浸会大学の校長謝志偉は一九九五年成立の中医薬発展籌備委員会の主席であり、政府の政策に沿った形で教育制度が立案されたことが窺える。

以下、簡単に浸会大学全日制中医学学士学位課程の内容を説明する[34]。課程内容は大きく基礎的訓練（科学分析などの基礎知識、中国医学基礎理論、西洋医学基礎理論）および中医臨床訓練に分かれ、全体に占める中国医学と西洋医学の比率は七対三であり、大陸中国の中医教育のそれと同じ比率である。そして学生には次の三つの目標をバランス良く達成する事が求められている。

①系統的な中医薬基礎理論の習得
②中医による診断、治療の臨床能力の習得
③現代西洋医学の基礎知識の習得

また、浸会大学としての理念である「全人教育」を実践すべく、必修科目の中に宗教と哲学・医学・倫理学・心理学といった教養科目が設けられている。課程は五年制で三年次および四年次の夏期休暇、そして最終年次の八ヶ月間には広東省中医院での臨床実習があり、卒業論文も義務づけられている。そして、このカリキュラムにおいて興味深い点は大陸での中医統一試験への対応が考慮されていることである。本課程終了後、希望者にはさらに大陸で中医薬研究を深めるための道が開かれているのである。

テキストはまだ独自のものが存在せず、各教員が選択しているようだが、おおむね大陸で広く使用されている教材がここでも用いられている。例えば普通高等中医薬規劃教材編審委員会による「中医基礎理論」「中医診断学」「中薬学」などのテキストである。

教員スタッフであるが、創設時には元北京中医薬大学診断教研室主任を中心に元広州中山医科大学解剖学教研室教授や広州中医学院を卒業後、オーストラリアへ行き、シドニー大学で神経生理学の博士号を取得した若い研究者など多彩な人材が集められた。そして、二年目には中国中医研究院などから優秀な中医薬の学者を招聘している。全体として、西洋医学の知識を併せ持つ人材が多い点が注目される。

三〇名の定員に対して初年度は七〇〇人を越す応募があり、次年度には約九〇〇人もの申請があり、人気の程が窺える。その中には看護婦や中医師、新聞記者など社会人も若干名ふくまれていたが、多くは高校を卒業したばかりの若い学生であった。この中医学位課程は二年目にして新たな展開を見せる。それは中医学の学士学位に加えて、さらにいくつかの単位を履修することで年数を延長することなく生物医学理学士（Bachelor of Science in Biomedical Science）の学位も同時に獲得できるというものである。これは課程の内容自体が現代西洋医学の理論を包含したものであるという性格にも因るのであるが、卒業後の求職において中医学の学士学位では不十分だという判断にもとづくものと推測される。大学側は卒業生には中医師としての進路を期待しているようであるが、患者の側はより経験豊富な中医師の診察を希望すると思われ、卒業生が第一線の臨床ですぐに活躍することには困難が予想される。

五　中国医学の「文化性」をめぐって

最後に香港における中医薬管理の概況および、今後の在り方を考えてみる。

まず、中医に関する管理制度には三つの柱がある。「註冊（登録）制度」、「考試制度」及び「紀律制度」である。香港において中医にもとづく診療を行うためには「執業資格考試（試験）」にパスし、「註冊中医」として登録されなければならない。その試験は一年に一度実施される。また、登録された中医は、その後も継続して研修を受ける必要があり、執業証明書の有効期間は三年とされた。

徒弟制など伝統的な方法で養成された中医の存在など、香港の特殊な環境を考慮し、さらに「表列中医」と「有限制註冊中医」という資格カテゴリーが設けられた。二〇〇〇年一月三日現在、香港で中医診療を行っていた中医は「表列中医」として扱われ、彼らの中医学歴や経歴にもとづき、幾つかの方法で「註冊中医」への申請ができるように配慮された。また、「有限制註冊中医」は、香港の教育・科学研究機関が雇用し、中医薬の臨床教育や研究業務に従事させるために作られた資格である。中医薬の科学研究やビジネスでの発展を視野に入れた制度であることがわかる。

二〇一一年末の統計で、中医師の人数は、九二三〇人。その内訳は、「註冊中医」六四一四人（六九・五％）、「表列中医」が二七四六人（二九・八％）（「有限制註冊中医」が七〇人（〇・七％）。そして、「註冊中医」として登録された方式の内訳は、①直接登録：二二九二人（三六％）、②資格試験合格二三二一人（三六％）、③資格審査一八〇一人（二八％）となっている。[35]

管理制度が施行されて以来、着実に登録が進んでいることがわかる。

但し、香港在来の伝統的中医の多くは依然として「表列中医」として診療していると考えられ、その活動には常に注意が払われている。それは「中医薬条例」にもとづいて作成された「表列中医守則」で規定されている。例えば、呼称は「中医」「中医師」、英語表示は“Chinese medicine practitioner”とされ、彼らの経歴表記については、「祖伝」「師伝」「嫡伝」の文字およびその祖師の名前の表記のみが認められた（なお、正式に登録された中医は「註冊中医」

として区別された）。これはあくまで伝統的な伝授方法を意味し、大学などの講義での教師の教育は除外されている。また、「名中医」という呼称は中華人民共和国における証明書にある「名中医」のみを指し、それ以外は認めないとされた。

中医の管理に比べて、中薬の管理は関連する領域が広く、とくに香港の発展と密接に関係している。香港は、中薬に含まれる重金属の含有量の規制を厳格化し、国際基準に合わせる戦略を取っている。中薬の品質管理を徹底化すべく、二〇一〇年、香港検測和認証局（Center of Testing and Certification）が設置され、その下に「推動中薬行業検測和認証服務小組」が置かれて、香港で販売される中薬の安全性を認定する作業にあたることとされた。中薬の商品としては「同仁堂」など大陸ブランドが著名であるが、今や「老舗（老字号）ブランド」という価値よりも、「安全」という価値を志向する時代となっている。

数年前までは副作用も比較的弱く、草薬として「ナチュラル」というイメージの強い中薬であるが、その成分の不透明性や産地中国の環境汚染による薬材自体の劣化、さらには偽物の横行など、成分分析などによる安全性の確保が重要になってきている。

さて、中医資格制度と大学における中医薬教育が軌道に乗る中、中国の歴史文化としての中医薬がグローバル化する上での問題点を見てみよう。

それは中国医学が有する民族性についてである。一九九八年から中医薬学課程を設置している香港浸会大学に二〇一二年初めて非中国人として、パキスタン人学生が入学することになった。この学生は三歳から香港に居住し、広東語も話すというから、「香港人」と言ってよい。しかし、彼は言う。「外国人顔は将来の患者から信頼を得ることは難しい。自分が中国人ではないから。香港の人は中国人医師の方が優れていると思うかも知れないが、自分は努力して信頼を勝ち取りたい」と。非中国人であることが治療技術レベルと結びつけて考えられる可能性があることを彼自身が容認している。さらに教育課程の科目には中国哲学が含まれており、彼は、陰陽や五行の理解が求められ、中国古典を漢文で読み解く力が必要とされる。もう一つの障壁は、中薬の原料として用いられる亀の甲羅が、イスラム教では禁止されていることだという[36]。

グローバル・スタンダードとなった西洋医学と違い、中国医薬が文化的要素を多く有していることは明らかである。そもそも中国医学は近代科学とは異なる歴史文化の中で育まれてきたため、陰陽や気などといった現在の科学では十分に説明できない概念（しかも重要なものとして）によって構成されてきた。その意味で中医薬は中国の「文化」である。中国医学は近代以降、「科学」という西洋の方法論を積極的に取り入れ、自己改革をはかってきた。同時に中国医学の民族性や固有の文化性も繰り返し強調し、政治的に生き残る努力もなされてきた。これまでの中国医学の改革の歩みを見る限りにおいて、近代科学の方法論から逸脱する可能性は低い。今後、中国医学は自らの「文化性」をどのように維持あるいは価値転換してゆくのかが問われていくだろう。

注

（１）中国に起源をもち、周囲に広がった東アジアの伝統医学は伝播の過程で呼称や理論体系上、各地域でそれぞれ独自の展開を見た（日本における日本漢方等）。以下、本稿では便宜上、現地での中国語表現である「中医」「中医薬」「中医師」等を用いるが、後述するように香港の中国伝統医学は英国植民地統治下にあって大陸中国とは異なる道を歩んできたのである。また、中国の伝統医療には道教や仏教などの民間信仰を背景にした祈禱・儀式による病気治療や家庭での養生などの領域も存在し、香港では特に大きな需要があるが本稿では議論の対象としていない。

（２）「中医薬条例三読通過」『明報』一九九九年七月一五日。"Law sets Chinese medicine framework", *South China Morning Post*, 15 July 1999.

（３）古来、中医知識の体系化は繰り返し試みられてきたが、一九五〇年代以降の中国では基本的に「西洋化」「近代化」の方向で制度化が図られてきた。それは現代科学の理論や方法による中医知識の評価というものであり、香港在来の中医薬のあり方とは異なっている。

（4）「中薬港大計――十年製新薬」『明報』一九九九年七月七日。
（5）第三章第三節を参照。
（6）Rance, P. L. Lee, "Perception and uses of Chinese medicine among the Chinese in Hong Kong", *Culture, Medicine and Psychiatry.* 4, 1980, pp.345-375.
（7）Marjorie Topley, "Chinese and Western medicine in Hong Kong: some social and cultural determinants of variation, interaction and change", Arthur Kleinman et al.（eds.）, *Medicine in Chinese Culture: Comparative Studies of Health Care in Chinese and Other Societies*, Washington, D. C., Geographic Health Studies, pp.241-271.
（8）『明報』一九八九年四月一九日。
（9）『明報』一九八九年四月二〇日。
（10）『明報』一九八九年四月一九日、清華中医学院教師李寧漢のコメント。
（11）以下、「小組」の活動に関しては、「中医薬工作小組中期報告」一九九一年一〇月（以下「小組中期報告」と略称）、および「中医薬工作小組報告書」一九九四年一〇月（以下『小組報告書』と略称）による。
（12）以下、「中医薬発展籌備委員会」の活動に関しては、「香港中医薬発展籌備委員会報告書（一九九七年三月）」による。
（13）『香港特別行政区香港中医中薬発展諮詢文件』衛生福利局、一九九七年一一月。
（14）『香港中医薬発展籌備委員会報告書』（一九九七年三月）四七頁。
（15）『共創香港新紀元――行政長官董建華施政報告』一九九七年一〇月八日、三五頁。
（16）臨時立法会衛生事務委員会一九九八年三月九日会議「中医中薬立法工作的進度報告」。
（17）立法会衛生事務委員会一九九八年九月一四日会議「中医薬立法工作的進度報告」。
（18）"A shot in arm for Chinese medicine", *South China Morning Post*, 22 January 1999.
（19）「香港中医薬発展籌備委員会報告書（一九九七年三月）」四〇―四一頁。
（20）「小組中期報告」一〇～一一頁。「小組報告書」九の一〇頁。
（21）立法会衛生事務委員会一九九八年九月一四日会議「中医薬立法工作的進度報告」。基本的にこの資格試験免除規定の内容で「中医薬条例」として立法会を通過した。
（22）"Exams may force out those who learned as apprentices", *South China Morning Post*, 22 January 1999.
（23）一方、大陸側の事情として、中国国務院港澳弁公室は内地人材の流出、および香港への内地人材の大量流入による香港の労働市場の混乱という事態を避けるため、専門職の香港への出境を制限している。

(24)「中医薬中心大計「関卡」阻隔」『明報』一九九八年一一月二日。

(25) "Tung urged to recruit doctors from mainland", *Hong Kong Standard* 1999. 1. 7.

(26) "Door opening to mainland professionals", *Hong Kong Standard* 1999. 1. 7. 董建華によって採択された「創新科技委員会」の最終報告書では大陸の人材に関して枠を設けず積極的に導入することが決められた（『明報』一九九九年九月四日）。

(27) 経済不況下で失業率が上昇する時、真っ先に大陸からの出稼ぎ労働者に対して批判の矛先が向かうことなども香港の地域主義の現れであろう。

(28)「近百内地西医遊行示威」『星島日報』一九九八年一一月五日。

(29) 謝永光編著『香港中医薬史話』一一四―一一六頁。

(30)「香港中医薬発展籌備委員会報告書〈一九九九年三月〉」三九頁。

(31)「香港中医薬発展籌備委員会報告書〈一九九九年三月〉」九頁。

(32) 香港で最も歴史が古く、会員数も最大を誇る香港中医師公会（その前身である中華国医学会は一九二九年創設。現在、会員数は約三〇〇〇人で、そのうち大陸からの新移民が約三〇〇人ほど加入しているという）は従来、台湾の中医薬団体との交流が盛んであったが、ここ数年は大陸との交流を強化している。その付属教育機関である会立香港中医薬研究院は福建中医大学と共同で中医課程を設置している。また、事務所の壁には会章入りの「一九九七慶祝香港回帰復会金禧紀念」と印刷された宣伝ビラが貼られていた（一九九八年八月二七日、香港中医師公会での聞き取り調査による）。

(33)「香港首個全日制中医薬学位課程特刊」『明報』一九九八年八月二一日。

(34)「校園天地（New Horizons）」香港浸会大学、一九九六～一九九九年。中医課程を有する三つの大学（香港大学・香港中文大学・浸会大学）は、二〇一二年から中医本科課程を五年制から六年制へと変更し、教養科目の充実をはかった。

(35)『香港中医薬管理委員会二〇一一年年報』。

(36) *South China Morning Post*, 23 October, 2012　インターネット版。

おわりに

本書は、英領植民地香港における中国系慈善団体、東華医院の国境を越えた様々な慈善活動を紹介し、一九世紀末から二〇世紀初頭にかけての香港を舞台とした移民、慈善、そして医療をめぐる諸問題を考察したものである。また、中国医学が近代という時代に、いかなる変容を遂げたのかについてグローバルな視点から今日に至る視野においてまとめてみた。

それは約百年前の出来事ではあるが、扱っているテーマ、すなわち地縁関係の根強さや中国医学への信頼や広がりなどは、現在でも中国人の社会生活の根幹に関わる重要な歴史文化であることは華人社会を知らない者にも理解されるであろう。しかし、一九世紀半ば以降、中国の近代化はこの歴史文化を否定することに力を注いできた。二〇世紀初頭、同郷団体に代わり、商会が都市を代表する組織となり、社会主義中国では、宗族や同郷団体は解体された。医学についても、中華民国から人民共和国を通じて、医療行政を担ってきたのは、留学帰りのエリートであり、近代西洋医学の正統性は揺らぐことはなかった。一方、中国医学は民族主義的理由から擁護されたが、基本的に西洋近代医学の方法論から完全に自由ではなかったといえる。

戦後の近代史研究において、中国の伝統知の重要性が強調されることは少なかった。実際のところ、近代中国は列強の侵略と戦乱、革命という激動の時代であり、後に社会主義の変革によって、「旧中国」と「新中国」という歴史の断絶性は研究者にとって明白に思われた。地縁・血縁関係や中国医学などというテーマは旧い社会の特質であり、進歩史観からすると、否定すべき問題とされたのである。しかし、政治の変革とは異なり、社会の底流における変化は緩慢である。緩慢であることは決して停滞を意味しない。

中国人社会の秩序原理に注目した場合、華僑の歴史は明清期の中国に遡り、連続面において考えることが必要である。香港中国人社会の歴史的個性は、その空間的、文明的な「越境性」であるが、あるいは中国人の歴史そのものについても当てはまるようにも思える。

欧米の植民地における労働力需要によって香港を経由して海外へ渡航する中国人移民が増加する。そうした移民の生活空間を支える諸機構の一つとして東華医院は設立された。香港の中国人社会の経済的繁栄にとって、海外移民の存在は不可欠であり、そのために難民や遺骨の故郷への送還といった慈善活動が行われていたのである。社会的成功者が善を行うことは世界に広くみられる社会規範であろう。そして、その対象は普通、地域コミュニティーや国家に向けられる。しかし、東華医院の場合、慈善活動の究極的目的は華僑ネットワークの維持に置かれていた。同郷の助け合いによって、移民が「越境」することから生じる様々なリスク（貧困や病気、人種差別といった生存のための問題から施棺・運棺・埋葬など死後の問題まで）を軽減することは、広東系華人の世代を超えた生活循環を支えることにつながり、そして結果的に故郷である広東と中継地である香港、そして海外華僑社会全体の永続的な利益の源となったのである。

東華医院の関連組織として設立され、海外に略売された婦女・子供の保護に尽力した保良局は東南アジアで一人の「からゆきさん」を救出し、後に日本政府から感謝状を贈られた。シンガポールの日本人墓地には、軍人の墓石がそびえ立っている一方で、今や名も知れぬ「からゆきさん」の小さな墓石がいくつも佇んでいる。近代日本における官主導の海外移民の行く末を思うと日本人社会と中国人社会の相違は歴然としている。官に頼らず、民間ベースで相互扶助（「幇」）のネットワークを発達させてきた中国人社会は狭隘な国家の論理に左右されることが少なく（民族主義高揚期は除く）、人間として現実的かつ普遍的な価値観にもとづいて展開してきたように思う。革命と戦争が繰り返された近代中国の歴史はネガティブに描かれることが多い。しかし、他方で華僑ネットワークのグローバルな展開が進み、生活基盤の構築がなされたことを国民国家史観から離れて、客観的に評価すべきだろう。

しかし、そのような移民増加、貿易拡大はペストや天然痘といった疫病の世界流行を招き、検疫や隔離など帝国医療による移民を制限する事態となった。ここに至り、中国人移民の「越境する身体」が政治的な争点となったのである。すなわち、中国人移民のネットワークを維持するのか、それとも移民を制限して疫病流行を防止するのかという重大な問題として立ち現われたのであった。この背景には当時の近代西洋医学における学説の変化があった。疫病の原因を環境に求めるのではなく、病原菌が疫病を引き起こすという細菌学説が広がりつつあった。アジアに赴いた西洋人医師は中国人移民を疫病の媒介者として認識し、当時の人種主義と結びつけ差別を増幅させたのである。しかし、香港の中国人社会にとって、「移民の身体」は単に生物学的な存在ではなく、文化的・経済的に重要な意味を持っていた。そして、植民地政府は帝国医療の実践としての衛生制度の導入を中国人社会に強制しようと試み、中国人民衆の反発を招くに至る。一八九四年のペスト流行に際し、東華医院も存続の危機に晒されたのであった。ここにおいて、近代文明を身につけた（すなわち、文明を越境していた）中国人エリートたちは、香港における移民の経済的重要性を強調し、中国文化を保持する方向で妥協の道を模索し、両者の対立は緩和されていったのである。

香港の中国人社会が歴史的に発達させてきた「越境性」は、医療の歴史にも現われている。植民地下の香港では制度的には近代西洋医学のみが公認され、中国医学は基本的に中国人社会における文化や習慣のようなものとして存在を容認されていた。中国大陸では、近代以降、民族主義的要因から両者の関係は政治的な対立を生んだが、香港では、近代医学と中国医学の理論上の違いは認識されたが、イデオロギー的にどちらかが否定されるといった事態は生じなかった。

現在、医療社会史研究が隆盛しつつあるが、とくに欧米における研究の焦点は植民地支配との関連におかれているように思う。しかし、マクニール（McNeil）が先駆的に示したように医療社会史の魅力であり、かつ未開拓の領域はエコロジカルな視点の導入である[1]。近年は「世界の一体化」の歴史における重要なテーマとして、病原菌の伝播の問題が指摘されている。ヨーロッパ人による新大陸への侵攻によって、旧大陸の伝染病に対して免疫を持たない南米の文明が崩壊するきっかけとなった微生物帝国主義は広く知られるところである。

アジアの各都市では、一九世紀以来、コレラやペスト、天然痘が断続的に猛威を振るった。しかし、東アジアにおいては、そうした感染による被害は予想されるほど大きくなかったとされている。まして文明自体が消滅することはなかった。その理由は、中国社会が歴史的に、伝染病に対して疫学的に最も経験豊かな社会であったからであると考えられる。その悠久の都市の伝統から、麻疹や天然痘など人口密集に起因する疾病に対して馴化してきた。また、豚や家禽類などと身近に居住してきたため、そうした家畜と病原菌を共有する疾病（インフルエンザなど）に対して免疫があった。さらに水域の広がりから、特に南方では水を媒介する伝染病（マラリア、デング熱など）に対して免疫を持つ人が多かった。

その結果、中国人は外来者が持ち込む疾病に対して、世界で最も安全な人々であり、逆に他の人々が最も恐れる人々であった。すなわち、中国は「生態帝国主義」の脅威から自由であったばかりか、逆に後の欧米列強による帝国主義の膨張のように中国ブランドの「生態帝国主義」によって、他文明の景観や社会を転換させる可能性があった[2]。

しかし、実際の歴史的展開は、そのようにはならず、伝染病の流行を契機に批判され、劣位に置かれたのは、中国人移民、そして中国医学の方であった。近代アジアにおける伝染病流行は、生態系のレベルだけでなく、むしろ政治的な問題として東アジアの諸文明に大きな影を落としたのである。一九世紀後期から二〇世紀初頭にかけて、アジア太平洋地域で流行した疫病の原因はほとんどすべて中国人移民に帰せられ、西洋近代の価値観からは「科学」的でないとされた中国医学への不信感とも相俟って、中国人や中国文化への蔑視は強化されたのである。

中国医学は、生命と環境を統一的に捉え、地球上の生命活動を動態的に把握しようとする学問である。その理論は中国史において疫病との格闘という側面も持っている。西洋医学のように病原菌を攻撃するのではなく、生命活動のバランスの中で自己の生命力を高めて対処していく中国医学には多くの知恵が含まれている。本書では、中国医学の「近代化」「グローバル化」を自らの変革過程として、やや肯定的に捉えてきた。それは、西洋医学を絶対視する傾向に対する批判という意味を持っている。しかし、中国医学の「科学化」を批判する意見はなお根強い。今日の科学や社会の価値を決定づけている西洋近代パラダイムの転換はあるのであろうか。

近代という時代を生き延びたアジアの人々は外から到来した「異なるもの」に対して、きわめて高い「免疫力」を備えるに至ったに違いない。そのことの意味の一つは、一九世紀以来、猛威を振るったコレラやペスト、天然痘といった疫病の流行に対する生体防御システムの獲得である。二つ目の意味は、より広く文化的意味における複雑な対応の結果としての馴化ということである。それは、世界が一体化していく過程における、まさに身体と知をかけた格闘であったとも言える。アジアをフィールドとしたエコロジカルな視点からの医療社会史研究が今後ますます必要であろう。

注

（1） J. R. McNeil, "China's Environmental History in World Pwespective", in Mark Elvin and Liu Ts'ui-jung eds. , *Sediments of Time: Environment and Society in Chinese History*, Cambridge University Press, 1998, p.35.

（2） 註1と同じ。

あとがき

歴史研究に携わって、二〇年は経っている。この間、世界情勢は大きく変わった。何よりも中国の改革開放政策後の社会変化は劇的である。一九八〇年代、中国近代史研究では依然として革命史観が幅を利かせていたが、一九八九年に起きた天安門事件はイデオロギーに満ちた旧来の研究に大きな打撃を与えたのである。やや回り道をした後に大学院に進学し、研究者の端くれとして今日まで研究が続けられたのも、歴史研究の多様化、とりわけ社会史研究の隆盛と無関係ではない。

思えば、中国に対する関心はアカデミズムではなく、学部「五年生」の時に通った語学学校である日中学院での経験に由来している。そこには個性的な人間が集まり、授業後は決まって近くの酒場で政治を議論していた。また、その頃から交流するようになった中国人留学生には文革時代に下放され、改めて勉学に取り組む年配の人が多かったように思う。留学生たちはその後各々自らの可能性を求めて海外を含め各地に移動した。短期間の交流ではあったが、彼らは様々な人生を見せてくれた。革命や戦争という国家の問題とは別に、中国人が生きる空間としての「社会」の領域に焦点をあてることが重要ではないか、という問題関心が湧いたのもこの頃である。

このように中国人社会の重要な構成要素である同郷関係を研究テーマに選ぶようになったのは自然なことで

あった。その後、中国の「ギルド」に関する文献を読み、そして東洋文庫で上海ギルドの碑文拓本に遭遇して、研究の方向は定まったように思う。具体的なテーマは「遺体の故郷への送還」という奇怪なものであったが、幾人かの先生がその社会経済史的な意義を認めてくれたことが大いに励みになった。

学恩を蒙った先生・友人は数多い。東京都立大学時代には、野沢豊、奥村哲両先生のお世話になった。その頃の都立大の史学科には年齢や専門を超えて語り合う良き伝統があり、忘れがたい研究室であった。また日本上海史研究会の研究会に参加していた楊立強先生の知遇を得たことで復旦大学に留学することができた。

東京大学大学院では、岸本美緒、濱下武志両先生の指導を受けることができたのは幸運だった。その後も濱下先生からはご自身の研究者ネットワークを通じて、多くの研究者との交流の機会を与えていただいた。香港大学では、Elizabeth Sinn 女史、アジア研究センターの Wong Siu-lun 氏、そして東大の同期であった李培徳氏にお世話になった。また、蔡志祥氏を中心に香港科技大学を拠点にした華南研究会が組織したワークショップや福建・広東へのフィールドワークに参加する機会も得た。そこで知り合った Patrick Mok 氏・張瑞威氏とは現在も交友を深めている。遅れて香港研究を始めた私を暖かく指導してくれた香港研究者の集まりである「銅鑼の会」のメンバーからは香港研究の楽しさを教えてもらった。

研究者として最初の職場であった徳島大学総合科学部では、新しい環境で教育、そして育児に悪戦苦闘する中、暖かく指導して頂いた。そして、次の職場である川村学園女子大学史学科では、歴史学を深く、そして楽しく追究されている先生方と出会えたことは幸運であった。心より感謝したい。

二〇〇四年から在外研究でロンドンと香港に滞在することができた。医療史研究の面白さはその時に知った。住処の近くにあったキュー・ガーデンやエデン・プロジェクトを訪ねることで、イギリス人が自然に対してどのように接してきたか、そして科学や医療をどのように社会化してきたかなど、実に興味深い問題を学ばせてもらった。もちろん、そうした文明化のあり方を礼賛するつもりはない。むしろ、ありきたりなテーマだが、自然と人間の共存の知恵をアジアの歴史文化の中に求めてみたいと思う。

本書執筆に際して多くの図書館・研究機関・団体で資料を利用させていただいた。特に香港の東華三院文物館には長年に渡って便宜を図って頂いた。深く感謝したい

本書は、東京大学提出学位申請論文がもとになっているが、その後発表した論考を加えたものである。初出は以下の通り、既発表論文には加筆・修正がなされている。また、研究・史料調査などでは次の科学研究費補助金を活用している。

初出は以下の通り。

《第一部》

第一章　書き下ろし

第二章

はじめに　「中国および香港——中国人社会の個性に注目して（特集　フィランスロピーに関する研究動向と文献紹介②）」『大原社会問題研究所雑誌』六二八号、二〇一一年。

第一節・第二節　「香港東華医院と広東人ネットワーク——二十世紀初頭における救災活動を中心に」『東洋史研究』五五—一、一九九六年。

第三章

第一節　書き下ろし

第二節　「広東幇華人ネットワークによる横浜華僑救済――関東大震災時の横浜・神戸・香港・広東」『徳島大学総合科学部人間社会文化研究』五号、一九九八年。
第三節　「香港東華医院と広東幇ネットワーク――民弁華人医院の展開」飯島渉編『華僑・華人史研究の現在』汲古書院、一九九九年。
第四節　「近代広東人移民のビジネスと慈善」メトロポリタン史学会編『歴史のなかの移動とネットワーク』桜井書店、二〇〇七年。

第四章
第一節　1～3「近代上海における遺体処理問題と四明公所――同郷ギルドと中国の都市化」『史学雑誌』一〇三―二、一九九四年。
第一節　4・5「清末上海四明公所の「運棺ネットワーク」の形成――近代中国社会における同郷結合について」『社会経済史学』五九―六、一九九四年。
第二節　「十九世紀末における香港東華医院の『近代性』への対応」『辛亥革命の多元構造――辛亥革命九〇周年国際学術討論会』汲古書院、二〇〇三年。
第三節　1～4「中国人移民と帝国医療――近代香港における天然痘流行」『史潮』新六〇号、二〇〇六年。
第三節　5・6　書き下ろし

《第二部》
第一章　「中国伝統医学の『近代』――民国初期における中国医学廃止をめぐって」『近きに在りて』三九号、二〇〇一年。
第二章　「グローバル化する中国医学――『民族性』と『近代性』をめぐる曲折」『日本における華僑華

人研究』風響社、二〇〇三年。

第三章

第一節～第四節　「香港における中国伝統医学の制度化をめぐって――一九九九年『中医薬条例』成立の背景」『中国研究月報』六二七号、二〇〇〇年。

第五節　書き下ろし

〈研究代表〉
平成一二～一三年度科学研究費補助金（奨励研究A）「中国人社会における中医薬の展開に関する史的研究」
平成一七から二一年度科学研究費補助金（特定領域研究）「十六世紀から現代の中国江南地域に於ける医療と環境をめぐる社会史」（特定領域研究「東アジアの海域交流と日本伝統文化の形成――寧波を焦点とする学際的創生」領域代表者　小島毅）

〈研究分担〉
平成一〇～一一年度科学研究費補助金（基盤研究A―2）「返還後の香港の社会変容と周辺地域への影響に関する調査研究」（研究代表者　谷垣真理子）
平成一四～一六年度科学研究費補助金（基盤研究A―1）「阪神華僑の国際ネットワークに関する研究」（研究代表者　安井三吉）
平成一六～一八年度科学研究費補助金（基盤研究B）「香港におけるリテラシーの変遷と変異に関する社会言語学的研究」（研究代表者　吉川雅之）
平成二〇～二二年度科学研究費補助金（基盤研究B）「国際的連関の視点からみるフィランスロピーの比較研究」（研究代表者　岡村東洋光）

最後に当世の出版不況にも関わらず、本書の出版を引き受けて下さった風響社の石井雅さんにお礼を申し上げたい。風響社から出される本の数々に惹かれて、刊行をお願いした甲斐があったというものである。

そして私事で恐縮であるが、これまで好きな道に進むことを暖かい目で見守ってくれた亡き父弘と母幸子に感謝したい。教員を志望して果たせなかった父は本書の刊行を喜んでくれていると思う。

そして、人生のよき伴侶として苦楽を共にしてきた妻優子にもお礼を言いたい。多謝。

参考文献

《史料》

◎東華三院文物館所蔵文書

『東華医院徴信録』

『東華致外界信件』（一八九九〜一九〇二）（一九〇六〜一九〇七）（一九一一）（一九一三）

『董事局会議録』（一九〇八〜一九一二）（一九二二〜一二三）

『各界来信』（一九二一〜二六）

『華民政務司来函』

『外埠運回先友各処来信簿（一九三一〜三六）』

『増訂験方新編縮本』一九〇五年。『備用薬方彙選』東華医院編、一九四〇年。

◎その他の慈善団体 文書

保良局文物館『各埠来信簿』

『愛育善堂徴信録』一九四八年。

『鏡湖医院徴信録』一九二二年。

◎英国関係史料

British Parliamentary Papers, China 23 Correspondence respecting foreign concessions in China 1898-99

Chinese Repository

Great Britain, Colonial Office, Original Correspondence: Hong Kong, 1841-1951, Series 129 (CO129)

Great Britain, Foreign Office, General Correspondence: China, 1815-1905, Series 17 (FO179)
Hong Kong Government Gazette (HKGG)
Hong Kong Sessional Papers (HKSP)
Hong Kong Administrative Reports (HKAR)
Report on the Commission appointed by H.E. Sir William Robinson, K.C.M.G. .... to enquire into the Working and Organization of the Tung Wa Hospital together with the Evidence taken before the Commission and other Appendices, 1896
Imperial Maritime Customs, China, Statistical Department of the Inspectorate General, *Medical Reports,* Changhai, 1878-1900

Wellcome Library
Manuscripts, MS7682. Letters by Dr. William Aurelius Harland (1841-1858)
Collection of James Cantlie, MSS.1499, Enquiry into the life-history of Eurasians (1888)

City of Vancouver Archives（CVA）
Yip Sang Biography, 1845-1927, [DS 763 Y39 L53 1973]
The Yip family and Yip Sang Ltd., Add.MSS 1108, Older letters in Chinese, Loc. 613-F-2, File 2, File 3

University of British Columbia Library（UBCL）
Chung Collection, Yip Sang Record, CC—Folder 00557, Correspondence regarding Canadian Pacific Railway and steamship business, 1912-1920

◎上海・寧波関係
『慈谿県志五十六巻』清楊泰亨纂、清馮可鏞修、光緒二五年。
『鎮海県志四十巻』清兪董纂　清周雲章修　光緒五年。
『奉化県志十八巻首一巻』清張美翊等纂　清李前蒴修　光緒三十四年。
『定海庁志三十巻首一巻』清史致馴等纂　清王洵纂　光緒十一年。
『定海県志五冊首一冊』陳訓正等纂　民国十三年。

『江蘇省例』同治八年。
『崑新両県続修合志五十二巻首一巻末一巻』清汪藼等纂　清金呉瀾等修　光緒七年。
藜床臥読生輯『絵図上海雑記十巻』光緒三十一年。

東洋文庫所蔵　四明公所関係　碑文拓本。

賀長齢編『皇朝経世文編』道光七年。
盛康編『皇朝経世文続編』光緒二三年。

『上海県続志』姚文蕙等纂　呉馨等修、民国七年。
『上海四明公所大事記』一九二〇年。
『鄞県志七十五巻図一巻』清張恕修、清董沛等纂、光緒三年。
呉栄光『吾学録』道光十二年。
余治『得一録十六巻』同治八年。
上海博物館図書資料室編『上海碑刻資料選輯』上海人民出版社、一九八〇年。
東洋文庫所蔵四明公所関係碑文拓本。

《新聞・雑誌》
『明報』
『星島日報』
『循環日報』
『點石齋画報』（複製版）江蘇廣陵古籍刻印社、一九九〇年。
『新加坡中医雑誌』

『華字日報』
『申報』

『神州医薬学報』
China Mail
North-China Herald
People's Daily
South China Morning Post

《特刊など》

呉醒濂編『香港華人名人史略』五洲書局、一九三七年。

『香港東華三院百年史略』上・下、香港東華三院、一九七〇年。

李東海編撰『東華三院一百二十五年史略』中国文史出版社、一九九八年。

『香港保良局史略　一八七八―一九六八』香港、一九七九年
『鏡湖医院一一五週年紀念特刊』鏡湖医院慈善会、マカオ、一九八六年。

『同済医院九十二週年紀年特刊』同済医院董事団、シンガポール、一九五九年。

『同済医院一百週年紀年特刊』同済医院百年特刊編輯委員会編、同済医院百年特刊出版委員会、シンガポール、一九六八年。

『同済医院一百二十周年　歴史専集』同済医院、シンガポール、一九八九年。

『新加坡同済医院常年会員大会一九九五』シンガポール
『新加坡同済医院常年会員大会一九九七』シンガポール
『同善医院特刊』クアラルンプール、一九六二年。

『同善医院百齢寿慶紀念特刊』クアラルンプール、一九八一年。

『同善医院一九九六常年院務報告書』クアラルンプール、一九九七年。

『僑港新会商会八十週年紀念特刊　一九〇九―一九八九』僑港新会商会、香港、一九八九年。

『雪蘭莪広東会館金禧紀念特刊』セランゴール、一九九一年。

『南華医院新院奠基紀念特刊』南華医院董事会、ペナン、一九七九年。

『檳城南華医院紀念館落成暨蘇桔紀念堂開幕紀念特刊』南華医院董事会、ペナン、一九八七年。

陳剣虹「平章会館的歴史発展輪郭　一八八一―一九七四」『檳州華人大会堂慶祝成立一百週年　新廈落成開幕紀念特刊』ペナン、

一九八五年。

陳剣虹「檳榔嶼広福宮史話」『檳榔嶼広福宮慶祝建廟一八八周年暨観音菩薩出遊紀念特刊』ペナン、一九八九年。

『大巴窰中華医院落成紀念特刊』シンガポール、一九七九年。

『第一届亜細安中医薬学術大会紀年特刊』シンガポール、一九八三年。

鄧雨生編『全粤社会実録初編』調査全粤社会処、一九一〇年。

《研究文献》

［日本語］

青山志保
一九九九「文明化の手段としての医療――仏領インドシナにおける種痘政策」『六甲台論集　法学政治学篇』四六―二。
飯島　渉
二〇〇〇『ペストと近代中国』研文出版。
今堀誠二
一九四七『北平市民の自治構成』文求堂。
一九五三『中国の社会構造――アンシャンレジームにおける「共同体」』有斐閣。
岩間一弘
二〇〇〇「中国救済婦孺会の活動と論理――民国期上海における民間実業家の社会倫理」『史学雑誌』一〇九―一〇。
伊藤泉美
一九九七「関東大震災と横浜華僑」『横浜開港資料館紀要』一五号。
内田直作
『一九八二　東南アジア華僑の社会と経済』千倉書房。
大谷孝太郎
一九三〇「上海における同郷団体及同業団体」『支那研究』一八号。
可児弘明
一九七九『近代中国の苦力と「豬花」』岩波書店。

岸本美緒
　二〇一二　『地域社会論再考――明清史論集2』研文出版。
小浜正子
　二〇〇九　『近代上海の公共性と国家』研文出版。
酒井忠夫
　二〇一二　『増補中国善書の研究』（上・下）国書刊行会。
志賀市子
　二〇〇五　「近代広州の善堂――省躬草堂の医薬事業を中心に」『茨城キリスト教大学紀要Ⅰ　人文科学』三九号。
　二〇〇八　「中国広東省潮汕地域の善堂――善挙と救劫論を中心に」『茨城キリスト教大学紀要Ⅰ　人文科学』四二。
　二〇一〇　「近代広東における先天道の興隆と東南アジア地域への展開――潮州からタイへの伝播と適応を中心に」『茨城キリスト教大学紀要Ⅰ　人文科学』四四。
清水盛光
　一九三六　「旧支那に於けるギルドの勢力」『満鉄調査月報』一六―九。
朱　英
　一九九九　「戊戌時期における民間慈善公益事業の発展」（緒形康訳）『中国21』五。
杉原　薫
　一九九四　「華僑の移民ネットワークと東南アジア経済――十九世紀末―一九三〇年代を中心に」『アジアから考える六　長期社会変動』東京大学出版会。
芹澤知広
　一九九六　「香港における華人慈善団体の現在――人類学と歴史学の協同に向けて」『年報人間科学（大阪大学人間科学部）』一七。
　一九九七　「慈善団体から見た華南地域の統合――近年のマカオの事例を中心に」『年報人間科学（大阪大学人間科学部）』一八。
高田　実
　二〇一一　「フィランスロピー研究の成果と課題」『大原社会問題研究所雑誌』六二八。
高橋孝助

玉置充子　一九八三「近代初期の上海における善堂――その『都市』的状況への対応の側面について」『宮城教育大学紀要』一八号。
　二〇〇六「タイ華人団体の慈善ネットワーク」『海外事情』五四―一〇。
西里喜行
　一九六七「清末の寧波商人について――『浙江財閥』の成立に関する一考察」『東洋史研究』二六―一・二号。
根岸　佶
　一九四七『中国社会に於ける指導層――中国耆老紳士の研究』平和書房。
　一九五一『上海のギルド』日本評論社。
　一九五三『中国のギルド』日本評論新社。
仁井田陞
　一九五一『中国の社会とギルド』岩波書店。
濱下武志
　一九九一「「華僑」史にみる社会倫理――華僑・華人・華裔のアイデンティティ」『思想』八〇一号。
　「移民と商業ネットワーク――潮州グループのタイ移民と本国送金」『東洋文化研究所紀要』一一六号。一九九二
夫馬　進
　『中国善会善堂史研究』同朋社出版。
　「上海――清末上海の近代化と義塚問題」『転換期における人間　4　都市とは』岩波書店。
藤村是清
　二〇一二「華僑送出四港の旅客統計分析に基づく中国人移民サイクルの再検討――メンカリーニ的データ限界を超えて（前篇）」『華僑華人研究』第九号、日本華僑華人学会。
星　斌夫
　一九八八『中国の社会福祉の歴史』山川出版社。
松田吉郎
　一九八八「清代後期広東江州府の倉庫と善堂」『東洋学報』二九―一・二号。
見市雅俊
　一九八六「死者の管理学――エドウィン・チャドウィックと十九世紀ロンドンの埋葬問題」『紀要』中央大学文学部史学科、

三二号。
見市雅俊、斎藤修、脇村孝平、飯島渉編
二〇〇一『疾病・開発・帝国医療――アジアにおける病気と医療の歴史学』東京大学出版会。
宮田道昭
二〇〇六『中国の開港と沿海市場――中国近代経済史に関する一視点』東方書店。
本野英一
二〇〇四『伝統中国商業秩序の崩壊――不平等条約体制と「英語を話す中国人」』名古屋大学出版会。
山田賢
一九九五「伝統中国における同族結合・同郷結合に関する覚書――四川省雲陽県訪問記」『移住民の秩序――清代四川地域社会史研究』名古屋大学出版会。
吉澤誠一郎
二〇〇〇「善堂と習芸所のあいだ――清末天津における社会救済事業の変遷」『アジア・アフリカ言語文化』五九。
吉原和男
二〇〇七「華人宗教の国際的ネットワーク――徳教の事例」住原則也編『グローバル化のなかの宗教』世界思想社。
吉原和男ほか編
二〇〇六『〈血縁〉の再構築――東アジアにおける父系出自と同姓結合』風響社。
ラルフ・C・クロイツァー
一九九四『近代中国の伝統医学』創元社。
脇村孝平
二〇〇二『飢饉・疾病・植民地統治――開発の中の英領インド』名古屋大学出版会。
渡邊欣雄
一九九〇『風水思想と東アジア』人文書院。

［中国語］
陳邦賢
一九三七『中国医学史』上海。

陳湛頤
一九九五『日本人與香港——十九世紀見聞録』香港教育図書公司。
陳朝暉、鄭洪
一九九九「嶺南医家邱熺与牛痘術」『中華医史雑誌』二九—三期。
戴昭宇、趙中振主編
二〇〇〇『二〇〇〇 日本伝統医薬学現状與趨勢』(上、下)亜洲医薬出版社。
鄧鉄涛主編
一九九九『中医近代史』広東高等教育出版社。
鄧鉄涛、程之範主編
二〇〇〇『中国医学通史 近代巻』人民衛生出版社。
董 樞
一九三三「上海法租界的発展時期」『上海市通志館期刊』第三期。
范行准
一九五三『中国預防医学思想史』人民衛生出版社。
費克光(Carney T. Fisher)
一九九五「中国歴史上的鼠疫」劉翠溶・伊懋可主編『積漸所至——中国環境史論文集』(下)中央研究院経済研究所。
何炳棣
一九六六『中国会館史論』台北、台湾学生書局。
黄啓臣
一九九九「人痘西伝与牛痘東漸」『海交史研究』第一期。
頼文、李永宸
二〇〇四『嶺南瘟疫史』広東人民出版社。
陸 羽
一九六三「広州的方便医院」『広東文史資料』八輯。
李春輝・楊生茂主編
一九九〇『美洲華僑華人史』東方出版社。

林熙（高貞白）
一九八三「従香港的元発行談起」『大成』一一七。
李尚仁
一九九八「想像的熱帯――十九世紀英国医学論中国風土與中国人体質」中国十九世紀医学研討会、中央研究院歴史語言研究所。
二〇〇三「十九世紀後期英国医学界対中国痲瘋病情的調査研究」『中央研究院歴史語言研究所集刊』七四―三。
梁其姿
一九八七「明清預防天花措施之演変」『国史釈論――陶希聖九秩栄慶祝寿論文集』台北、食貨出版社。
羅香林
一九六一『香港與中西文化之交流』中国学社。
王恵玲
二〇〇六「香港公共衛生與東華中西医服務的演変」『益善行道――東華三院百三十五周年紀念専題文集』三聯書店（香港）。
呉国樑
二〇〇一「近四十年来香港医学発展史的研究概況」『近代中国史研究通訊』三一期。
呉醒濂
一九三七『香港華人名人史略』五洲書局。
冼玉儀・劉潤和編
二〇〇六『益善行道――東華三院百三十五周年紀念専題文集』三聯書店（香港）。
余新忠
二〇〇三『清代江南瘟疫与社会――一項医療社会史的研究』中国人民大学出版社。
趙洪鈞
一九八九『近代中西医論争史』安徽科学技術出版社。
張嘉鳳
二〇〇七「十九世紀初牛痘的在地化――以『暎咭唎国新出種痘奇書』、『西洋種痘論』與『引痘論』為討論中心」『中央研究院歴史語言研究所集刊』七八―四。
鄭　洪

二〇〇一「近代嶺南医家梁龍章」『中華医史雑誌』三一―一。
周均美主編
二〇〇二『中国会館志』北京、方志出版社。
曹東義編著
二〇〇四『中医外感熱病学史』中医古籍出版社。
陳翰笙編
一九八五『華工出国史料匯編』中華書局。
鄧雲特
一九六六『中国救荒史』台湾商務印書館（一九三七年、上海商務印書館）。
段光清
一九六〇『鏡湖自撰年譜』中華書局。
費孝通
一九八五『郷土中国』（復刻版）香港、三聯書店。
高洪興
一九九〇「近代上海的同郷組織」『上海研究論叢』第五輯。
楽　正
一九九一『近代上海人社会心態』上海人民出版社。
李春輝他主編
一九九〇『美洲華僑華人史』東方出版社。
梁其姿
一九九七『施善與教化―明清的慈善組織』聯經出版事業。
羅志如
一九三二『統計表中之上海』国立中央研究院社会科学研究所。
劉翠溶、伊懋可主編
一九九五『積漸所至：中國環境史論文集　上、下』中央研究院経済研究所。

區龍賜編
一九七五　『旅美三邑総会館簡史、一八五〇―一九七四』三藩市旅美三邑総会館。
謝永光
一九九八　『香港中医薬史話』三聯書店（香港）。

［英文］
Bashford, Alison
2204　*Imperial Hygiene: A Critical History of Colonialism, Nationalism and Public Health*. New York : Palgrave Macmillan.
Benedict, Carol
1996　*Bubonic Plague in Nineteenth-century China*. Stanford: Stanford University Press.
Bridie Andrews
1996　“The Chinese Adoption and Negotiation of Western Medicine: 1850-1937”, *Journal of the Japan- Netherlands Institute* 6.
1997　“Tuberculosis and the Assimilation of Germ Theory in China, 1895-1937, ” *Journal of the History of Medicine* 52.
Cunningham, Andrew and Bridie, Andrews eds.
1997　*Western Medicine as Contested Knowledge*. Manchester : Manchester University Press.
Chan Wai Kwan
1991　*The Making of Hong Kong Society- Three Studies of Class Formation in Early Hong Kong*. Oxford: Clarendon Press.
Chan, Wellington
1975　“Merchant Organisations in Late Imperial China: Patterns of Change and Development”, *Journal of the Hong Kong Branch of the Royal Asiatic Society* 15.
Choa, G. H.
1990　*“Heal the Sick” was Their Motto, The Protestant Medical Missionaries in China,* Hong Kong: The Chinese University Press.
2000　The Life and Times of Sir Kai Ho Kai: A Prominent Figure in Nineteenth-century Hong Kong (second edition), The Chinese University Press.
Chung, Stephanie Po-yin

1998 *Chinese Business Groups in Hong Kong and Political Change in South China, 1900-25*, Macmillan Press Ltd..

Carroll, John M.

2005 *Edge of Empires: Chinese Elites and British Colonials in Hong Kong*. Cambridge: Harvard University Press.

Clarence E. Glick

1980 *Sojourners and Settlers: Chinese Migrants in Hawaii*, The University Press of Hawaii.

Cochran, Sherman

2006 *Chinese Medicine Men: Consumer Culture in China and Southeast Asia*. Cambridge, Mass.: Harvard University Press.

Eitel, E.J.

1895 *Europe in China: The History of Hong Kong from the Beginning to the Year 1882*. Hong Kong: Kelly and Walsh.

Elvin, Mark, and William Skinner eds.

1974 *The Chinese City Between Two Worlds*. Stanford: Stanford University Press.

Endacott.

1958 *A History of Hong Kong*, Oxford University Press, revised edition.

Freedman, Maurice

1979 “The Handling of Money: A Note on the Background to the Economic Sophistication of Overseas Chinese”, in *The Study of Chinese Society*. Stanford University press, pp22-26.

Groot, J.J.M.de

1910 *The Religious System of the China*, 1892-1910.6vols./vol.III, NewYork: Macmillan.

Hanson, Marta

1997 “Inventing a Tradition in Chinese Medicine : Form Universal Canon to Local Knowledge in South China, the Seventeenth to the Nineteenth Century”, Ph.D. Dissertation, University of Pennsylvania.

Hare, G. T. ed.

1894 A Textbook of Documentary Chinese selected and designed for the special use of the Member of the Civil Service of the Straits Settlements and the Protected Native States. part 1, vol. 1. Singapore,（『三州府文件修集』）

Hayes, James

1977 *The Hong Kong Region 1850-1911: Institutions and Leadership in Town and Countryside*. Hamden, Connecticut: Archon

Books, Dawson.

Honig, Emily
1992 *Creating Chinese Ethnicity: Subei People in Shanghai, 1850-1980*. New Haven: Yale University Press.

Hsu, Elizabeth
1999 *The Transmission of Chinese medicine*. Cambridge University Press.

Hwang, Yen Ching
1985 *Coolies and Mandarins: China's Protection of Overseas Chinese during the Late Ch'ing Period : 1851-1911*.Singapore: Singapore University Press.

Jones, Susan Mann
1974 "The Ningpo Pang and Financial Power at Shanghai, " in Mark Elvin and William Skinner eds., *The Chinese City between Two World*. Stanford: Stanford University Press, pp.73-96.

Kraut, Alan
1994 Silent Travelers: Germs, Genes, and the "Immigrant Menace". New York: Basic Books. 邦訳：中島健訳『沈黙の旅人たち』青土社、一九九七年。

Lei Hsiang-lin
1999 *When Chinese medicine Encountered the State : 1910-1949*. Ph.D. Dissertation, Faculty of the Division of the Humanities, The University of Chicago.

Leslie, Charles and Allan Young eds.
1992 *Path to Asian Medical Knowledge*. University of California Press.

Lethbridge, H.
1978 *Hong Kong: Stability and Change*. Hong Kong and Oxford: Oxford University Press.

Leung, Angela Ki Che
2009 *Leprosy in China: A History*. New York: Columbia University Press.

Leung Yuen Sang
1982 "Regional Rivalry in Mid-Nineteenth Century Shanghai: Cantonese VS. Ningpo Men", *Ch'ing-shih wenti*, Vol.4 No.8.

Liu Hong
1998 "Old Linkages, New Networks: The Globalization of Overseas Chinese Voluntary Associations and its Implications", *The*

China Quarterly. 155.

Liu Kwang-Ching

1988 "Chinese Merchant Guilds: An Historical Inquiry, " *Pacific Historical Review*, 57-1.

Liu Frances Tse

2003 *Ho Kom-Tong: A Man for all Seasons,* edited by Frances McDonald, Hong Kong : Compradore House Ltd..

MacGowan

1888-1889 "Chinese Guilds or Chambers of Commerce and Trade Unions, ", *Journal of the North China Branch of the Royal Asiatic Society*, XXI.

MacPherson, Kerrie, L.

1987 *A Wildness of Marshes; The Origins of Public Health in Shanghai, 1843-1893*. Hong Kong: Oxford University Press.

Manderson, Lenore

2002 *Sickness and the State: Health and Illness in Colonial Malaya, 1870-1940*. Cambridge: Cambridge University Press.

Michael Humphries

1996 *Ruttonjee Sanatorium: Life and Times*, Hong Kong.

Morag Loh

1995 "A country practice: Thomas Chong, herbalist of Bairnsdale; his place, his practice, his peers." in Paul MacGregor ed., *Histories of the Chinese in Australasia and the South Pacific: Proceedings of an international public conference held at the Museum of Chinese Australian History Melbourne, 8-10 October 1993*. Museum of Chinese Australian History.

Norton- Kyshe, J.W.

1898 *The History of the Laws and Courts of Hong Kong*. Hong Kong, vol.I

Paul Yee

1986 "Sam Kee: A Chinese Business in Early Vancouver", *BC Studies* No.69/70 spring/summer.

1984 "Business Devices from Two Worlds: The Chinese in Early Vancouver", *BC Studies*. 62. Summer.

Rankin, B.

1986 *Elite Activism and Political Transformation in China: Zhejiang Province, 1865-1911*. Stanford: Stanford University Press.

Rodorigues, Albert

1970 “Hong Kong from a medical viewpoint”, *The Medical Directory of Hong Kong*, The Federation of Medical Society of Hong Kong.

Rowe, William

1992 *Hankow: Commerce and Society in a Chinese City, 1796-1889*. Stanford: Stanford University Press.

Rydings, H.A.

1973 “Transactions of the China Medico-Chirurgical Society, 1845-6”, *Journal of the Hong Kong Branch of the Royal Asiatic Society*, Vol.13.

Shah, N.

2001 *Contagious Divides: Epidemics and Race in San Francisco's Chinatown*. Berkeley: University of California Press.

Shin Dongwon

2004 “Western Medicine, Korean Government, and Imperialism in Late Nineteenth- Century Korea: The Case of the Chosen Government Hospital and Smallpox Vaccination”, *Historia Scientiarum* Vol. 13-3.

1999 “The License System for Korean Herbal Practitioners in 1900”, in YungSik Kim and Francesca Bray eds., *Current Perspectives in the History of Science in East Asia*, Seoul National University Press.

Sinn, Elizabeth

1989 *Power and Charity: The Early History of the Tung Wah Hospital, Hong Kong*. Oxford University Press.

1990 “Regional Associations in Pre-War Hong Kong”, in Sinn ed., *Between East and West*., Centre for Asian Studies, University of HongKong.

Smith, Carl T.

1995 *A Sense of History*: studies in the social and urban history of Hong Kong. Hong Kong: Educational Publishing Co..

1985 *Chinese Christians : élites, middlemen, and the church in Hong Kong*, Hong Kong : Oxford University Press.

Sutphen, Mary

1997 “Not What, but Where: Bubonic Plague and the Reception of Germ Theories in Hong Kong and Calcutta, 1894-1897, ” *Journal of the History of Medicine*, Vol.52.

Topley, Marjorie

1976 “Chinese Traditional Etiology and Methods of Cure in Hong Kong, ” in Charles Leslie ed., *Asian Medical Systems: A*

Comparative Studies. University of California Press.

Troyer, James R.

1997 "On William Aurelius Harland, collector of Hong Kong plants", *Archives of Natural History*, 24-1.

Tsu, Yu-yue

1912 *The Spirit of Chinese Philanthropy: A Study in Mutual Aid*. New York: Columbia University.

Unschuld, Paul U.

1992 "Epistemological Issues a Traditional Chinese Medicine in the Twentieth Century"nd Changing Legitimation, " in Charles Leslie and Allan Young eds., *Path to Asian Medical Knowledge*. University of California Press.

1985 *Medicine in China : A History of Idea*. Berkeley: University of California Press.

Wickberg, Edgar ed.

1982 *From China to Canada: A History of the Chinese Communities in Canada*. Toronto: McClelland and Stewart.

Wong, Aline K.

1971 "Chinese Voluntary Associations in Southeast Asian Cities and the Kaifongs in Hong Kong", *Journal of the Hong Kong Branch of the Royal Asiatic Society* 11.

Wong, K.

1973 Chimin and Wu Lien-Teh, *History of Chinese medicine : being a chronicle of medical happenings in China from ancient times to the present period*, Reprint from the edition of 1936, Shanghai: AMS Press.

Wright, Arnold, ed.

1908 *Twentieth Century Impressions of Hong Kong, Shanghai and Other Treaty Ports*. London: Lloyd's Greater Britain Publishing.

写真・図表一覧

写真

図

表

ナ

ハ

マ

ヤ・ラ

サ

タ

索引

ア

カ

Abstract

Established in 1870 the Tung Wah hospital in Hong Kong managed many kinds of charitable activities. Besides free medical service to the sick, the hospital helped the fellow-regionals outside Hong Kong in such different ways as: repatriation of refugees, helping in funeral arrangement, sending coffins or bones back to their native homes and fund-raising campaign for disaster relief etc.

The extent of the charitable networks was wide and expanding, and it reflected the flourishing development of commercial activities of Cantonese around the world. Beneath the surface of the many aspects of charitable activities, there were frequent correspondences, interactions and actual cooperation between overseas Chinese individuals, charitable or commercial associations and, business firms, that substantiated these activities. In this publication, I would like to argue that the different ways of operating charitable activities serve both the purposes of risk reduction and profit making so that migrant Chinese could deal with their lives and businesses in a transnational setting.

At the same time, the increase of migration caused the spread of contagious diseases at the treaty ports in East Asia. In Hong Kong, after the plague epidemic in 1894, the colonial government attacked the medical condition of the Tung Wah hospital and its practices of Chinese medicine in dealing with the plague. The Tung Wah hospital responded quickly to the crisis by uplifting its service, and one of its significant moves was to adapt the Western medicine in its charitable-medical services. Finally the government admitted the Tung Wah hospital's contribution to the development of Hong Kong.

Though previous studies argued the development of the Imperial medicine in Asian countries, I focus on the role of Chinese medicine and the influential Chinese that contributed to the development of social condition in Hong Kong.

Modernization of Chinese medicine is another theme pursued in this book. Most of the Asian traditional learnings have disappeared in the process of state building at the late 19th century, but the Chinese medicine survives as a national culture and as a living heritage. Throughout the period of late 20th century, Chinese medicine has been revaluated in Hong Kong and in some developed countries. I show how difficult it is to regulate the Chinese medicine because of its cultural and historical background.

This book puts focus on the modern history of the Chinese network and Chinese medicine, and through the light of this history, it examines the relationship between culture and globalization in the Chinese society.

Table of Contents

Social History of Transnational Body
: Charity and Medicine in Chinese Network

Hiroyuki HOKARI

著者紹介

帆刈浩之（ほかり　ひろゆき）

1964年、東京都生まれ。

1995年、東京大学大学院人文科学研究科東洋史専攻博士課程単位取得退学。

1998年、博士（文学）。専攻は、東アジア社会史、華僑華人研究。

1998年、川村学園女子大学文学部史学科講師、2007年より教授。

2012年、沖縄県教育庁文化財課史料編集班嘱託員（歴代宝案担当）。

主著書として、『「読み・書き」から見た香港の転換期：1960-70年代のメディアと社会』（明石書店、2009年、共著）、論文として、「清末上海四明公所の『運棺ネットワーク』の形成：近代中国社会における同郷結合について」（『社会経済史学』59巻6号、1994年）、「香港東華医院と広東人ネットワーク：二十世紀初頭における救災活動を中心に」（『東洋史研究』55巻1号、1996年）、「中国人移民と帝国医療：近代香港における天然痘流行」（『史潮』新60号、2006年）など。

越境する身体の社会史　華僑ネットワークにおける慈善と医療

2015年1月10日　印刷
2015年1月20日　発行

著者　帆刈浩之

発行者　石井　雅

発行所　株式会社　風響社

東京都北区田端4-14-9（〒114-0014）
Tel 03(3828)9249　振替 00110-0-553554
印刷　モリモト印刷

ISBN 4-89489-130-2 C3022